小小的房子 PLUS 1 HOUSING

# 幸福小宅 small house 空間規劃書

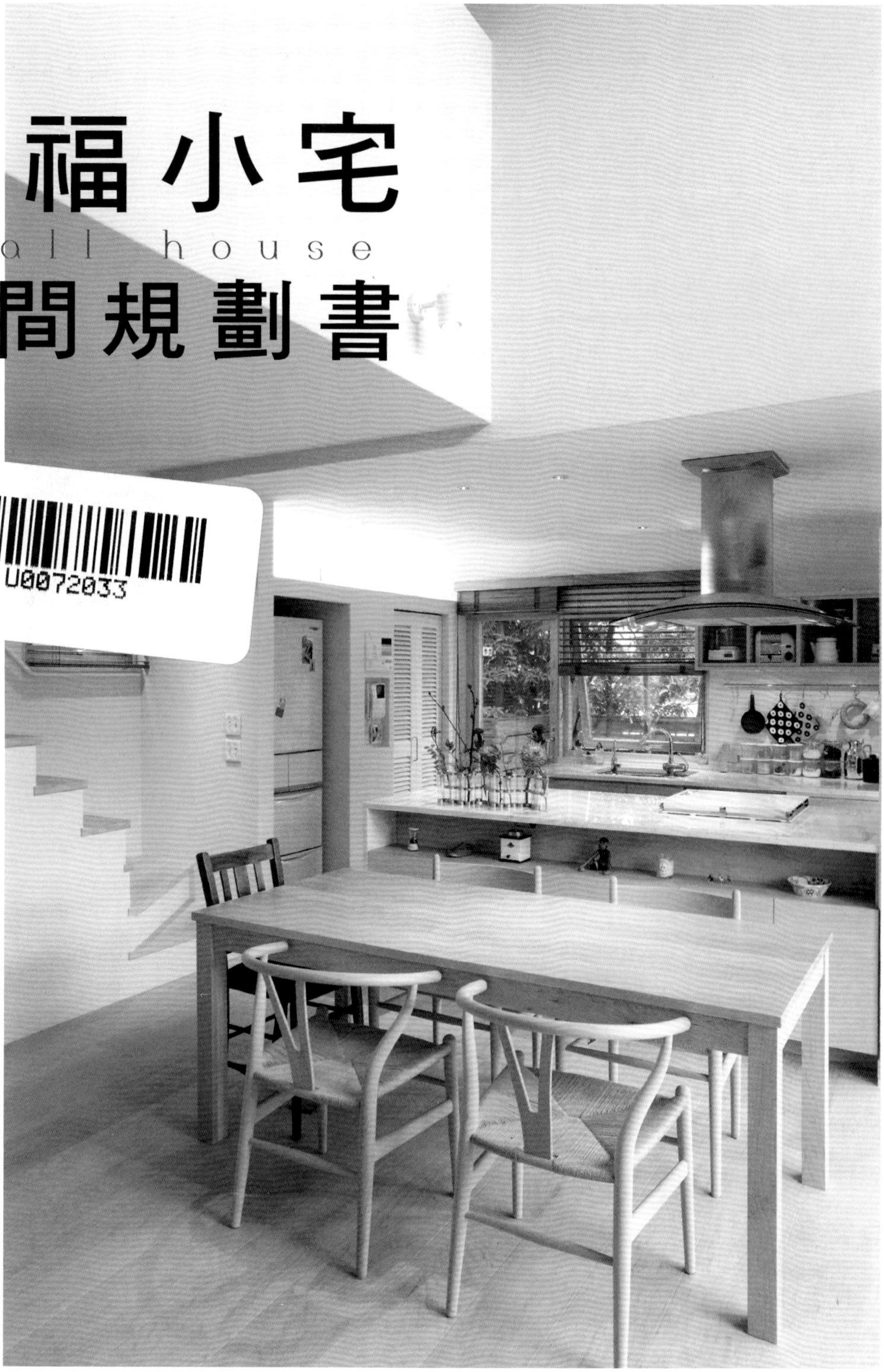

＊本書中所刊載的家具、雜貨、設備機器等製造商、品牌名稱、購買場所等等，因為是根據當事人過去購入的情報所做的採訪內容，因此現在同樣的製造商、品牌、店家不一定有同樣的商品。

＊本書是以敝社所發行的「第一次打造家居」中所刊載的實例再編輯而成，因此家庭成員等資料為刊載當時的情形。

＊實例頁面中的「本體工程費」，是指建造房屋實體本身所花的施工費用，除此之外，還要再加上其他設備的工程費（如庭園、空調等）及各項雜費。另外，一般所說的3.3㎡（1坪）單價，指的是本體工程費除以總樓地板面積所得的金額。

＊以上金額都是該建築物竣工當時的金額。

＊關於實例頁面中平面圖上的簡寫記號，L＝起居室（客廳）、D＝餐廳、K＝廚房、W・I・C＝走入式衣物收納間、RF＝屋頂、冰＝冰箱、洗＝洗衣機、數字＝榻榻米的數量。（1個榻榻米＝半坪）

＊各實例的品項（雜貨、家具、門窗、設備等等）說明文中出現的「○○」為店家名稱或製造商名稱，"○○" 指的是品牌名。

## Part 4*

小小的

## 住起來舒適的房子



## Part 5*

## 小宅與小空間生活的營造指南



small house

PROLOGUE

# 前言

對你而言，理想的生活是什麼樣子呢？因應每個人、和家族成員的需求而存在著各式各樣的生活方式，而為了實現家中每個人的理想生活的重要場所，就是住家了。因此營造居住的地方，也就是經營生活的方式。

在日本，有很多人認為「大坪數的房子就是好的住家」，但是結果呢，家人在屋子裡各過各的，並且因地方大難以照料周全而逐漸損傷、朽壞，更糟的是，還蓋出了耗費能源、對環境造成負擔的房子。

在規劃住屋的時候，考慮「家人在屋內的生活」是很重要的。現在，為了實現精緻且豐富的日常生活的願望，而選擇「小房子」的人增多了。這樣的心意雖然很微小、卻無可取代，與家人一起過著每一天、一起生活著，並且希望支持這所有一切的住家，能在家人的努力中變得更珍貴。而能滿足這個心願的就是「小房子」。原因是，

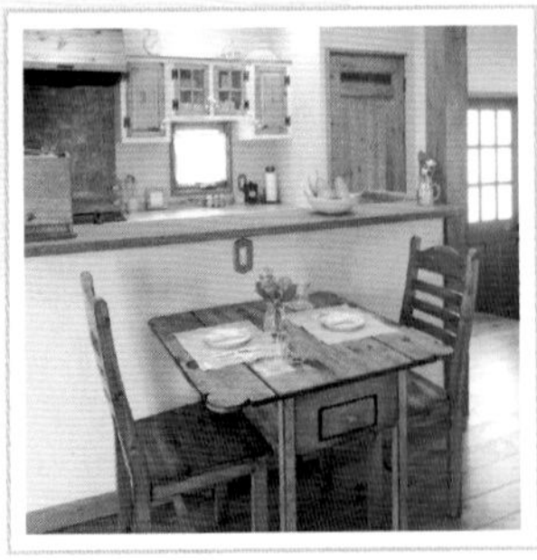

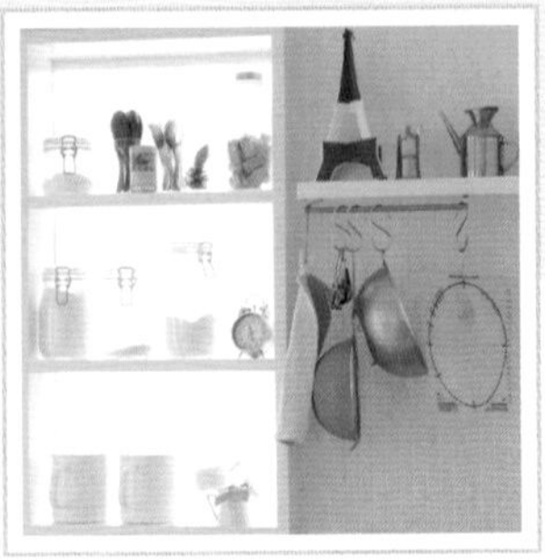

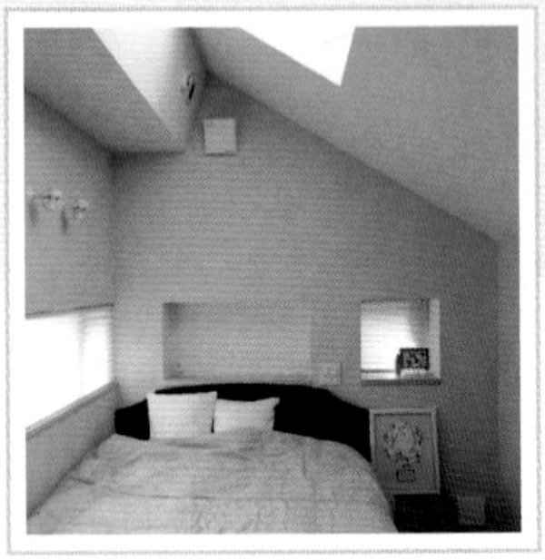

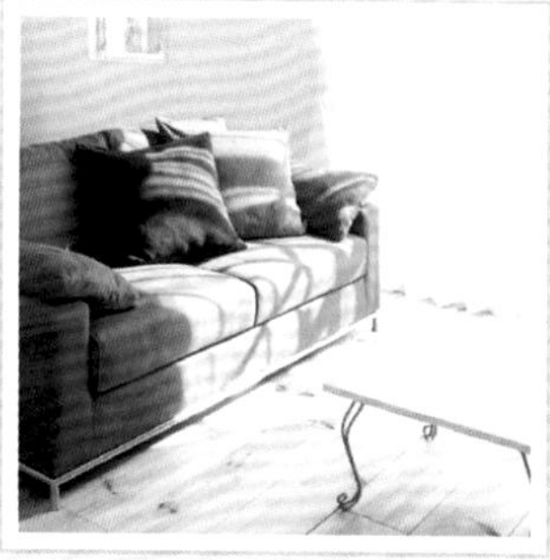

因為「小小的房子，是讓人留戀不已的可愛的房子」、
因為「小小的房子，是生活起來很便利的房子」、
因為「小小的房子，是帶來快樂的房子」、
因為「小小的房子，是住起來舒適的房子」⋯

在本書中將有許多「小房子」的案例登場。從隔間的規劃工夫、室內裝潢、到家具及設備的情報皆有充分的介紹。一定對建造各位的住家有所幫助。

並且，不管哪個房子，都讓人感受到「雖然很小，卻是無可取代的家人的心意」。這些案例的住家都各自有其愉快過生活的方法，請務必參考看看喔！

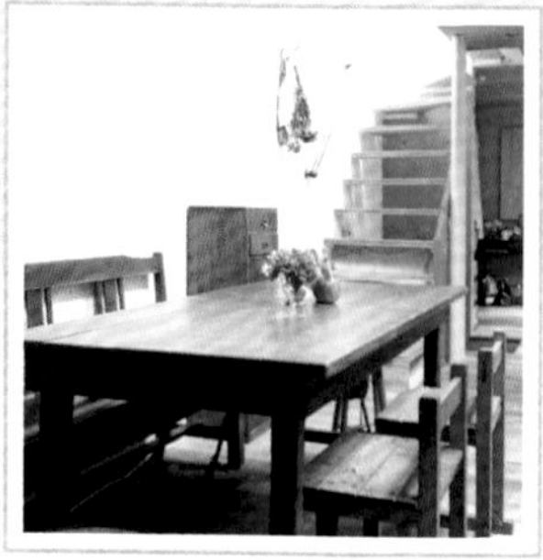

small house

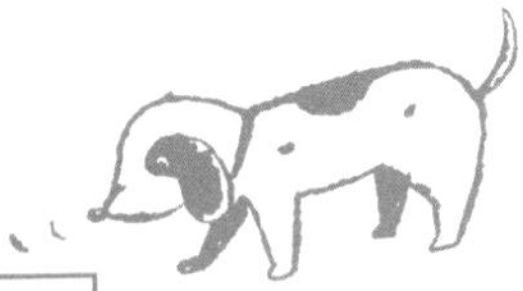

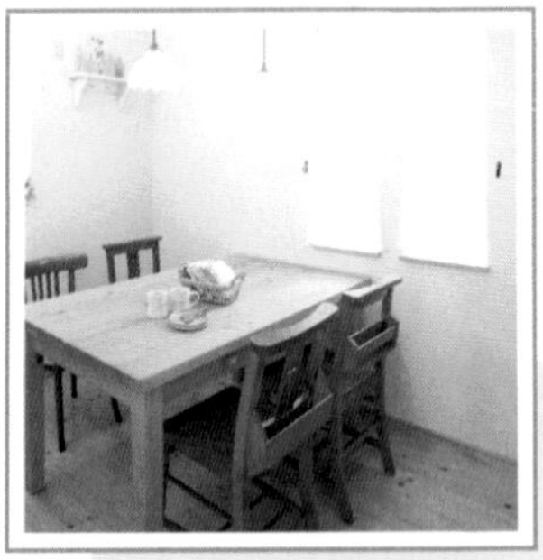

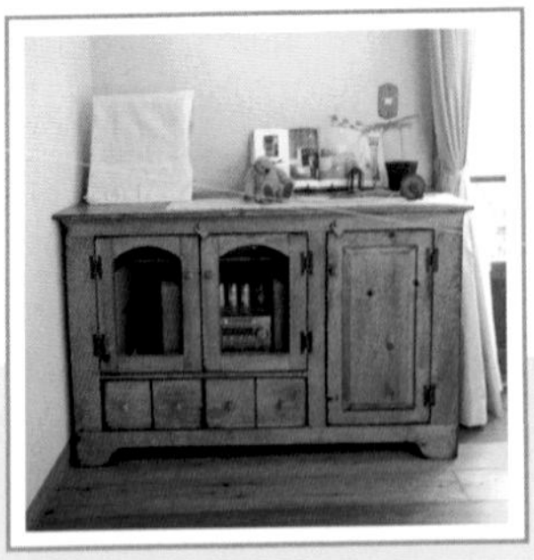

小小的房子

# “好可愛”

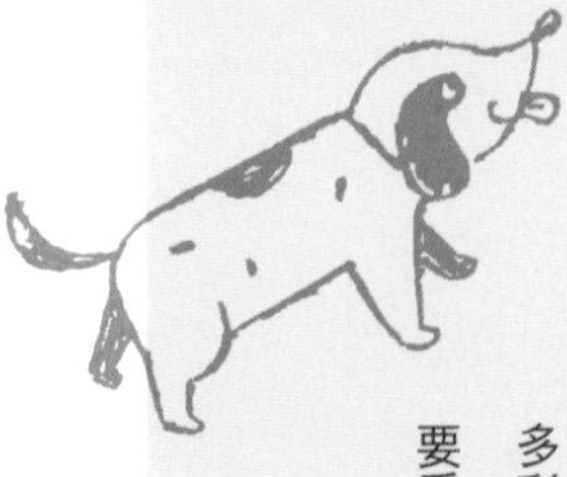

請問各位看過一本書名為「小房子」的繪本嗎？這故事是關於一間蓋在寂靜鄉間山丘上的小小房屋，在它的周遭，漸漸地蓋起了房子及工廠…。鋪著瓦片的小房子屋頂上有根煙囪，兩個對稱的窗戶正中間，有一個門鑲嵌其中。這插畫中的可愛小房子，看起來簡直就像人臉一般，是不是很多人也還記得呢？

小型房屋的魅力，就如同這繪本表現的那麼可愛！不是有著豪華裝潢的豪宅，小小的家讓人感受到的，是一種溫暖、容易親近的感覺。不論是居住者，還是周遭的人也好，都會對它心生留戀，本書所介紹的實際案例，就有好多這樣可愛的小宅。只需使用小小的角落或牆面，便能讓空間多彩多姿起來，這些室內裝飾的訣竅一定要看喔。

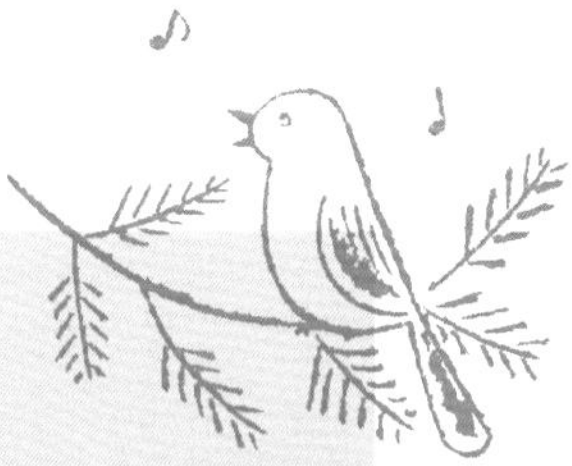

營造住宅這件事，考量到生活的便利性是非常重要的。如何使烹飪料理、洗滌及晾曬衣物能夠很輕鬆、掃除簡單不麻煩、物品容易收納……「因為家事是每天都一定要做的，因此可以的話，希望做家務時盡量不要有無謂的移動」。在規劃平面圖的時候，大多數的客戶都會提出這樣的要求。

能夠滿足這樣條件的，其實就是小坪數的房子。由於地板面積不大的關係，自然而然地動線就變短，於是用不著為了家事而長距離的移動。假如從廚房立刻就能到衛浴空間的話，就算同時進行必須用水的家務，也可以很順暢*。如果離收納空間的距離很近，就能省下從遠處走過來拿、再折返回去的工夫。在打掃清潔方面也有同樣優點，面積小相對的就比較輕鬆。「選擇小而精簡的家是為了每天日常生活的便利！」這也是小房子的一大優點。

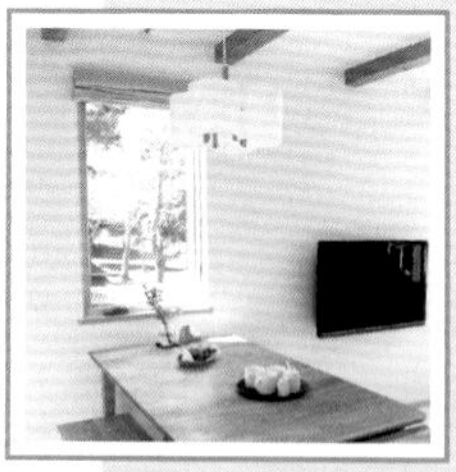

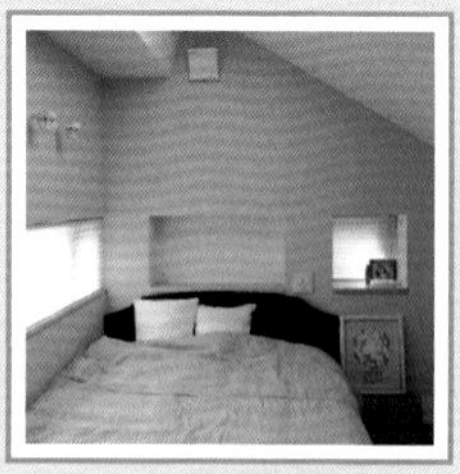

小小的房子

## ”生活好便利“

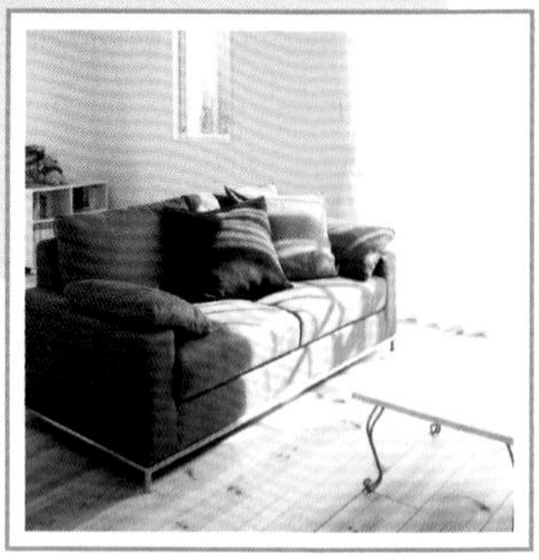

***譯註**：日本住宅通常將洗衣機設置在屋內乾濕分離的洗手間內，台灣則大多置於戶外陽台或後院。

small house

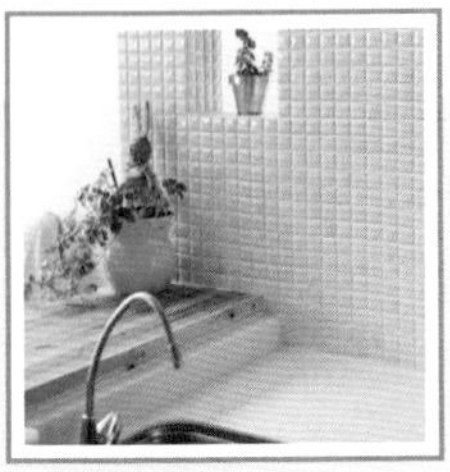

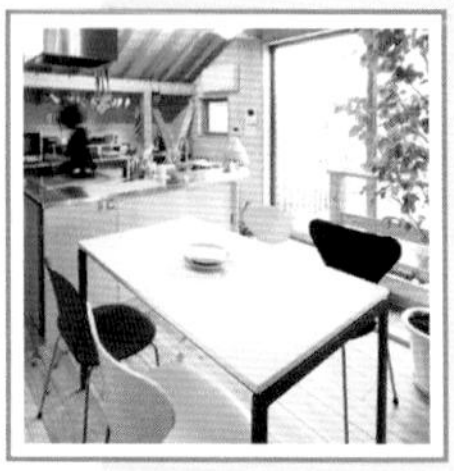

# 帶來快樂

在本書中登場的眾多人，說到小房子的優點，他們都回答「總是可以感受到家人的氣息」。比起擁有很多個別房間的大房子，蓋出隔間很少的小面積住家，似乎更有與全家人一起過日子的感覺。不管哪一個案例，都能充分感受到他們熱熱鬧鬧地開心過生活的樣子。

「在小房子裡肩並著肩一起生活」這樣的說法，在以前代表窮困，不過當親子關係疏離、閉門不出等現象演變成社會問題的現在，好像逐漸變成和睦友愛、心心相繫的溫暖家庭的印象了。「因為想和家人一起更貼近地生活」，有這樣的想法而特意選擇小型住宅的人越來越多。書中各家庭對於養育小孩的想法，以及家人之間的溝通方法等內容，也請務必參考看看。

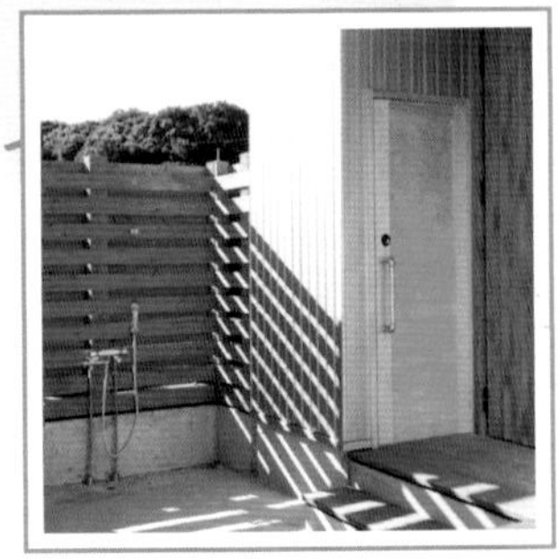

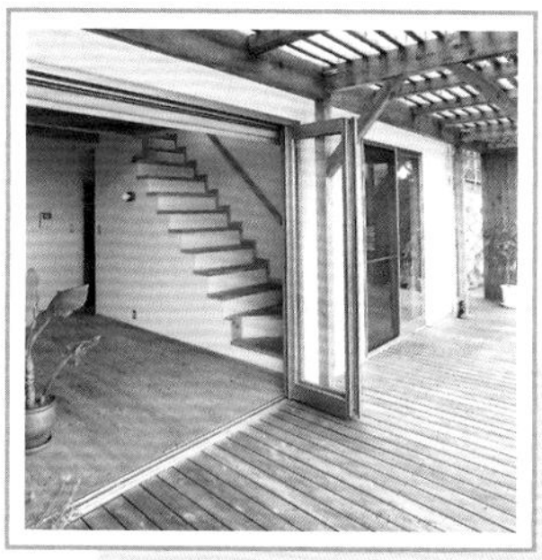

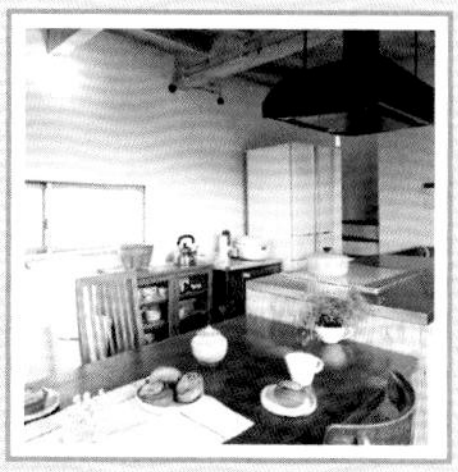

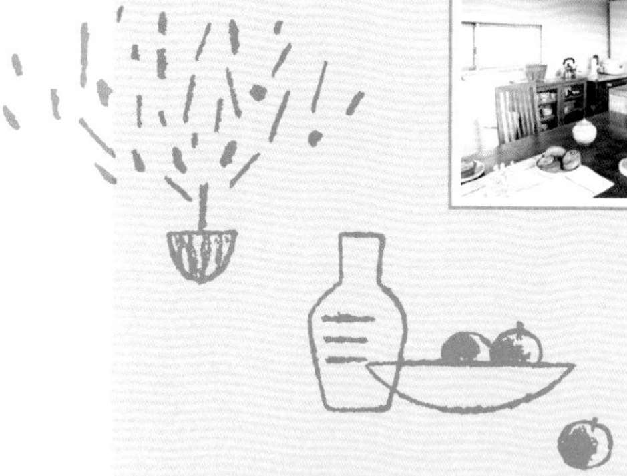

小小的房子

# 住起來好舒適

「令人安心又舒暢」、「能悠閒度日」、「暖洋洋地讓人心情舒緩下來」…從這些關鍵字句聯想到的，不正是小巧簡潔的空間嗎？是小咖啡館的一個角落、是擱在廚房某一處的椅子。如果以男性來說，或許可以聯想到他們小時候所建造的「秘密基地」或「躲藏的小屋」那般的極小空間。

如果走訪居住於小房子的家庭，便能感受到一股獨特的良好氣氛。與難以捕捉的大空間不同，可能因為適當地被牆包圍起來的時候，往往會產生一種放下心來的感覺吧。與單純所指的「狹小房屋」住起來的心情不一樣，造成這種些微差異的秘密，其實就在於改變隔間和家具的配置、以及室內裝潢的造型，為了創造小巧而讓人心情舒暢的家，有好多要做的設計與裝飾。關於這些建議，請看書中的實例。

正因為小，
各個角落都很講究。
被喜歡的東西環繞下
豐富而快樂地
度過每一天，
家中洋溢著各種喜悅。

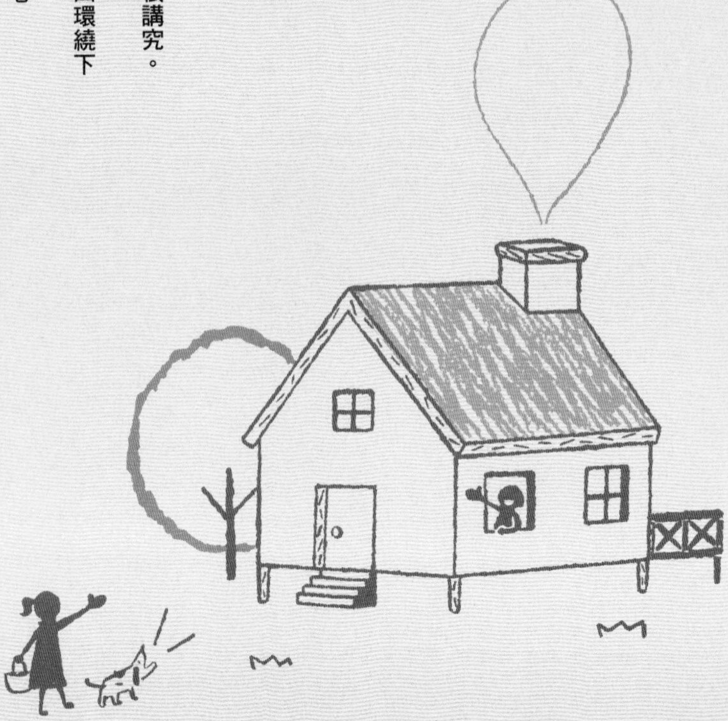

# Part 1* 小小的可愛的房子

small house

# 建材的揀選與親手DIY 善加利用講究的精神 小小的自然風住宅

可愛的房子

file 1

茨城縣
## 太田家

夫妻倆和兒子知希（6歲）的三人家庭。實現了在太田太太的娘家隔壁蓋新居的願望。是最適合養育孩子的環境。

# Living*

被粉刷過的牆面圍繞著
感覺放鬆而舒暢
變成了讓人安心的空間

引人矚目的太田先生的新家，使用了大理石、表面未經塗裝處理的橡木無垢材＊以及珪藻土等很講究的高雅素材。實現了居家內裝不會太過甜美、充滿著成熟感的自然風格。

＊譯註：無垢材指表面沒有經過塗裝或沒有上漆處理的木材

雖然可使用的樓地板面積算蠻寬裕的，但是為了降低成本而硬是壓縮建築物的容積，太田先生以打造小而方便生活的房子為目標。「個別房間只需要臥房與兒童房就足夠了。起居室和餐廳若太大反而會讓人靜不下心來，所以不想製造出那樣的空間。在規劃平面圖時，起先想到在二樓設置陽台的點子，最後也刪掉了，盡可能讓房子的格局簡單一些。」

因為沒有做陽台而衍生出各個優點：其一，因為沒有落地窗，使得

以兼具簡單與自然風格的家具為主角，並搭配樸素質感的雜貨與一點綠意增添韻味。

Light
選購自家居生活用品店「nico and…」

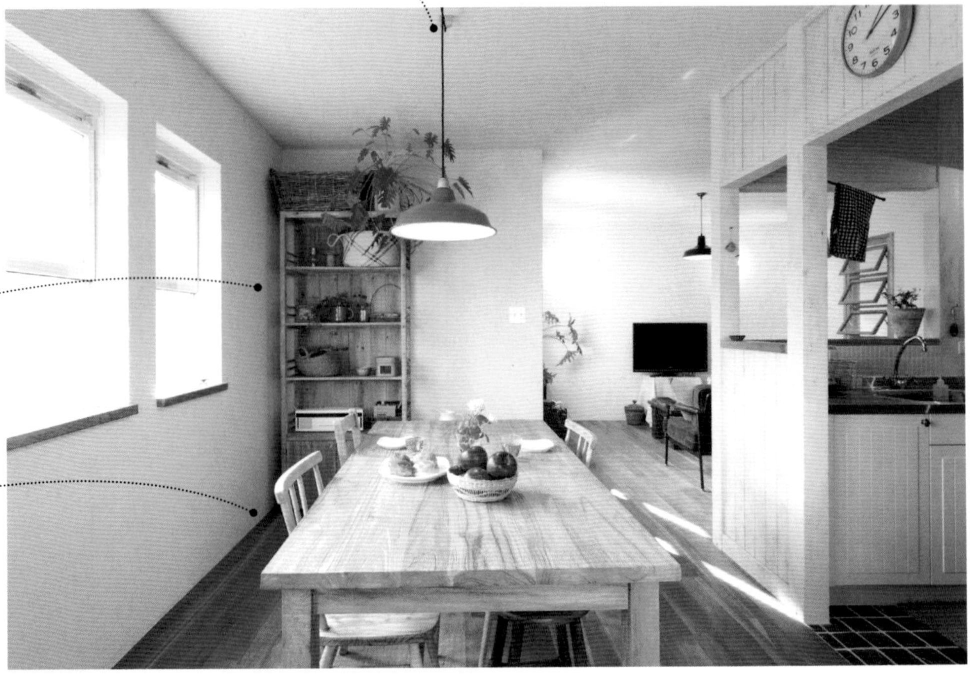

Shelf
在園藝生活雜貨「IN NATURAL」店內購得

Table
選購自風格家具店「a．depeche」

Chair
在古董舊物店「BRUNCH」以及「Old Friend」店內找到的古董貨

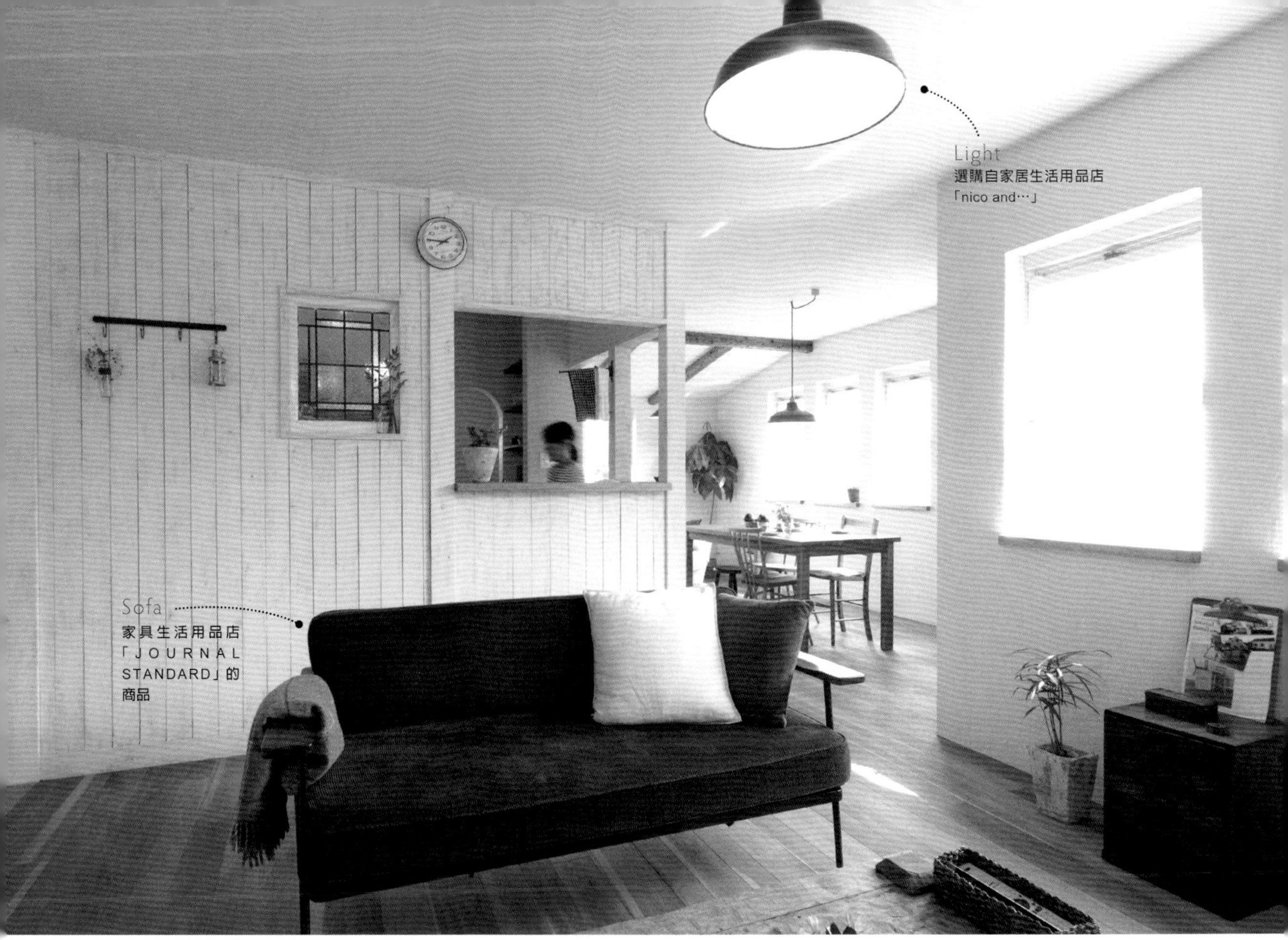

Light
選購自家居生活用品店「nico and…」

Sofa
家具生活用品店「JOURNAL STANDARD」的商品

為了讓視線可以延伸得遠一些，重點在於將起居室與餐廳的位置稍微錯開。

起居室及餐廳產生很多可以利用的牆面，讓人能隨心所欲地安排家具的位置。此外在牆面較多的空間中，因空間不會太過開闊而易產生安心感，讓起居室與餐廳成為能放鬆心情的地方。

在平面圖上，起居室和餐廳恰當分開，而廚房則採半封閉式，如此一來儘管空間小，卻還是能建立起各自獨立的空間。特別是讓起居室與餐廳的位置有些錯開，成功打造出感覺更為深邃的空間。同時餐廳與鋪設地磚的區域相連接，呈現出如溫室花房的效果；局部裝修成像在戶外般的氣氛，營造出了層次豐富的空間。這裡也是太田太太最喜歡的地方。

餐廳的一角　將玻璃桌表面的漆剝掉，重新打造成古董風的樣子。

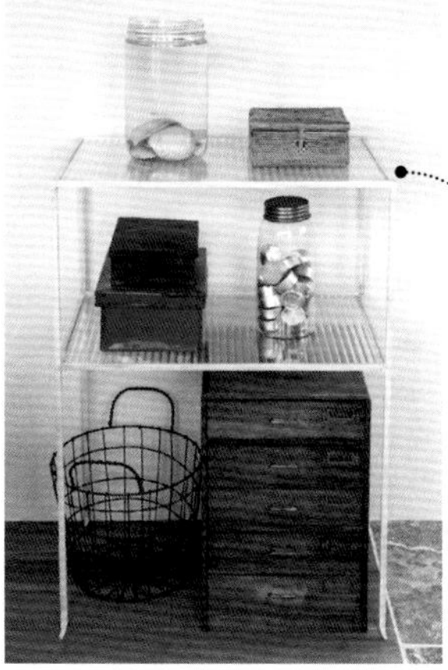

Table
於家具家飾店「Style Shop」內購得。再自己DIY加工出老舊的風味。

## house plan

刪減掉多餘成本與面積而完成的、總共兩層樓的平面圖。在日照光線良好的二樓設置LDK，而將私人房間安排在一樓。在一樓還設置了鞋子收納間及衣物收納間等等，確實保留了大型的收納空間。

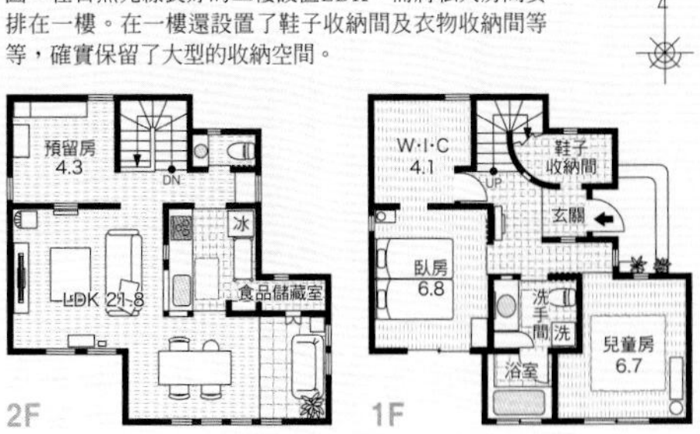
N
預留房
4.3
DN
冰
LDK 21.8
食品儲藏室
2F
W·I·C
4.1
UP
鞋子
收納間
玄關
臥房
6.8
洗手間
洗
兒童房
6.7
浴室
1F

至於內部的裝潢，竟然幾乎都是太田太太親自動手做出來的。從交付房屋算起，差不多花了三個月，在牆面塗抹珪藻土、地板上鋪設大理石、牆壁及門板粉刷上漆、到屋梁的仿舊加工處理，大致上都由太田太太獨自完成，讓人相當驚訝。

「很幸運的，因為隔壁就是我娘家，晚上或疲累的時候可以在隔壁住宿休息，平日就在這裡按部就班的工作。最初是為了壓低成本才開始DIY，其實連自己也沒想到能做到現在的程度。」太田太太也挑戰了對非專業人士來說不容易的作業，例如裁切合乎地板面積的大理石等等。就是將這樣的熱忱化為了行動，最終打造出溫馨洋溢的空間。

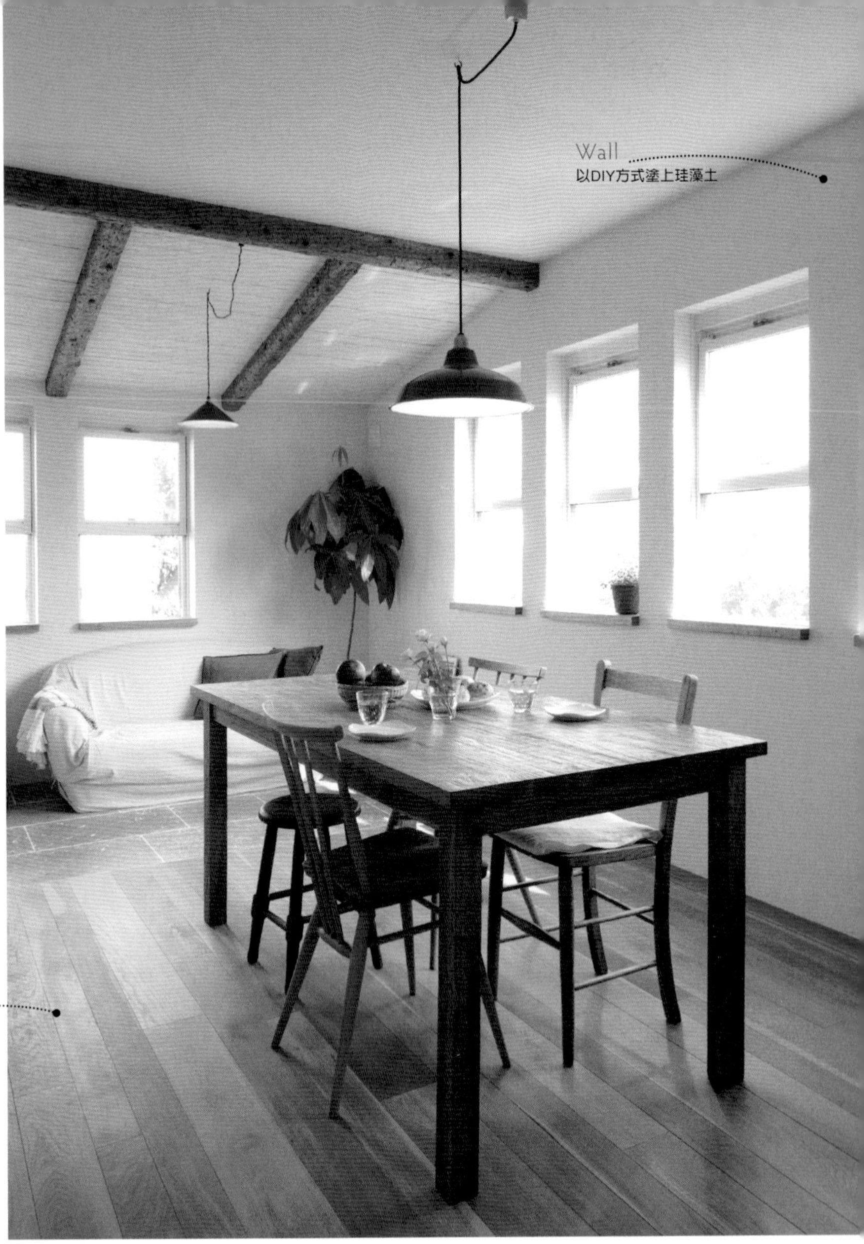

Wall
以DIY方式塗上珪藻土

Floor
在橡木無垢材的地板打上蜜蠟

在餐廳的一角，以磁磚地板＋傾斜的屋頂表現出溫室花房的感覺。

附加木板條門扉的小窗以及經過仿舊加工處理的屋梁，更添加幾許戶外風的氣氛。

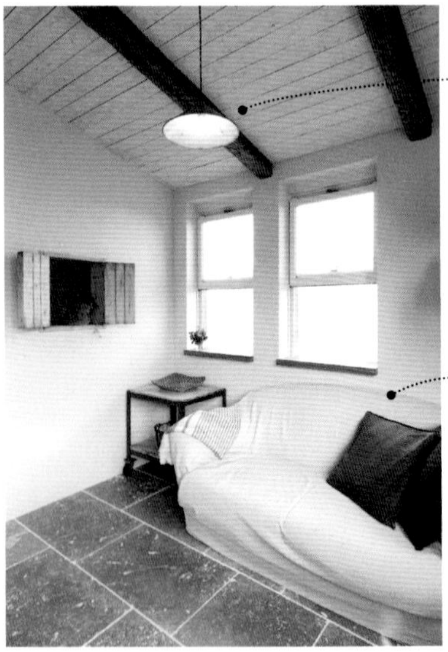

Light
選購自古董舊物店「Old Friend」

Table
在古董舊物店「fudoki」中找到的東西

Sofa
於「in The Room」家具家飾店內購得

Tile
在進口建材經銷商「ADVAN」中挑選的

# *Dining

## 營造出「在深處還有一個房間」的視覺印象 帶給人更豐富的感受

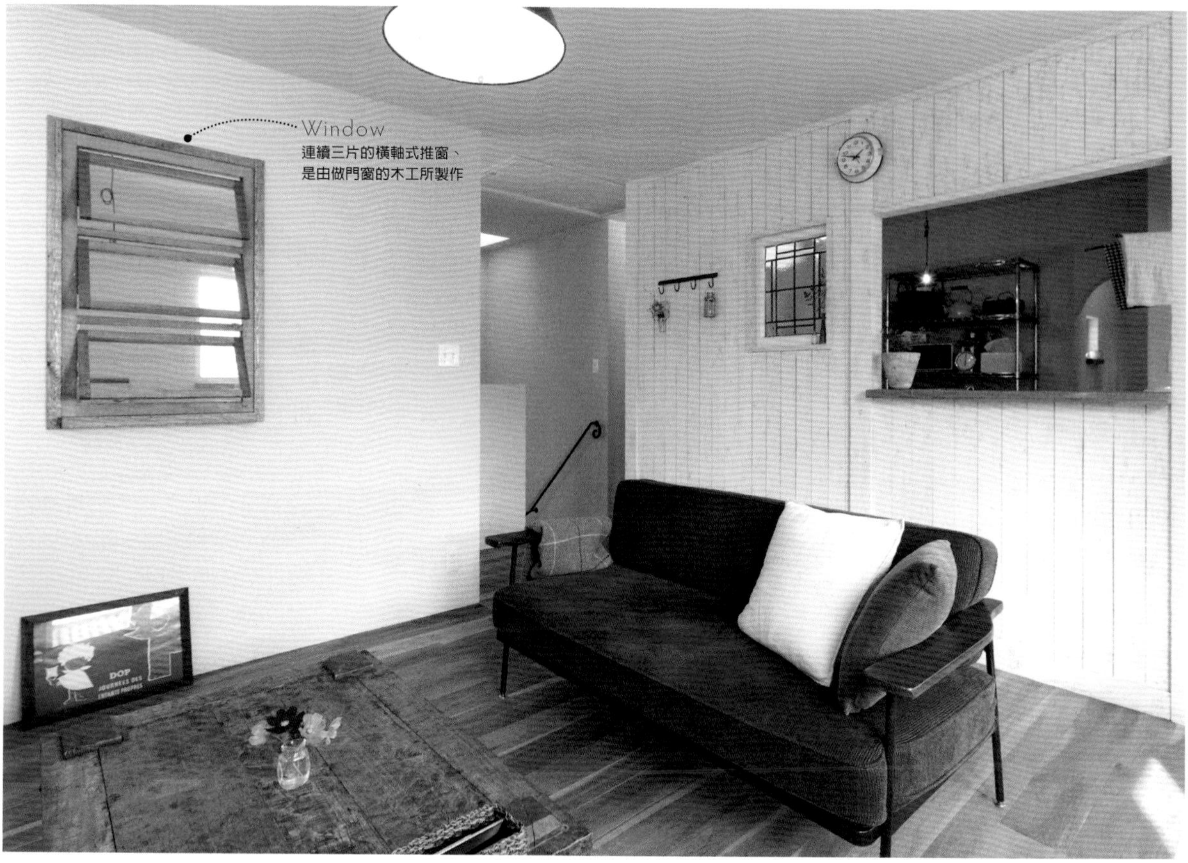

Window
連續三片的橫軸式推窗、
是由做門窗的木工所製作

起居室裡設置了連續三片的橫軸式推窗，利用室內窗將房與房之間以柔性的方法連結起來。

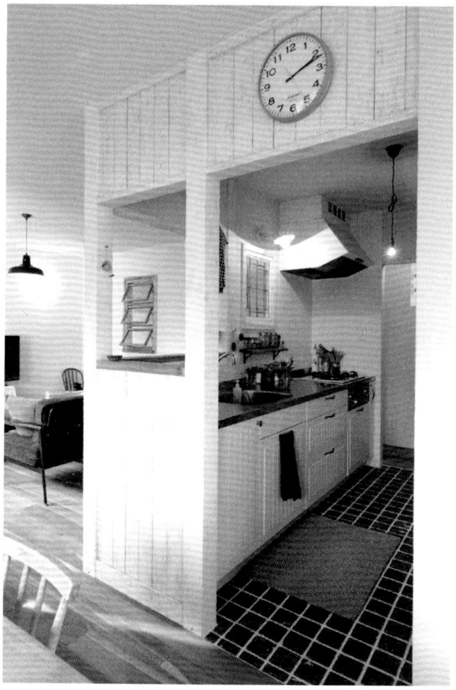

考慮到做家事的動線，設計成可以從樓梯那側穿越廚房，然後再到餐廳的格局

Stained glass
**在古董舊物店「PORTBELLO」購得**

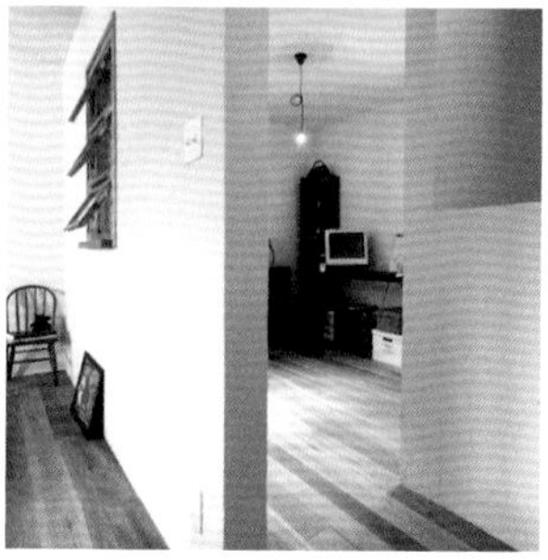

藉由室內窗與起居室相通的預留房，現在當作工作空間來運用

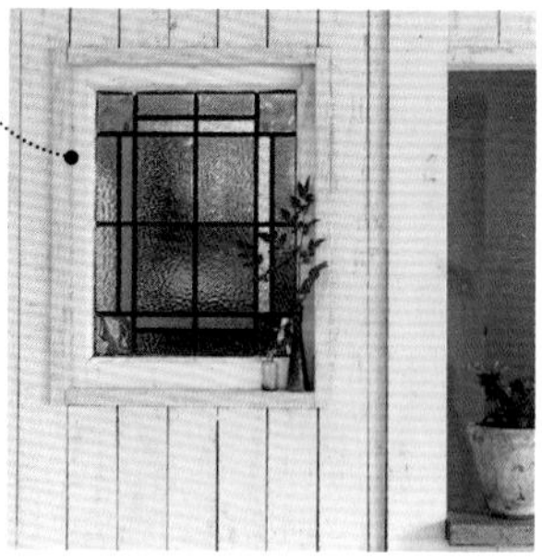

古董的彩色玻璃搭配經過粉刷的牆面，兩者很自然地融合在一起

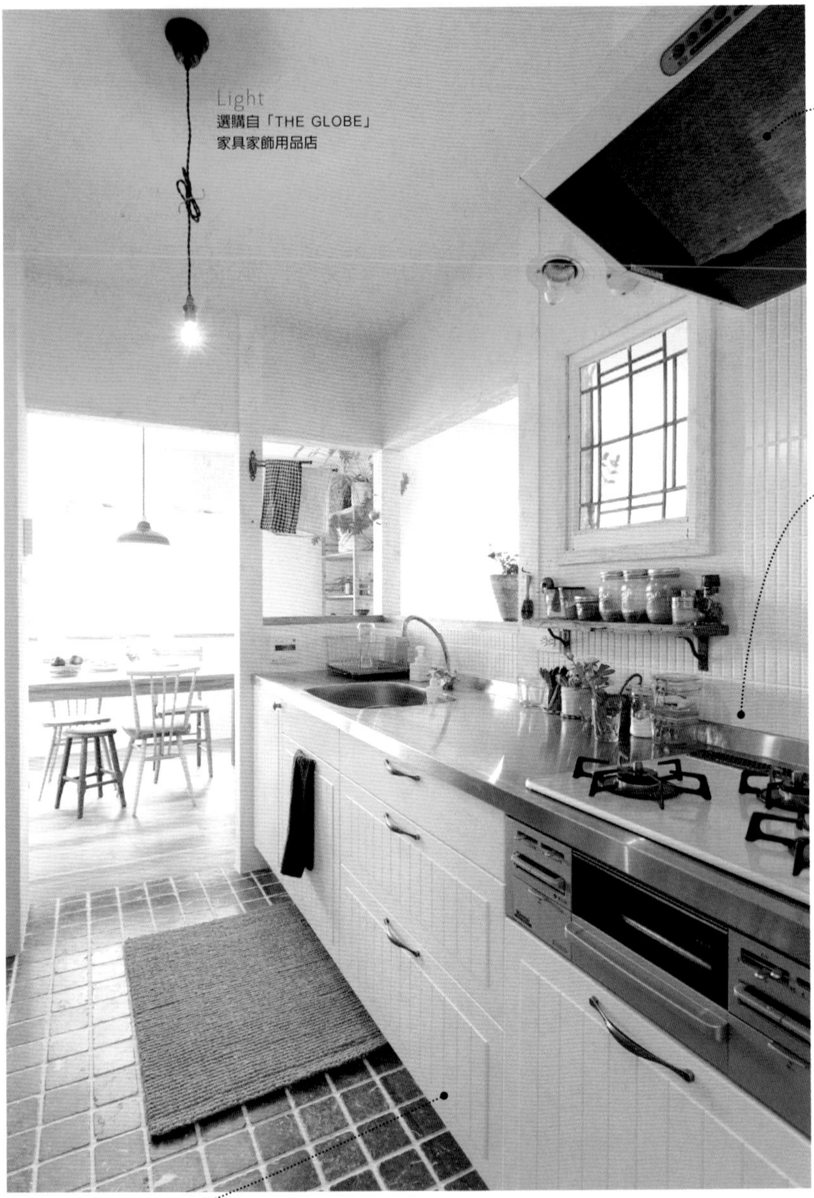

Light
選購自「THE GLOBE」
家具家飾用品店

Hood
選擇「東芝」的白色抽油煙機。
由網路商店購入

地板的大理石是自己DIY鋪
設而成，選擇了深色大理石，
透露出成熟的品味。

Cooking stove
「林内Rinnai」的產品。
由網路商店購入

Cock
德國的水龍頭製造商
「GROHE」的產品

Kitchen
「IKEA」的產品

Floor
在進口建材店「ADVAN」
選購的大理石

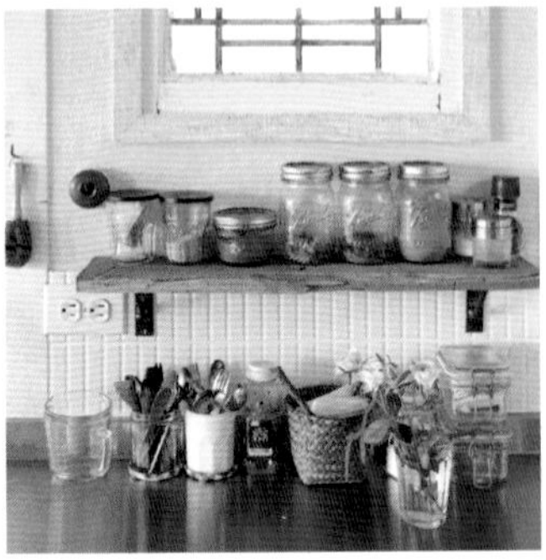

以小片的老舊木板組合成開
放式的層架，上面並排放著
調味料之類的東西。

廚房一角的食品儲藏室。將
入口的角邊修飾成圓弧狀，
形成溫柔的印象。

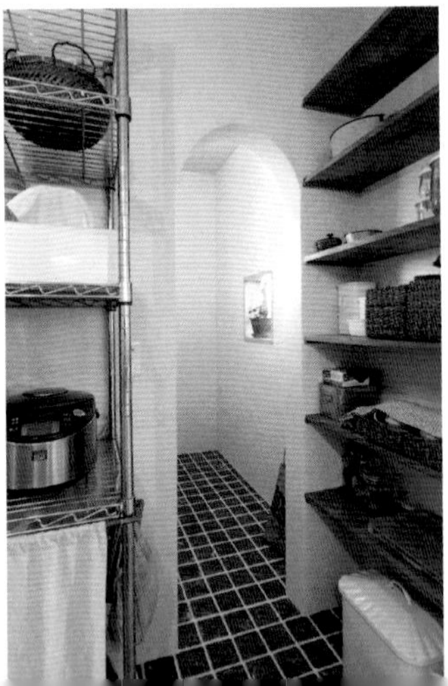

# *Kitchen

在粉刷上漆的牆壁包圍下
成為了咖啡館風格的廚房

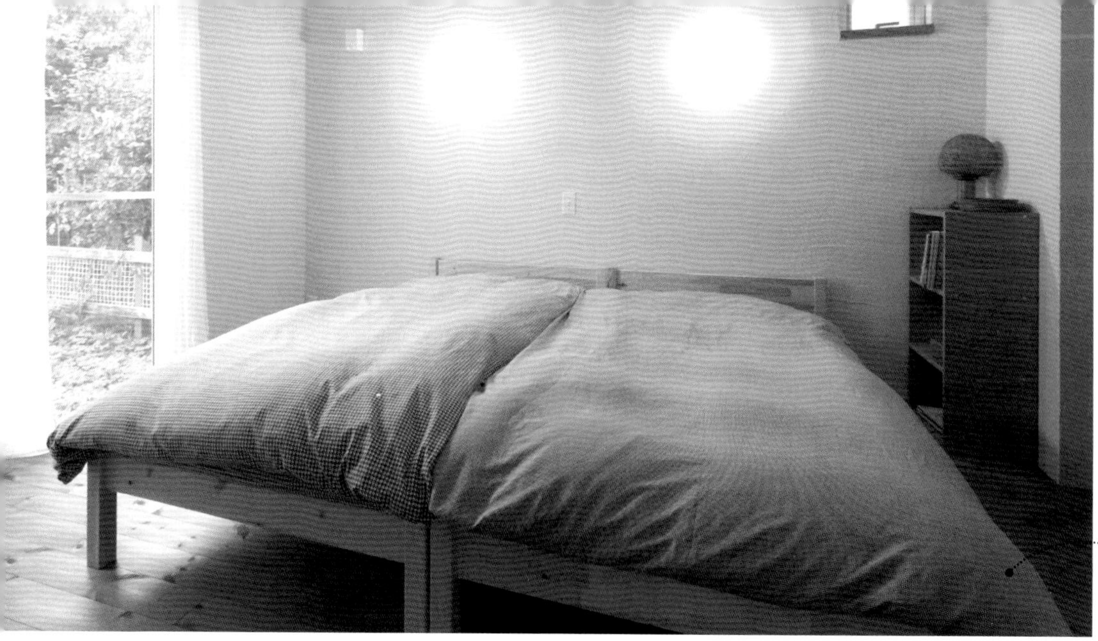

一樓的臥房。在右側規劃了能將一家三口的衣物全部容納進去的地方，是可走進裡面的衣物收納間

Bed
在「無印良品」挑選的風格簡約的床

# Bed room* Kids room*

## 地板和牆面使用了松木無垢材與珪藻土 讓心情更舒適愉快

負責太田家格局規劃的「PLAN BOX」設計事務所的小山和子小姐，也對DIY的完成度感到佩服。「太田太太不是言出必行，而是『無言實行』者。話說得不多，只默默的埋頭做事。隔一段時間，再去拜訪房子時發現，它的變化之大讓人驚訝！我覺得太田太太的品味與內心蘊藏的熱情，都完整地表現在這個家了。」不單單只是「Low Cost低成本的小房子」，也是將許多工夫與品味緊緊凝聚在一起的住宅。專心一意地朝著目標努力，排除無謂的浪費，而成功地將房子打造出來。

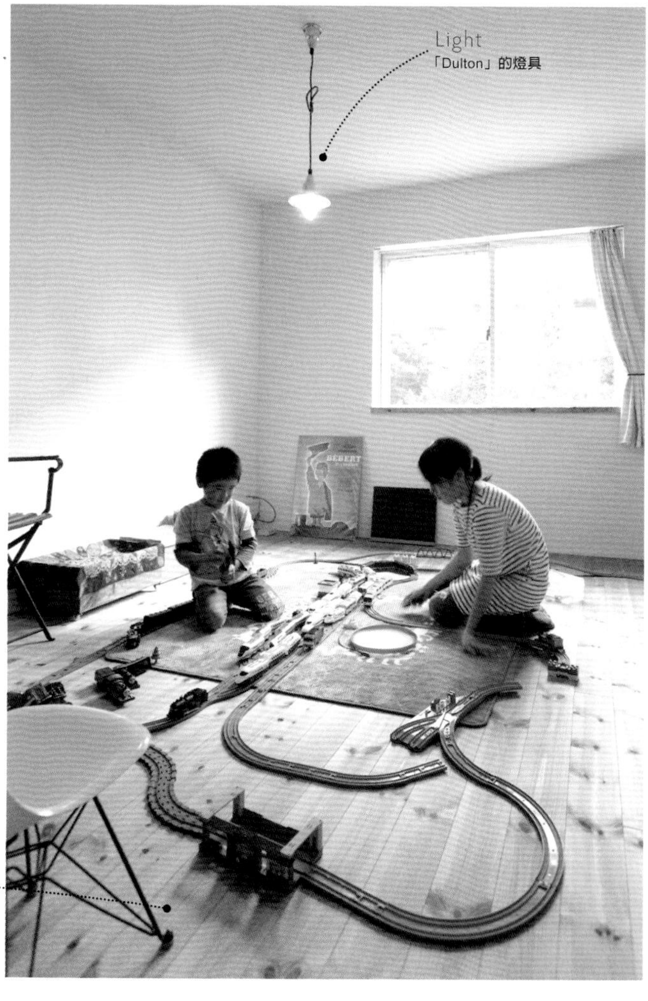

Light
「Dulton」的燈具

個別房間的地板用的是價格合理的松木，質感溫潤，很適合放在孩子們的房間

Floor
房間的地板統一使用松木無垢材

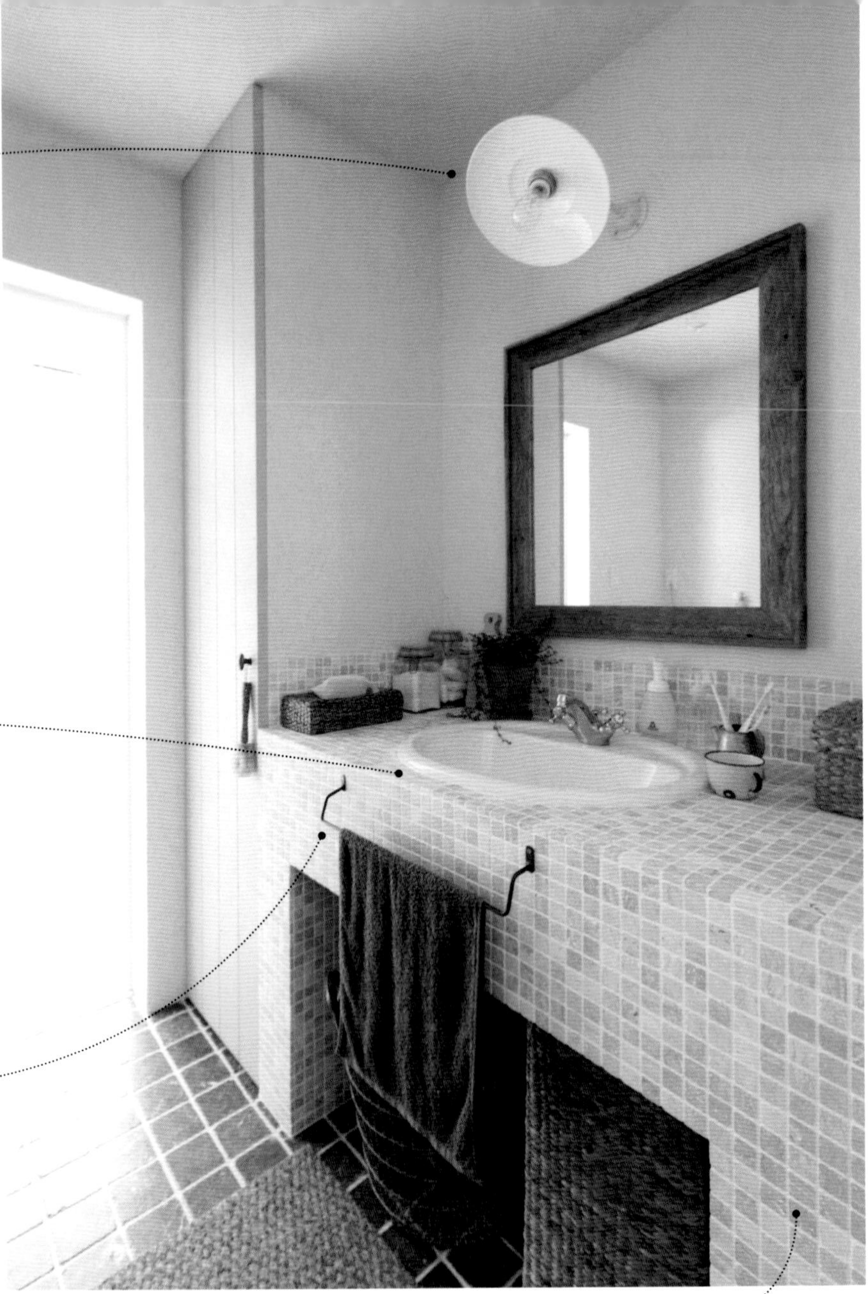

Light
購自古董舊物店「Droguerie」

Bowl
選擇「TOTO」的簡約型設計

Cock
德國的水龍頭製造商
「GROHE」的產品

Mirror
在「Gallup」家居建材雜貨店
找到的東西

Towel hanger
購自「Old Friend」古董舊
物店

Tile
在進口建材經銷商「ADVAN」
選購的大理石

在洗臉台面上鋪貼的馬賽克瓷磚，每一塊顏色都有些許的差異，很有魅力。

將洗手間、脫衣室、廁所歸納成為一處，可有效活用有限的空間。

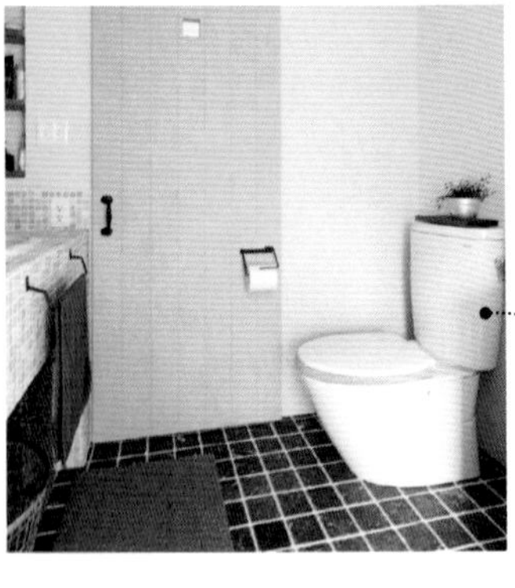

Toilet
「TOTO」的產品

# Sanitary*

從講究的設計
可以充分享受到
瓷磚本身纖細的色彩變化

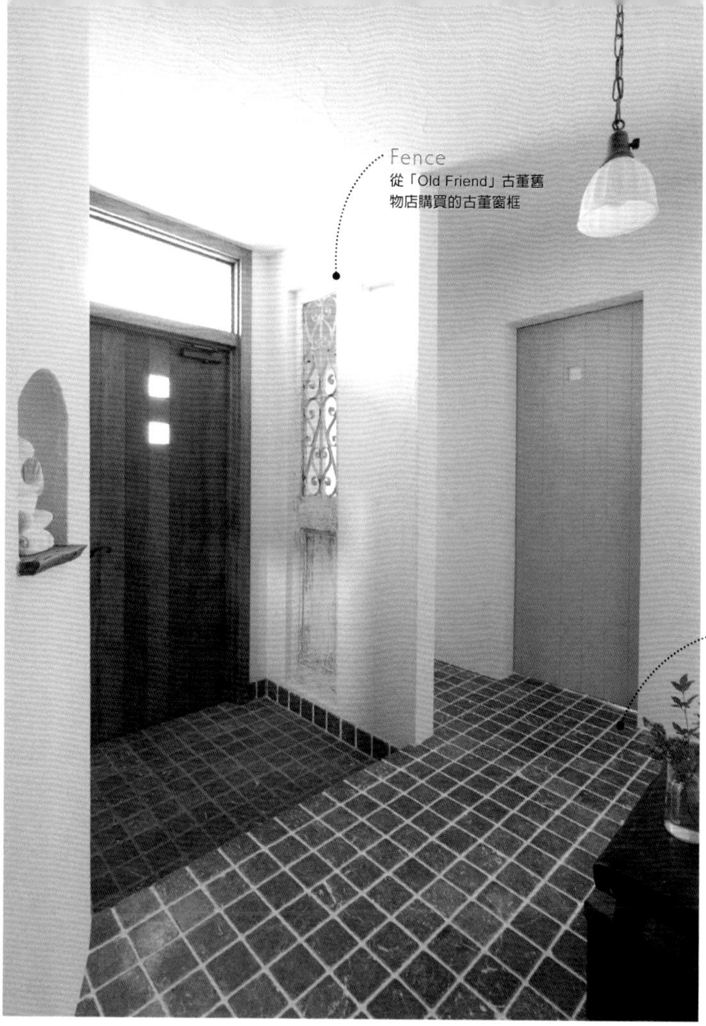

Fence
從「Old Friend」古董舊物店購買的古董窗框

Floor
在進口建材經銷商「ADVAN」選購的大理石

鋪了大理石的玄關，由於設計得夠寬大，在迎接客人時有足夠的空間。

# Entrance*

## 因為保留了足夠的寬度 而產生出寬裕的生活空間

轉彎處弧型的牆壁裡面是鞋子收納間。牆上設計了凹進去的壁龕當做裝飾。

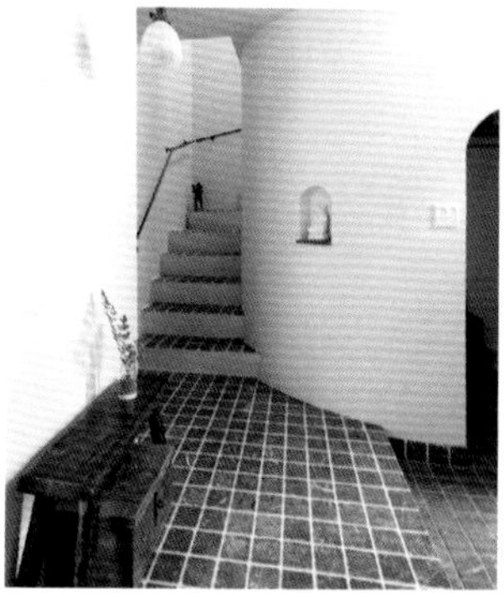

## file 1…… 太田家的 POINT

這個家
### 最用心規劃的地方

◆ 牆壁、地板以及瓷磚之類的素材選擇。玄關及用水場所的地板所採用的大理石，最初也曾討論過是否採用明亮的顏色，結果，還是選擇有點深的顏色比較沉穩。

◆ LD的地板材，選用了較少樹節的橡木。地板是選用三種不同寬度的地板材隨機地搭配鋪設而成。

這個家
### 最喜歡的地方

◆ 餐廳與溫室花房的空間。因為有了像溫室花房的地方，讓生活散發著更舒暢的氣息。雖然是沒有隔間而相連的空間，但是變化一下內部裝潢的使用材料之後，空間氣氛馬上為之一變。屋頂天花板的傾斜設計，更加提昇了室內的寬闊感。

### house data

| | |
|---|---|
| 家庭成員 | 夫妻＋小孩一人 |
| 土地面積 | 190.20㎡（57.54坪） |
| 建築面積 | 51.12㎡（15.46坪） |
| 總樓地板面積 | 101.28㎡（30.64坪）<br>1F50.16㎡＋2F 51.12㎡ |
| 構造・工法 | 木造兩層樓（梁柱架構式工法） |
| 設計 | PLAN BOX一級建築士事務所（小山和子、湧井辰夫）<br>Tel 03-5452-1099<br>www.mmjp.or.jp/p-box/ |

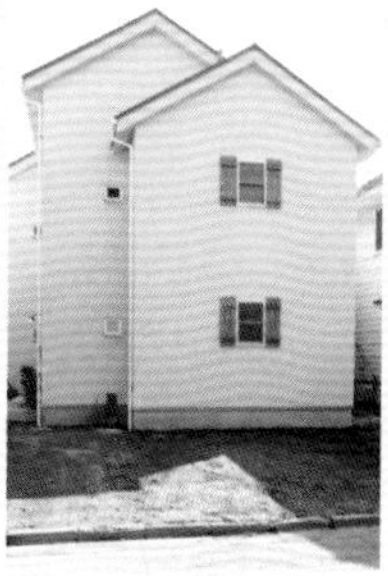

Door
是由做門窗的工人製作的

Light
購自「Old Maison」家具店

Post
購自家具暢貨中心「MEGAMAX」

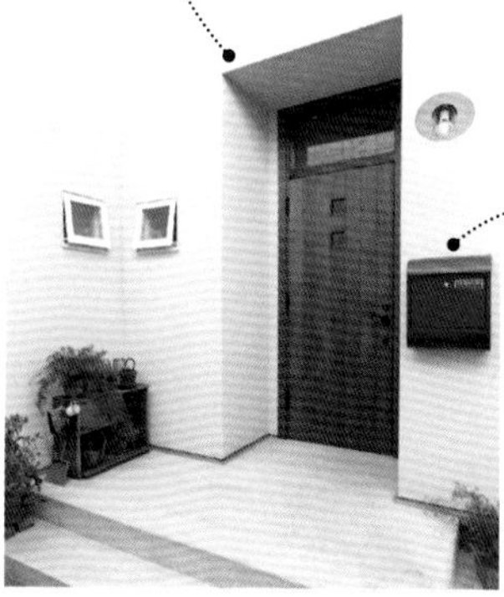

玄關省略了屋簷，做成像直接切掉一塊牆面的簡約設計

# 氣氛柔和又溫暖舒適 以歐洲風味為目標的住家

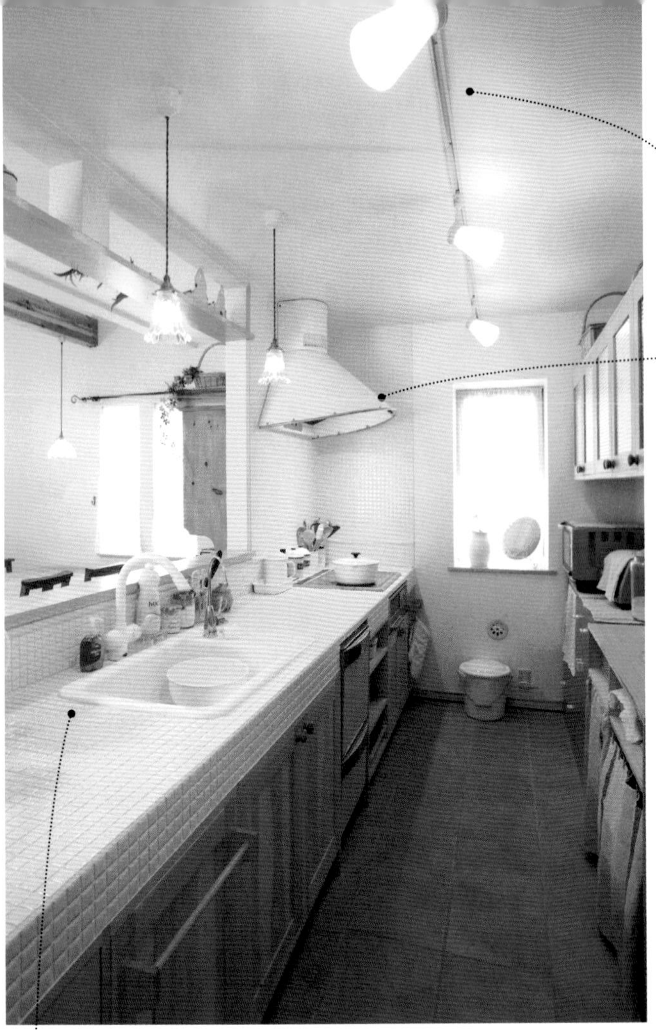

Light
購自「Old Friend」古董舊物店

Hood
從住宅設備製造商「Yamazen」的產品中挑選

松木的收納櫃與地板的瓷磚形成樸質的印象，陶瓷製的洗碗槽也是特別講究的。

Sink
從「TOTO」的產品中挑選與室內裝潢相配的陶瓷洗碗槽

Cock
德國的水龍頭製造商「GROHE」的產品

可愛的房子

.....file 2

琦玉縣
**葛西家**

夫妻倆與7歲長男的三人家庭。房子的建造是委託很受歡迎的建築事務所「Sturdy Style」。

## Kitchen*

講究自然風的設計
也重視使用上的便利性
讓廚房成為舒適的空間

為了搭配自然風的雜貨，廚房的設計委託了家具家飾業者。

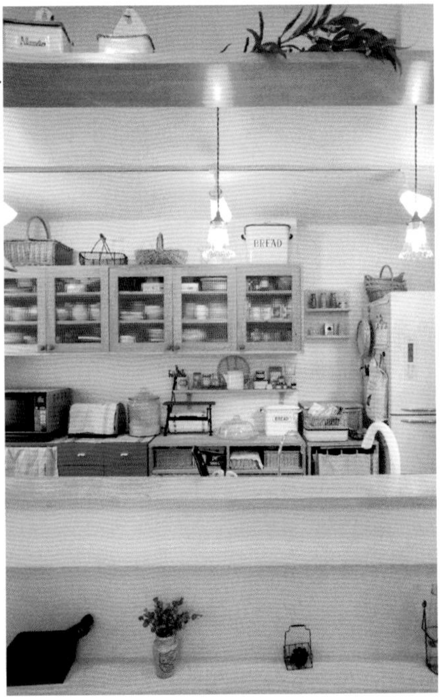

葛西太太以前是室內設計師，布置新家時發揮了空間搭配的專業，也很享受展示雜貨的樂趣。「以前偏愛的風格是現代簡約風，但是自己的家希望能多一點溫馨感，所以加入一點點的鄉村風味」。在用來裝飾的雜貨之中，有些是旅行時走訪巴黎的跳蚤市場所蒐集來的，令人更加喜愛。

房屋的格局是從夫妻倆一直以來構思的草圖為雛型演變而來。先在電腦畫出大略的隔間，再與負責設計的人商談。「不要讓起居室和餐廳在同一間，希望兩個區域各自分開」、「一樓想要個和室」…增加

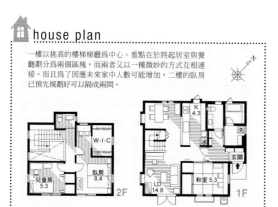

## house plan

一樓以挑高的樓梯梯廳爲中心。重點在於將起居室與餐廳劃分爲兩個區塊，而兩者又以一種微妙的方式互相連接。而且爲了因應未來家中人數可能增加，二樓的臥房已預先規劃好可以隔成兩間。

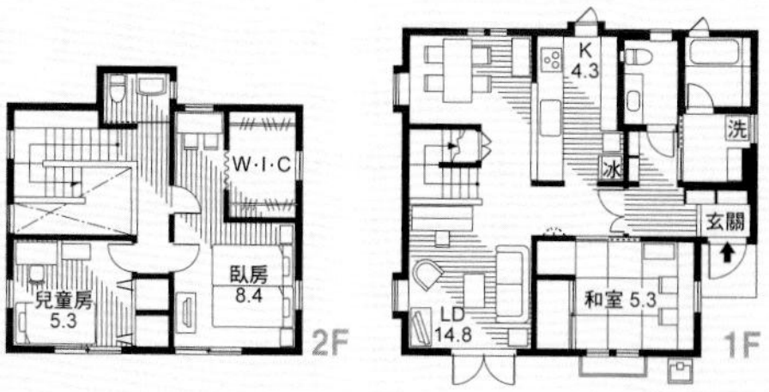


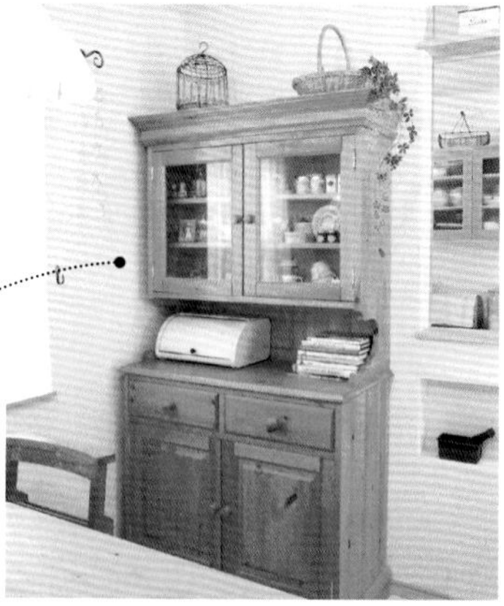

設計得很純樸的餐具櫃子，將心愛的餐具及小雜貨都放到這裡面。

Cupboard
挑選自原木家具店「The Penny Wise」

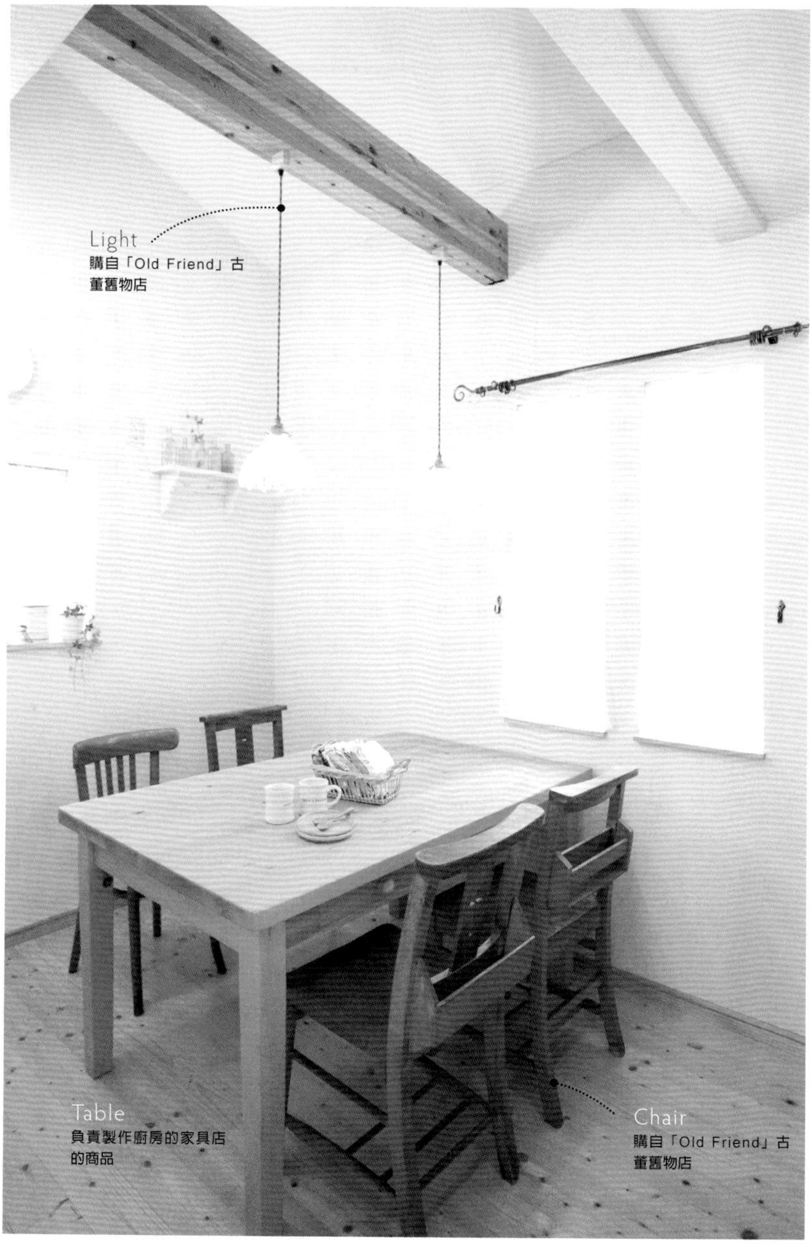

Light
購自「Old Friend」古董舊物店

Table
負責製作廚房的家具店的商品

Chair
購自「Old Friend」古董舊物店

# Dining*

從最心儀的松木家具
傳來一股暖意

餐廳上方的木梁是顯露在外的，傾斜設計的天花板也呈現出寬闊及開放感。

諸如此類的要求，然後一面調整，一面歸納出可行的計劃。「將起居室與餐廳獨立分開，可以讓生活節奏分明。吃完飯以後走到起居室的沙發坐著，可以歇口氣放鬆一下。」

將起居室與餐廳分開來的，是大方挑高的樓梯梯廳。它能將空間不著痕跡地分隔成兩個區域，而且讓起居室的開放感倍增。在起居室中設置樓梯對家人的溝通上也有助益，因為是通往二樓兒童房的必經之路，見到兒子的機會自然也就增加了。

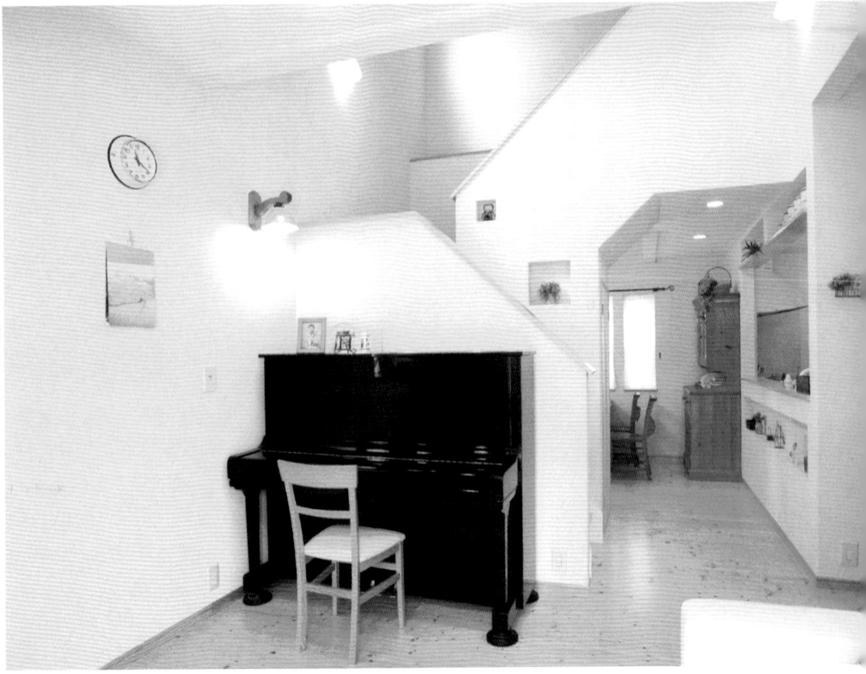

樓梯梯廳的深處就是餐廳兼廚房。可以感受到它們之間適當的距離感及整體感。

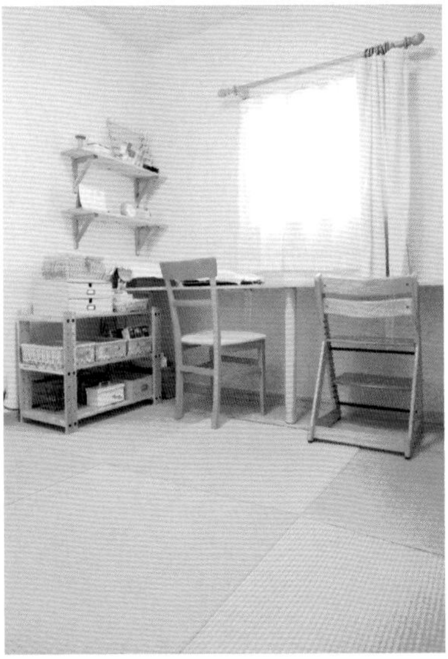

和室鋪設的是無裱邊的榻榻米。壁桌以DIY的方式組裝，於工作時使用。

## Japanese room*

原本預定
當作客房使用的和室
現在成為工作室活躍中！

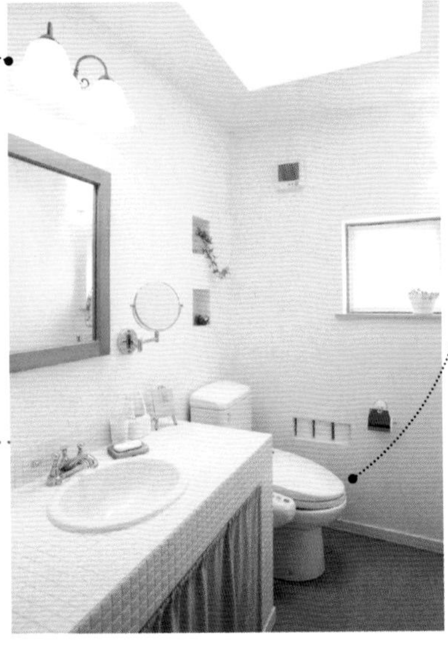

Light
照明燈具公司「KOIZUMI照明」的產品

Mirror
可動式的鏡子購自「Old Friend」

採用天窗的設計真是太正確了！雖然位在北側，卻成為了意想不到的明亮空間

Toilet
造型簡潔俐落的馬桶購自「INAX」

Cock
葛西太太在網路上找到的水龍頭

Bowl
與白色瓷磚很相配的「INAX」橢圓形面盆

## Sanitary*

明亮的光線
從天窗傾灑而下
是最棒的化妝室

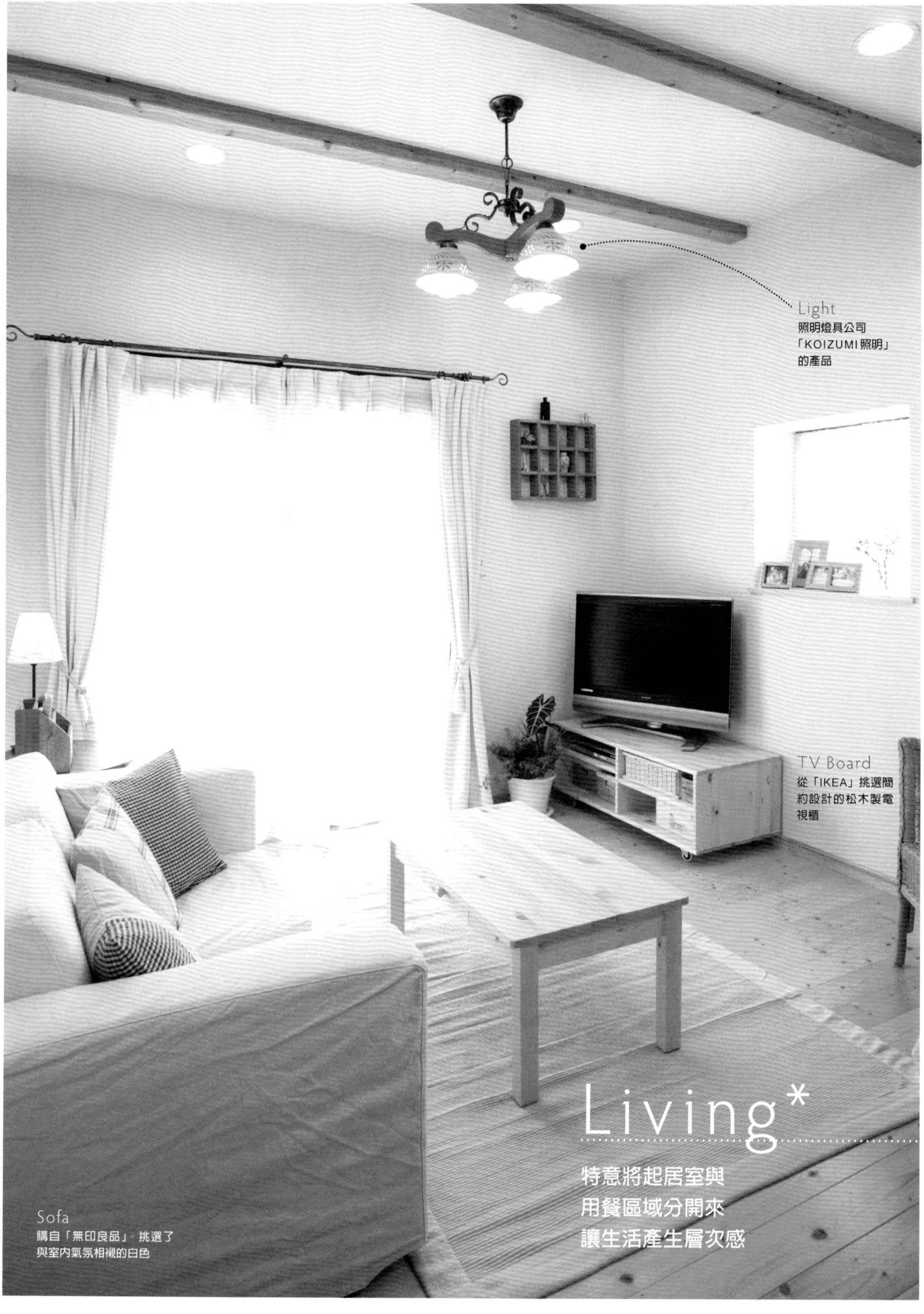
Light
照明燈具公司
「KOIZUMI照明」
的產品
TV Board
從「IKEA」挑選簡
約設計的松木製電
視櫃
Living*
特意將起居室與
用餐區域分開來
讓生活產生層次感
Sofa
購自「無印良品」，挑選了
與室內氣氛相襯的白色

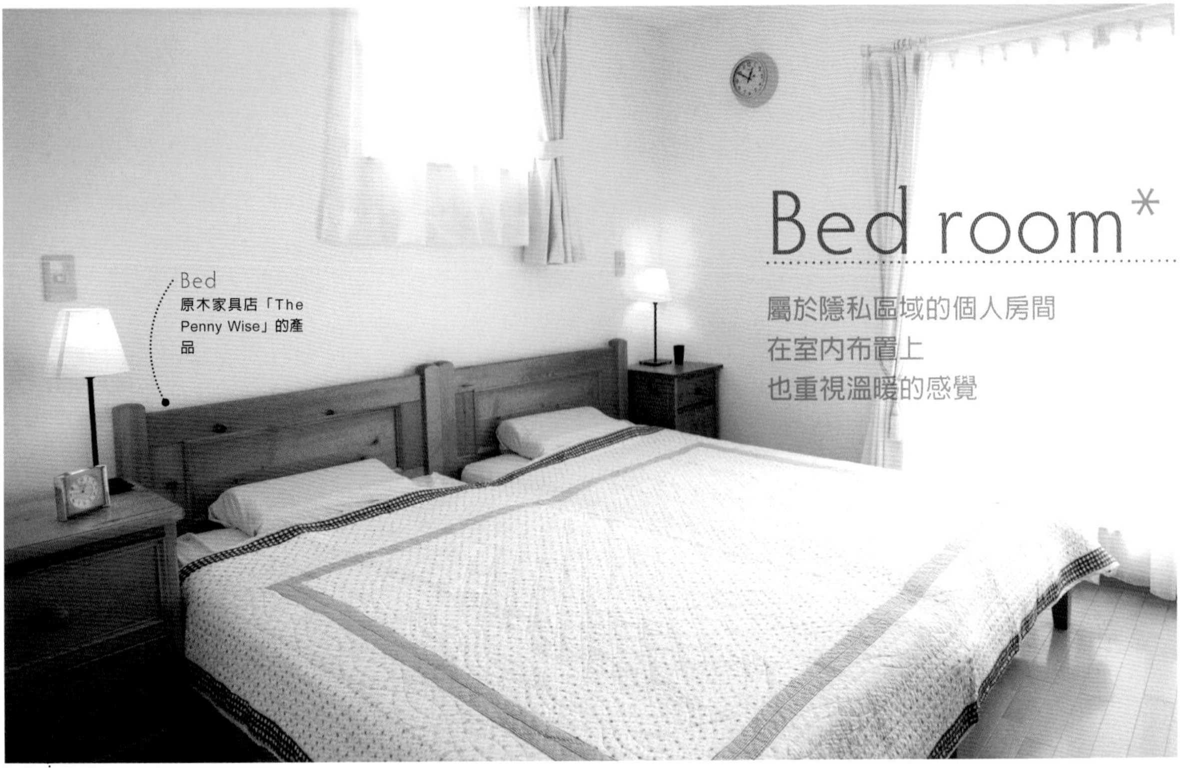

# Bed room*

屬於隱私區域的個人房間
在室內布置上
也重視溫暖的感覺

Bed
原木家具店「The Penny Wise」的產品

Chest
靠外側的床頭櫃購自「IKEA」、內側的床頭櫃則是「The Penny Wise」的商品

牆壁貼的是仿塗漆質感的壁紙，比塑膠壁紙更有溫和的手感

如果家庭成員增加了，可以從臥房再分隔出另一個房間，因此預備了兩個房門

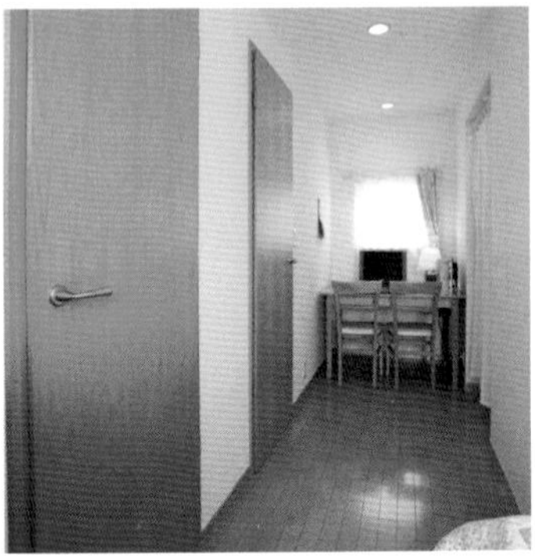

Bed
在「France Bed」挑選可以長久使用的類型

使用與臥房同款的壁紙，但為了更有男孩子氣，在部分牆面選貼淡藍色的壁紙。

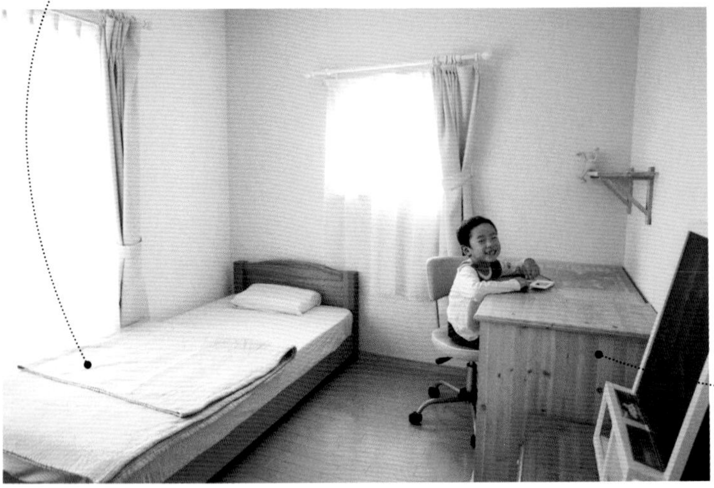

# Kids room*

為了長大以後也可以使用
選擇不容易看膩的
無垢材的家具

Desk
在家具工房「inox country」訂製的

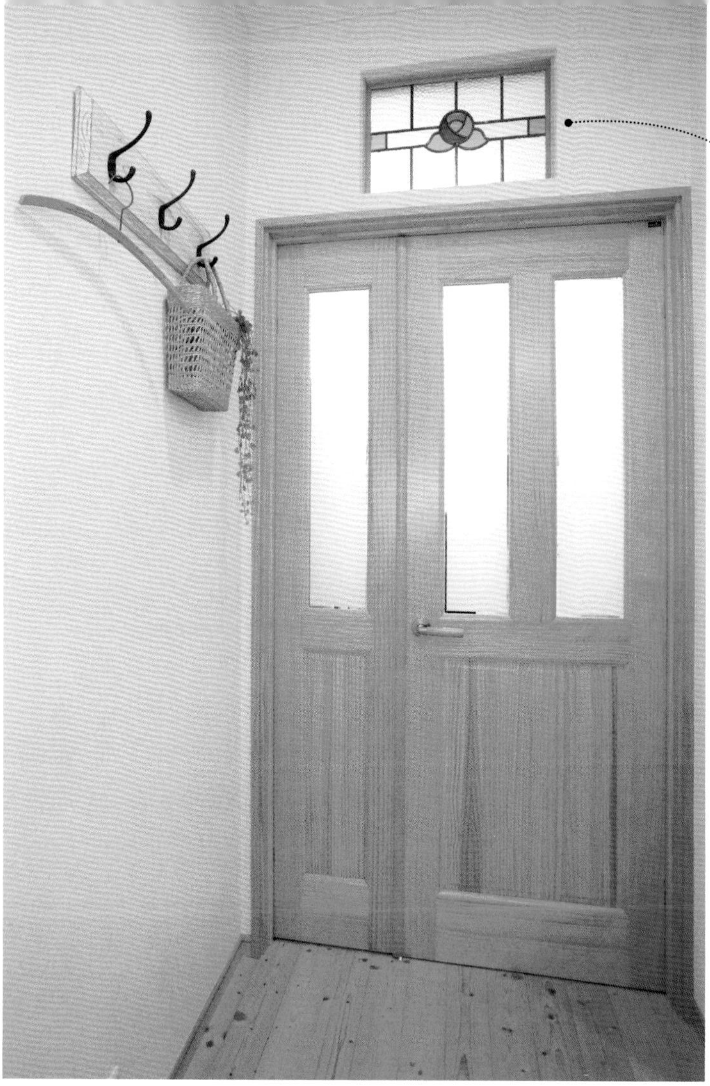

Stained glass
在網路上購買的古董彩色鑲嵌玻璃

Door
木料建材製造商「WOODONE」的子母門

在玄關門廳與起居室之間的門，使用帶著溫暖質感的木製門片。

# Entrance*

## 用彩色的彩繪鑲嵌玻璃為樸素的空間裝飾出視覺焦點

造型古樸的鍛鐵欄杆，替屋子的外觀增添了溫柔的印象。

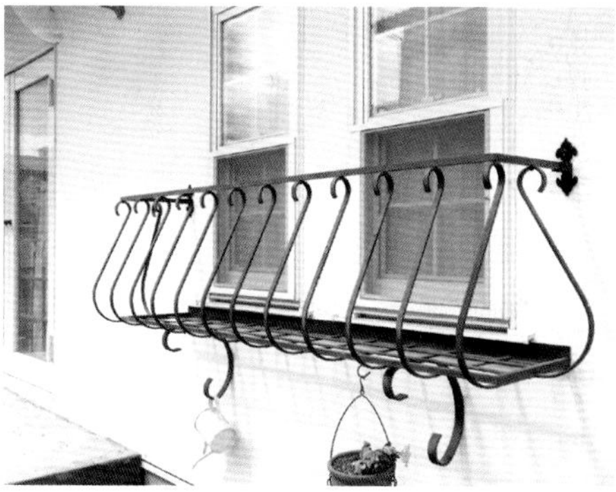

## file 2..... 葛西家的 POINT

這個家
### 最用心規劃的地方

◆ 裝潢盡可能使用自然的建材。松木無垢材地板、珪藻土的牆面、訂製的松木廚具等等，不只與皮膚接觸的質感好，表面看上去也會有溫潤的感覺。帶著自然風味的家具與雜貨也和內部裝潢非常相配。

這個家
### 最喜歡的地方

◆ 位於一樓的衛浴空間。因為座落在北側的關係，為了避免陰暗而裝設了天窗，實在是太正確的決定了！也因為內裝採用了白色系而顯得更加明亮、更具有開放感。這裡也當作提供客人使用的化妝室，得到非常好的評價呢。

### house data

| | |
|---|---|
| 家庭成員 | 夫妻＋小孩一人 |
| 土地面積 | 133.08m²（40.26坪） |
| 建築面積 | 63.92m²（19.34坪） |
| 總樓地板面積 | 103.71m²（31.37坪）<br>1F63.14m²＋2F40.57m² |
| 本體工程費 | 1528萬日元（不含消費稅） |
| 3.3m²單價 | 約49萬日元 |
| 構造・工法 | 木造兩層樓（梁柱架構式工法） |
| 設計・施工 | Sturdy・Style一級建築士事務所<br>（POLUS GROUP（股）中央住宅）<br>Tel 048-987-2011<br>www.sturdy-style.com |

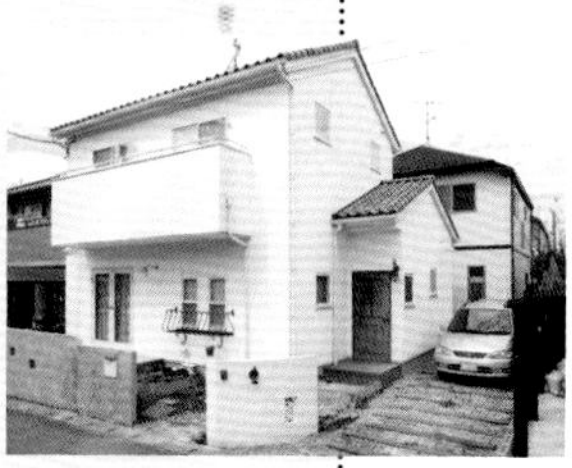

# 讓家人自然地聚集在起居室與工作空間居住感良好的住宅

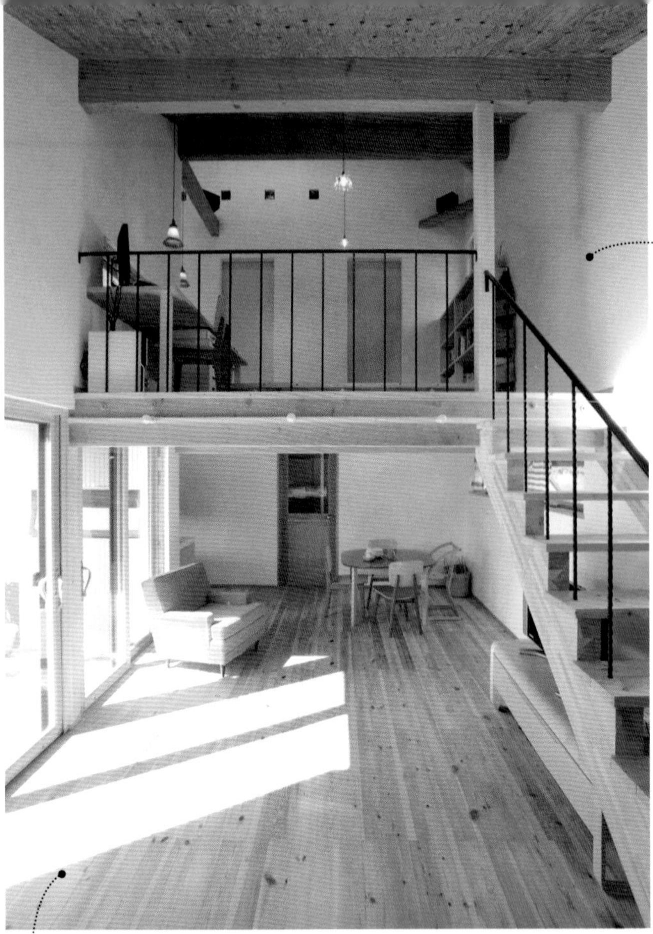

以挑高空間將二樓與起居室相連在一起。樓梯採用的是骨架型樓梯，藉此減輕了壓迫感。

Wall
表面塗上了珪藻土

Floor
松木無垢材

Window
在「SANTA通商」購買的"MARVIN"木框落地窗

可愛的房子

.....file 3

茨城縣
## 德永家

夫妻倆和兒子昴音（6歲）、女兒莉子及愛貓小藍。配合長男的小學入學而計劃興建房子。

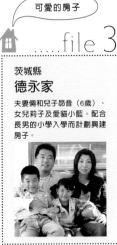

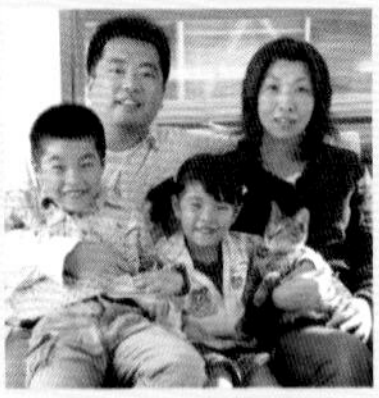

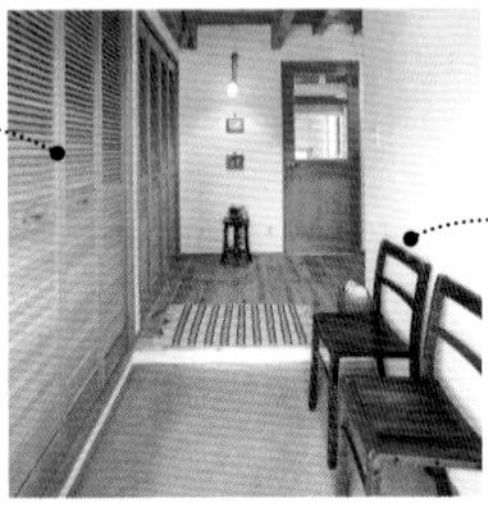

Closet
在「SANTA通商」購買的"MARVIN"產品

玄關的水泥地設計寬敞，放置了可以讓人稍坐一下的椅子

Chair
購自進口雜貨店「Ernie Pyle Company」

# Entrance*

## 老古董的嬰兒澡盆
## 是家人與客人修整儀容的好幫手

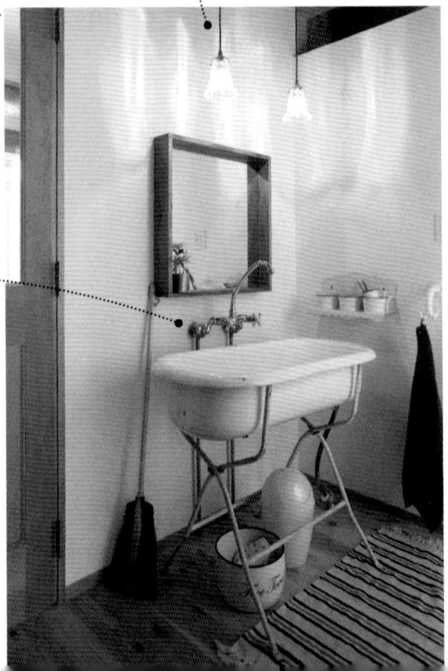

Light
購自古董舊物店「Old Friend」

Mirror
在「IKEA」選購的

Cock
水龍頭製造商「YUKO」的產品，經由網路購得

Baby bath
在「Old Friend」店內找到的古董貨

沒有設置洗手間，而是將嬰兒澡盆代替洗手台，直接設置在玄關門廳牆邊

### house plan

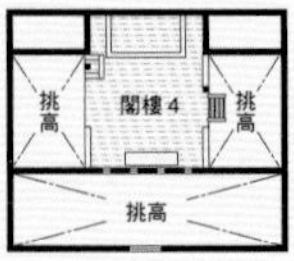


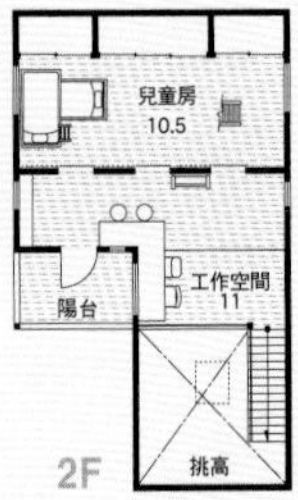


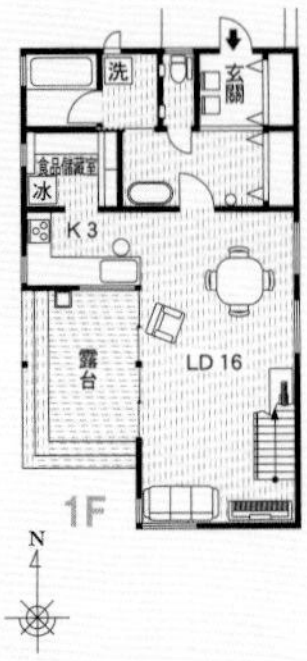


重點是一樓的洗手台沒有放在脫衣室裡，而是放在外面的玄關門廳一角。既可以成爲室內陳設的重點，也能夠讓客人沒有顧慮地使用。二樓的兒童房現在是一大房，以後可以分隔成三個房間。

德永先生表示：「希望家人不要一直待在各自的房間裡，而是能自然地一起度過，這就是營造這個家時最優先的考量」。在二樓設置了工作室，是除了LD以外，另一個家人相聚的場所。它也不是一個獨立的房間，從平面圖來看，是與一樓LD的挑高部份相連接。「即使家人各自在別的空間裡也聽得到聲音，知道對方在做些什麼」，可以守護孩子們的成長是最大的優點。

餐廳採用的是比一般高度矮的65公分高餐桌，對這個空間來說最適合不過了。

Light
購自古董舊物店「Old Friend」

Table & Chair
購買自郵購型錄

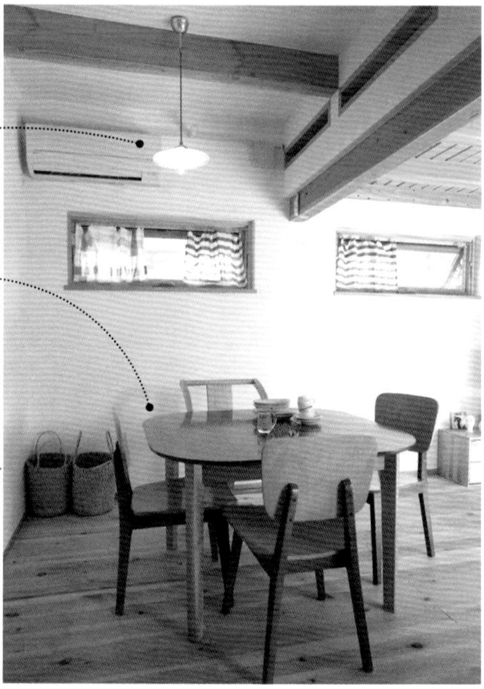

# Dining*

## 木梁外露的天花板沒有壓迫感
## 和工作空間一起提昇了整體感

廚房水槽的前方設置了小窗戶，可看見外面的露台和寬廣的庭院。

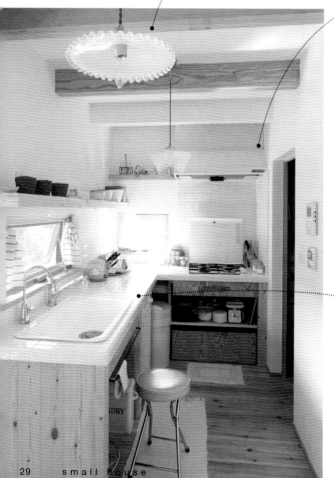

Light
購自古董舊物店「Old Friend」

Hood
抽油煙機製造商「富士工業」的產品

Cooking stove
選購法國「ROSIERES」附玻璃蓋的瓦斯爐

層架上放置了琺瑯製的碗，收納橡皮筋之類的零碎小雜物。

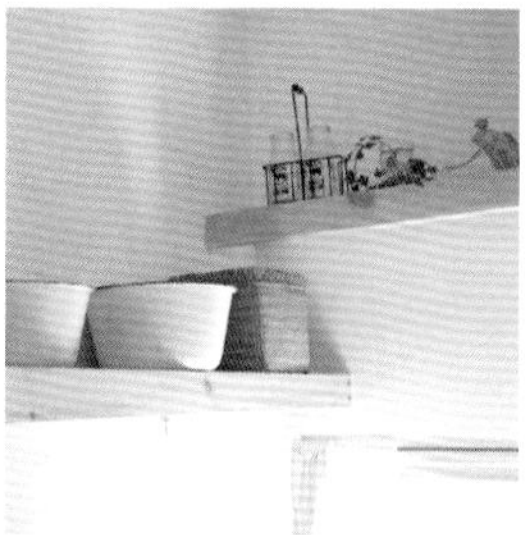

# Kitchen*

## 可以一邊看著在外面遊戲的孩子們
## 一邊做家事，是個理想的廚房

食品儲藏室中充分利用了開放式層架，收納的東西都能一目瞭然，相當的便利

Tile
選擇「INAX」簡單的方型瓷磚

Sink
在「建材市場」挑選的韓國廠牌水槽

Cock
美國的衛浴設備廠商「KOHLER」的產品

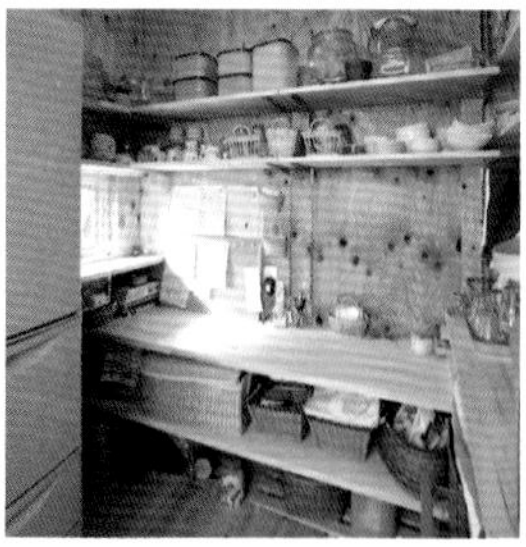

# Living*

從二樓到戶外的露台，
整個家都是孩子們的遊樂場
可以盡情地到處跑來跑去玩耍

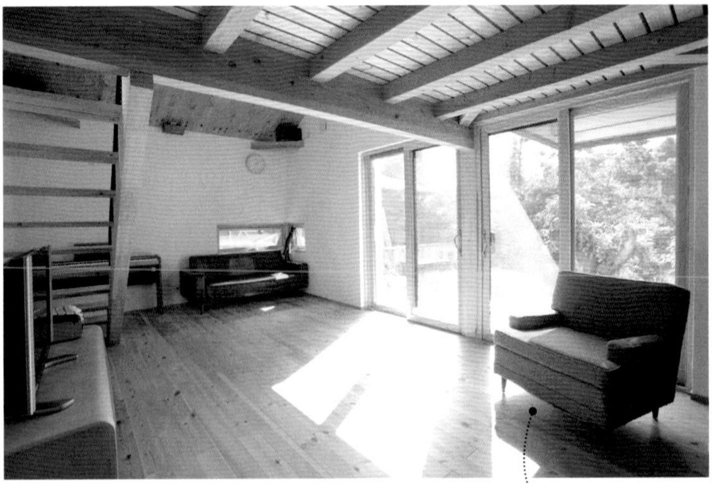

先決定了沙發的放置地點，然後配合著椅背的高度來裝設採光的窗戶。

1P Sofa
美國古董家具店內找到的沙發

3P Sofa
郵購買到的沙發

Light
在古董舊物店「Old Friend」店中找到的古董貨

裝在工作空間的古董玻璃燈罩，是特別挑選的。

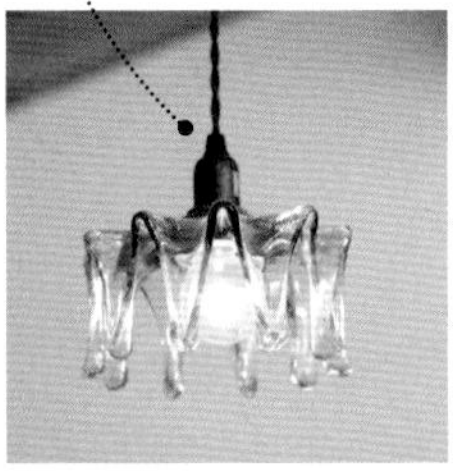

一直想使用在某處的法國製方格玻璃，最後鑲在桌子前面的小窗戶上。

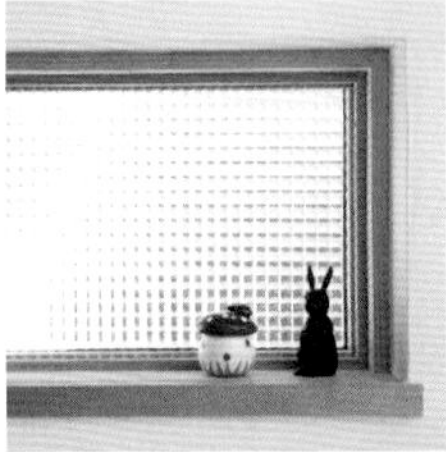

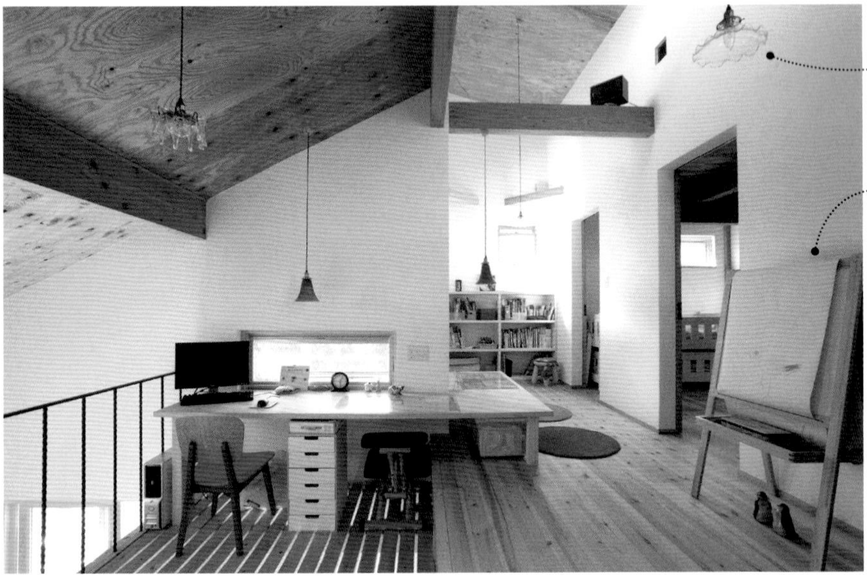

Light
購自古董舊物店「Old Friend」

White Board
「IKEA」的產品，可以盡情在上面塗鴉！

利用地板的高低差，設計了使用椅子的區域以及坐在地板上的區域。

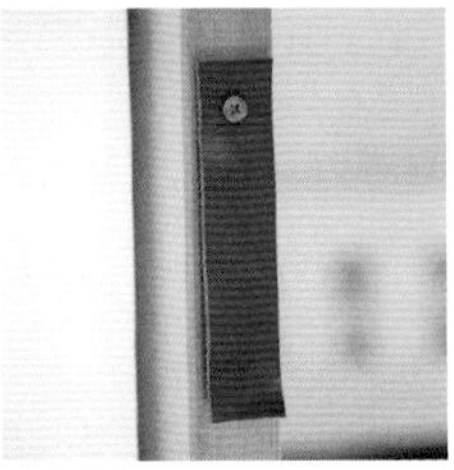

在門的側面釘上皮革來取代門把。是建築師宮地先生手工製作的。

# Work space*

設計隔間的基本概念是
只有睡覺的時候回到「自己的家」

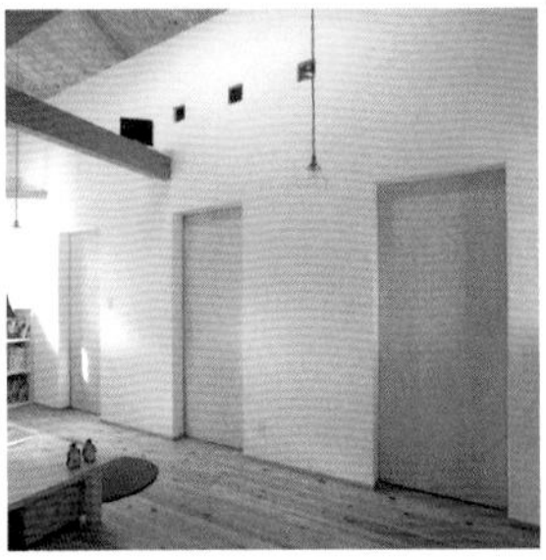

進入兒童房的房門有三個。三片拉門都設計成可以完全收納到牆壁的內側。

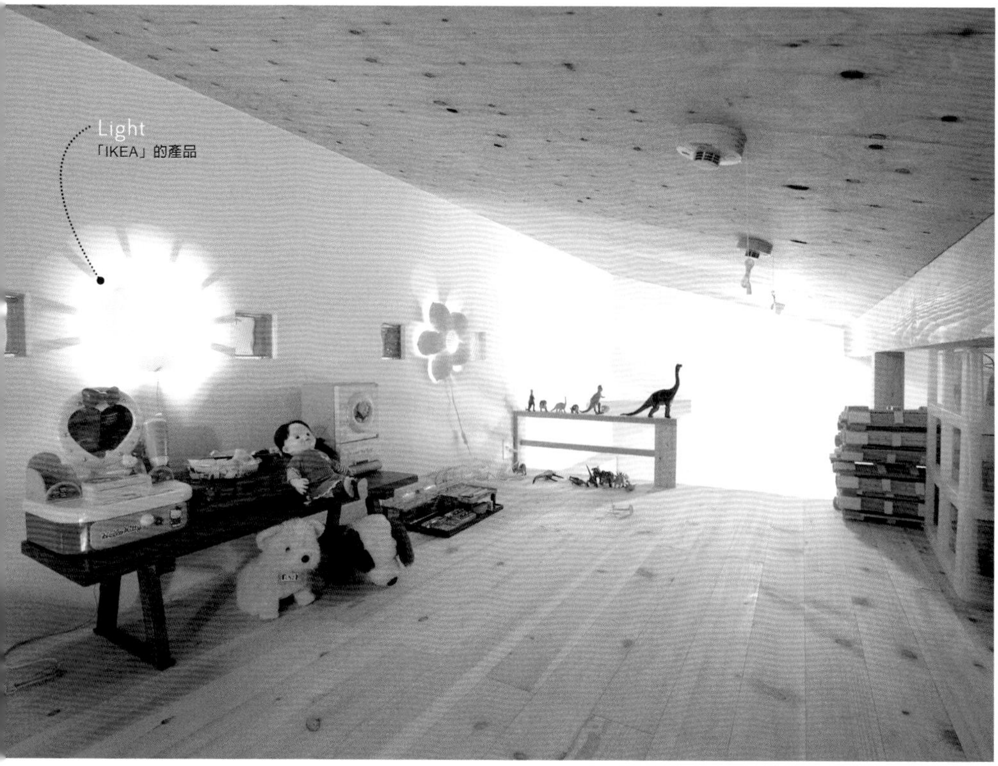


二樓的兒童房現在是一大房的型態，為了將來可以分成三個房間，先設計了三個並列的房門。「只看這裡的話感覺像公寓，對吧？白天全家人在LD或工作室度過，然後夜裡就各自回到自己的家，我醞釀了很久這樣的畫面」。為了讓這裡看起來像集合式住宅，負責設計的建築師宮地亘先生在房門上也下了不少工夫。「掛上名牌就變得更像公寓了呢。（笑）」

# Kids room*

## 對於將來的變化也能夠應對自如 裡頭有閣樓的快樂空間

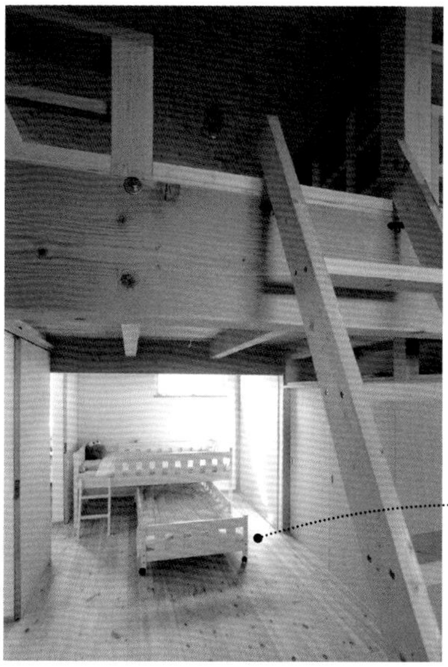


在閣樓的下方如果立起兩面牆，中間就變成臥房，兩邊則做為孩子們的房間。

## file 3 ..... 德永家的 POINT

這個家
### 最用心規劃的地方

◆ 規劃成隔間不多的開放式空間這點。一、二樓經由挑高空間相連而感覺相當開闊。唯一封閉的是臥房＋兒童房，在孩子長大以前先維持一大房的格局。為了將來可以分割成三個房間，入口的房門預先設置了三個。

這個家
### 最喜歡的地方

◆ 氣氛悠閒輕鬆的一樓起居室與二樓的工作室。由於沒有隔間之類的限制，可以自由自在的改變家具的布置，還能按照喜歡的氣氛來擺放。在選擇新家具時也有好處，因為擺設的場所沒有限定，可供挑選的品項更多。

### house data

| | |
|---|---|
| 家庭成員 | 夫妻＋小孩兩人 |
| 土地面積 | 272.82m²（82.53坪） |
| 建築面積 | 63.34m²（19.16坪） |
| 總樓地板面積 | 98.53m²（29.80坪）<br>1F54.65m²＋2F43.88m² |
| 本體工程費 | 1900萬日元（含設計監工費、消費稅） |
| 3.3m²單價 | 約64萬日元 |
| 構造・工法 | 木造兩層樓（梁柱架構式工法） |
| 設計 | 宮地亘設計事務所（宮地亘）<br>Tel 043-242-8841<br>「OUCHIYA」<br>web.mac.com/ouchiya |

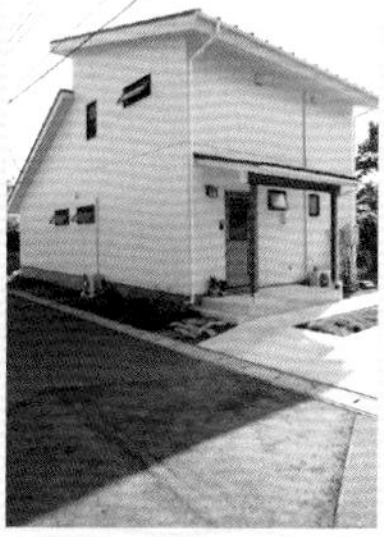

# 包圍在松木的溫潤質感之中
# 帶一點雅致的
# 美式鄉村風住宅

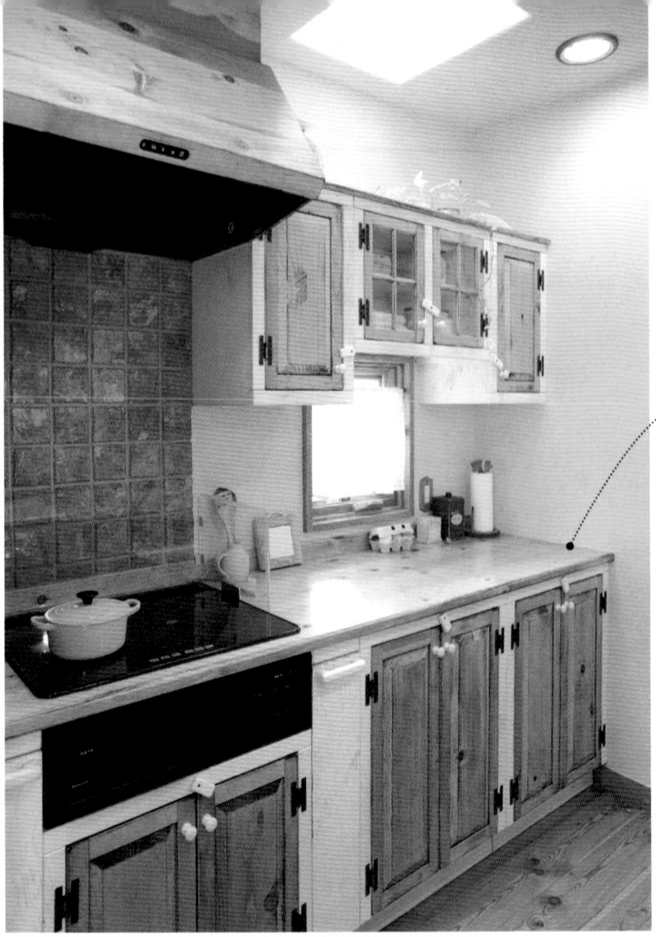

Kitchen
由鄉村家具店「enfant」設計、施工的訂製品

收納櫃的門用的是松木。從天窗灑下來的光線，將廚房的流理台照得很明亮

可愛的房子

……file 4

靜岡縣
## 松山家

浩之先生、宏美女士夫妻倆建造房子的地點，就位在宏美女士娘家的土地內。每天可以很輕鬆地往來探望雙親。

## Dining Kitchen*

連廚房也很要求
自然風的木頭質感
是特別向原木家具店訂製的

簡直就像繪本的插圖一樣，松山家有著引人注目的可愛外觀。無垢材大門與素燒的屋瓦、鍛鐵的扶手欄杆等等，這些地方都散發出質樸的溫暖感覺。

宏美女士表示：「由於預算有限，無法蓋出大面積的房子。既然如此，便想蓋出一個小巧，但集結

### house plan

在一樓設置了一大房型式的LDK、二樓則分成兩個房間，這樣的隔間設計是參考以前所住過的連棟式透天住宅。要與娘家的主屋來往的時候，為了避免還要從玄關出去，再繞半圈回來的麻煩，因此特別在廚房設置了一個出入口，這也是設計的重點。

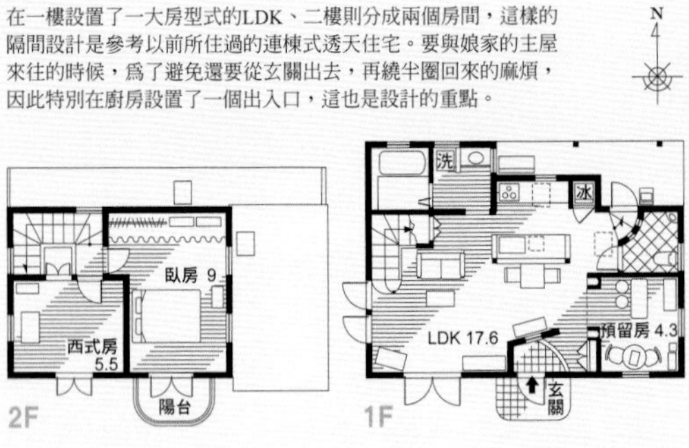

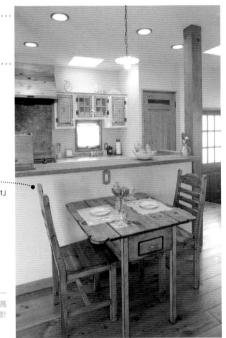

Table & Chair
選購自鄉村家具店「enfant」

為了讓餐桌這邊看不見另一邊的洗碗槽，流理台前的高度是經過特別考慮而設計的。

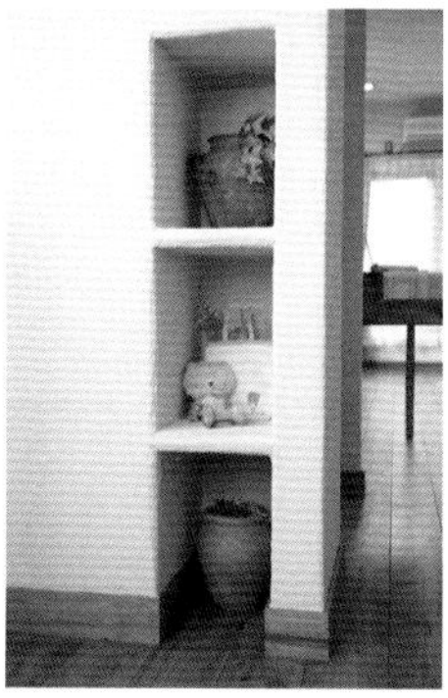

牆壁的厚度也沒有浪費，把凹進去的部分當成壁龕來活用，將喜歡的雜貨裝飾於其中。

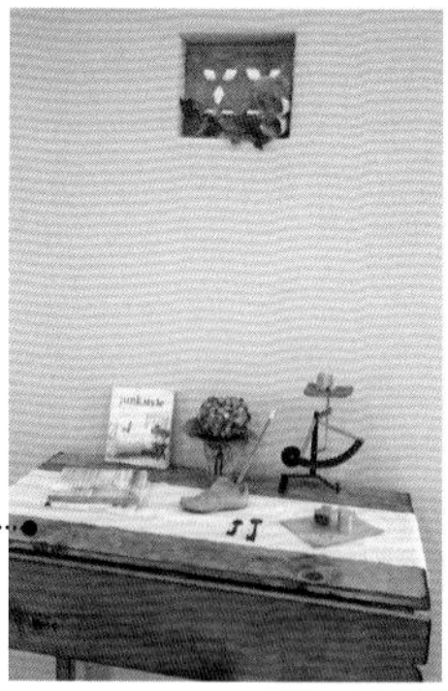

Table
選購自鄉村家具店「enfant」

蝴蝶桌靠著牆壁，當作壁桌來運用。在上面裝飾些古董小物。

在窗邊放置圓桌與椅子，打造出可放鬆休憩的小角落。

Cupboard,
Counter,
Table & Chair
這些項目都是統一在鄉村家具店「enfant」選購的

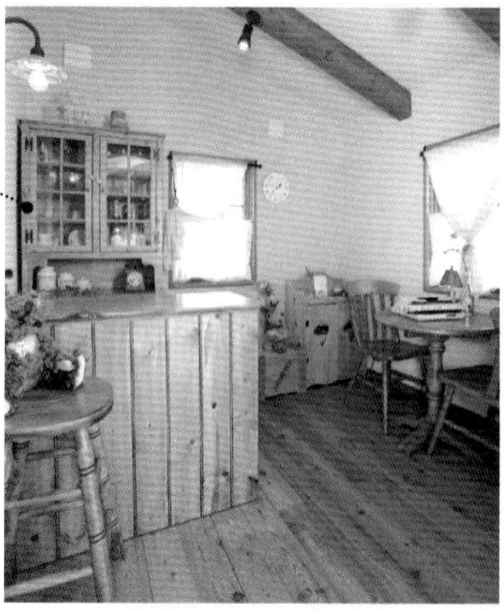

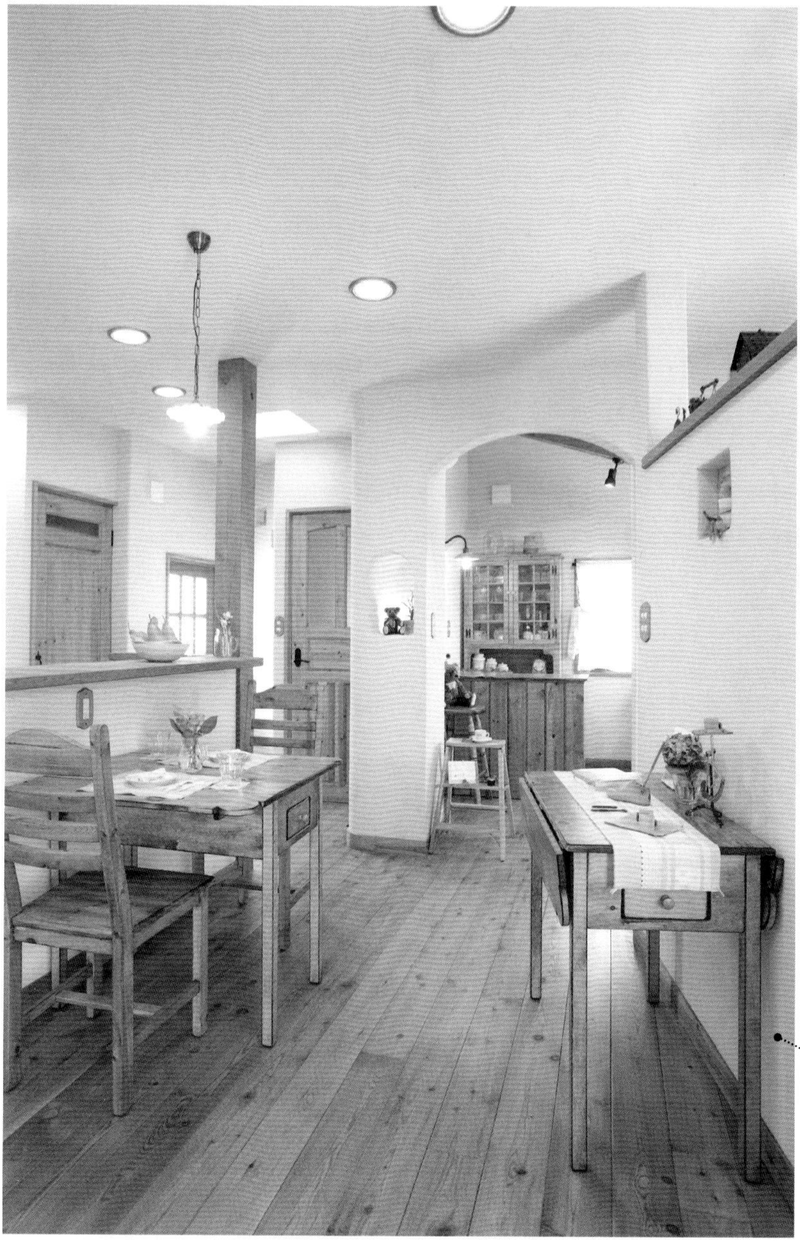

在餐廳的最深處是第二個起居室。它圓弧型的拱門入口令人喜愛。

Wall
表面塗上了珪藻土

Floor
在松木無垢材上塗漆

# second Living*

## 與餐廳相連的另一個起居室可以彈性使用

了自己所喜歡風格的房子」。松山太太原本就很喜歡雜貨和家具，也有在家具店工作的經驗，這些都反映在新居中許多講究的布置上面。

為了讓鄉村風格不會變得太孩子氣，一來選用不會太亮的地板顏色，二來選用古董懷舊風的雜貨做裝飾，點到為止就好。從廚房開始，屋內的家具幾乎都是選用宏美女士之前工作過的「enfant」的商品。活用了松木無垢材的設計，與採用自然素材施工修飾的室內相得益彰。

Light
設計、施工此屋的「Nukumori工房」原創產品

Curtain
松田太太的母親手工製作

Cabinet
收納家具也是選購自「enfant」

Sofa
義大利的家具製造商「Natuzzi」的產品

Table
選購自鄉村家具店「enfant」

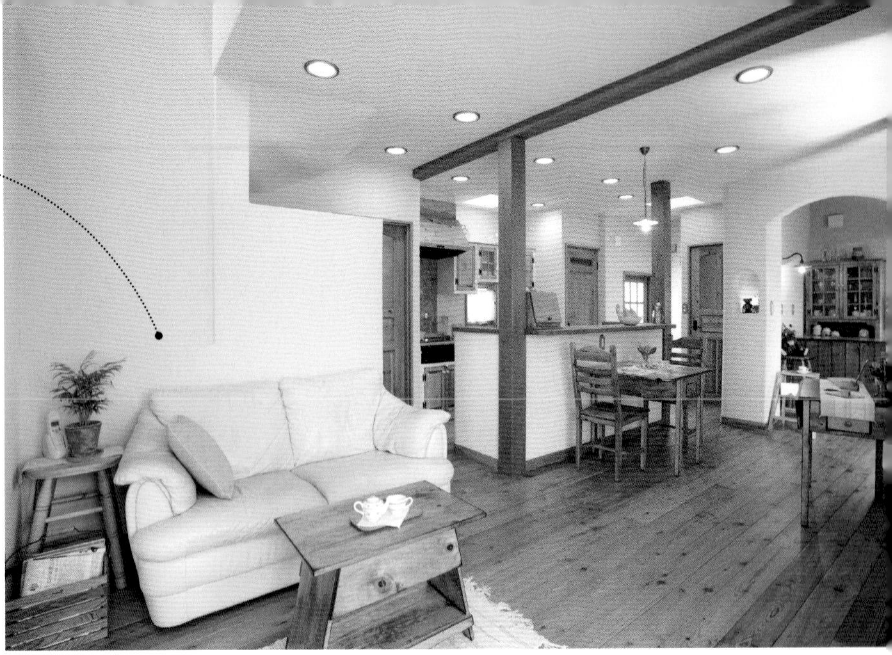

家中感到最舒服的地方就是這裡了。坐在沙發上就能充分享受開放的空間感。

# Living*

日光室氣氛的餐廳與庭院的格子花架
有太陽作伴的自然生活

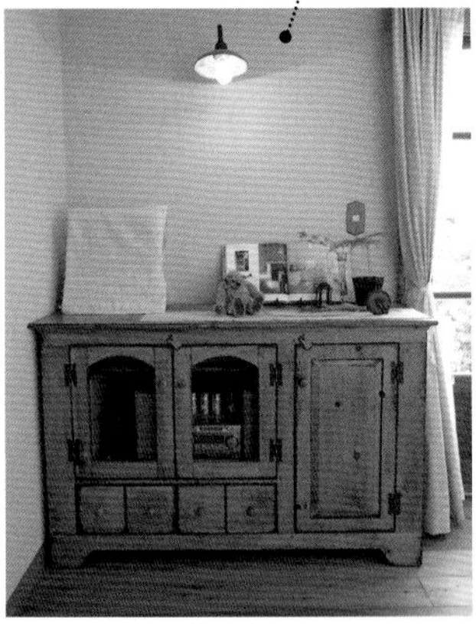

將很喜愛的櫃子安排在沙發的正對面＝起居室的特等席。

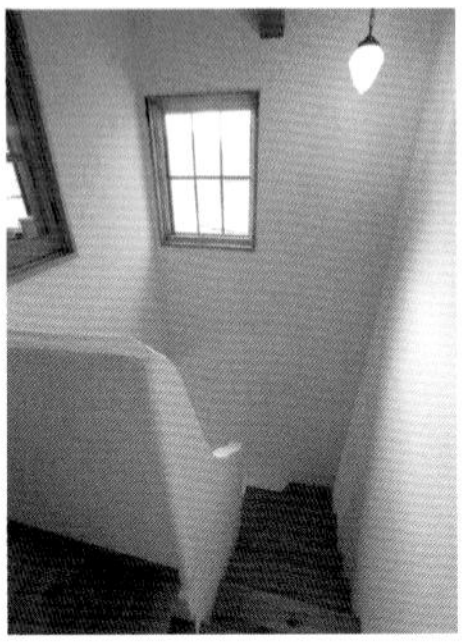

樓梯周圍的牆面也有粉刷。柔和的曲線是工匠師傅細心地用雙手完成的。

沒有使用床的框架，而是將床墊直接放在地板上，看起來天花板就會比較高。

Curtain
在「無印良品」選購的簡單款式

Door
對開式的門窗是設計、施工此屋的「Nukumori工房」原創產品

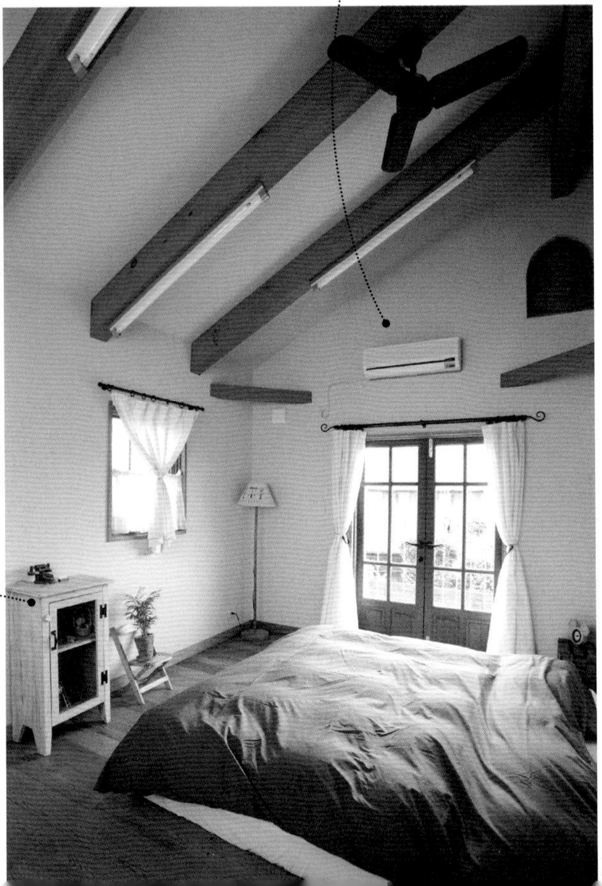

# Bed room*

躺在床上的時候
就像置身於山上的小屋那樣，感覺好舒服！

Shelf & Floor stand
選購自鄉村家具店「enfant」

Bed
「France Bed」的產品

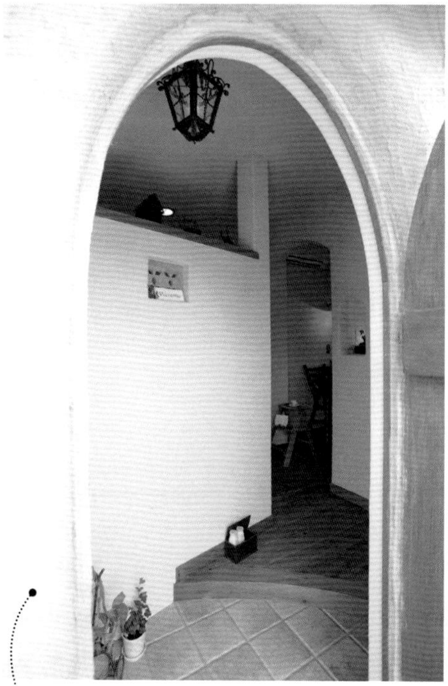

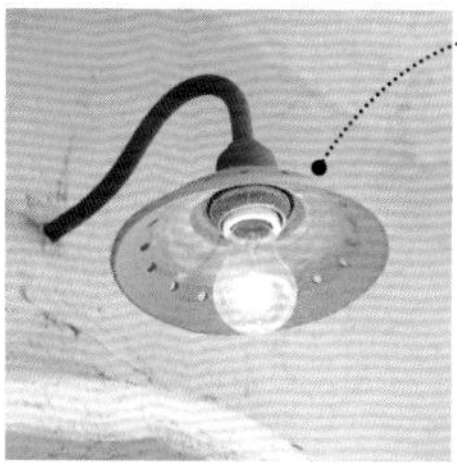

Light
設計、施工此屋的「Nukumori工房」原創產品

# Entrance*

玄關大門的上方，裝設了厚實的陶製燈罩

## 建築業者原創設計的門扉及燈罩 讓玄關變成雖然小，卻令人喜歡的空間

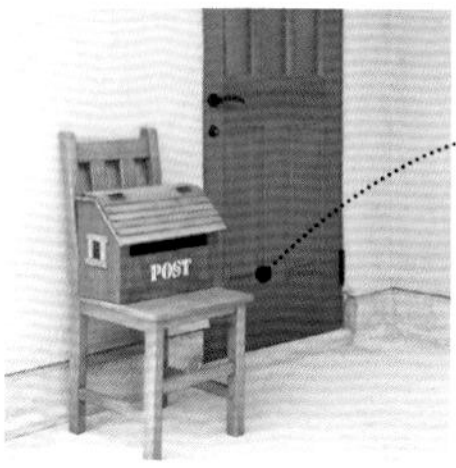


Chair
選購自鄉村家具店「enfant」

靠娘家那側設置了通往廚房的後門。信件或報紙可以投進椅子上的信箱裡

Wall
牆壁表面以砂灰漿抹紋修飾

Tile
帶著自然魅力的紅土陶磚

壓縮了玄關門廳的面積，確保了足夠的LDK空間

Mirror
鄉村家具店「enfant」的產品

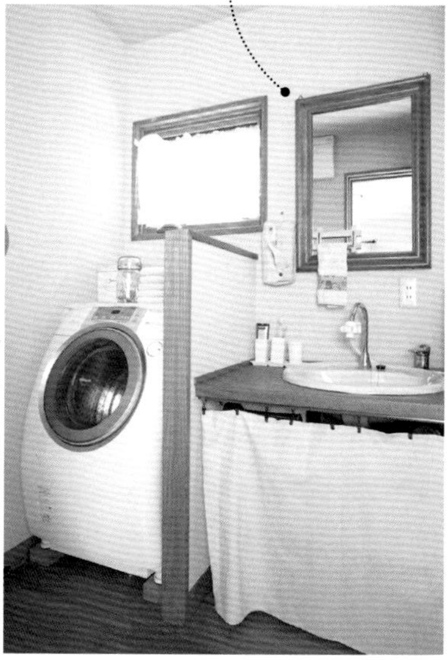

# Sanitary*

## 為了避免冷冰冰的氣氛 在室內設計上也很重視 衛浴空間的溫馨感覺

洗手台下方採開放式設計而降低了成本。以手工縫製的布簾來遮擋裡面的東西

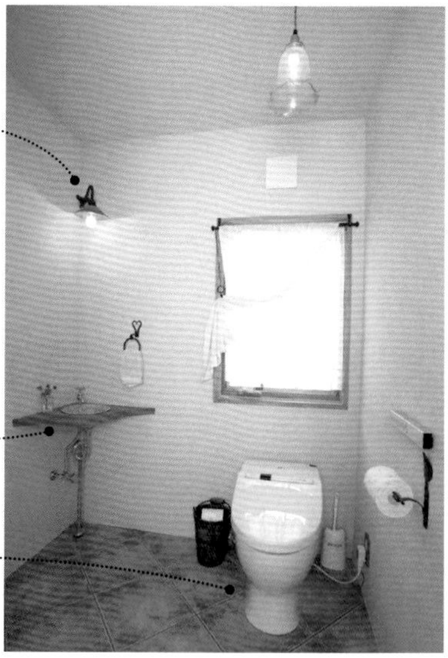

Light
設計、施工此屋的「Nukumori工房」原創產品

廁所面積刻意做的很寬敞。樸素的雜貨妝點出令人放鬆的氛圍

Bowl
設計、施工此屋的「Nukumori工房」原創產品

Toilet
「TOTO」的產品

## file 4..... 松山家的 POINT

這個家
### 最用心規劃的地方

◆請到了憧憬的建築業者（Nukumori工房）來蓋這間房子。從雜誌上看到實例介紹就一見鍾情，於是詢問他們能否接受委託，「其他的施工單位也可以去問看看，儘管如此還是中意敝社的話也很歡迎」聽到這樣很有誠意的建議，當然毫不猶豫就決定了！

這個家
### 最喜歡的地方

◆托Nukumori工房的福，完成了比想像中還要好的房子。特別是一樓的起居室，是最喜歡的空間。放假的日子在起居室待上一整天都不會膩。
◆在心儀的鄉村家具店「enfant」的家具環繞下度過每一天，也感到很開心愜意。

### house data

| | |
|---|---|
| 家庭成員 | 夫妻 |
| 土地面積 | 182.27㎡（55.14坪） |
| 建築面積 | 58.19㎡（17.60坪） |
| 總樓地板面積 | 78.93㎡（23.87坪） 1F50.78㎡＋2F28.15㎡ |
| 構造・工法 | 木造兩層樓（梁柱架構式工法） |
| 本體工程費 | 約1800萬日元（不含屋外的建構） |
| 3.3㎡單價 | 約75萬日元 |
| 設計・施工 | 佐佐木茂良建築設計工作室（Nukumori工房） Tel 053-484-3600 www.nukumori.jp/ |

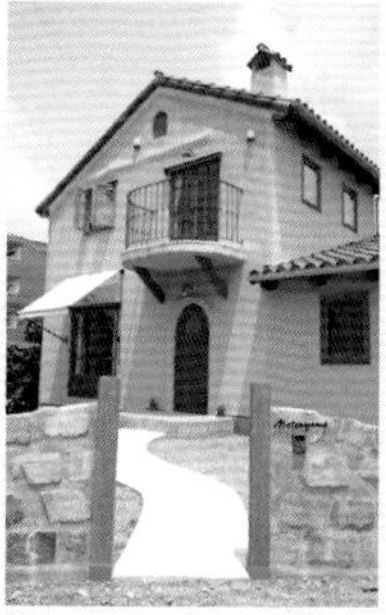

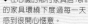

# 心中所描繪，與雜貨小物相配的房子 雖然精簡小巧，不過每個角落都讓人覺得安心

可愛的房子

file 5

**和歌山縣**

## 中村家

夫妻倆與女兒的三人家庭。為了討論蓋房子的事宜，出席洽談時兩人不知抱了多少本室內設計的雜誌。

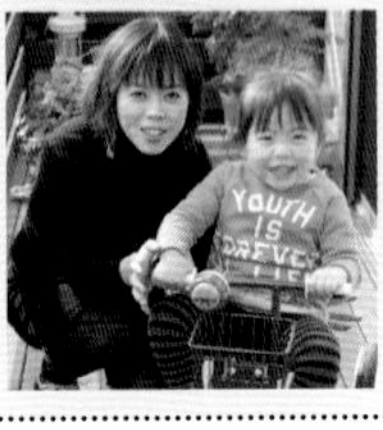

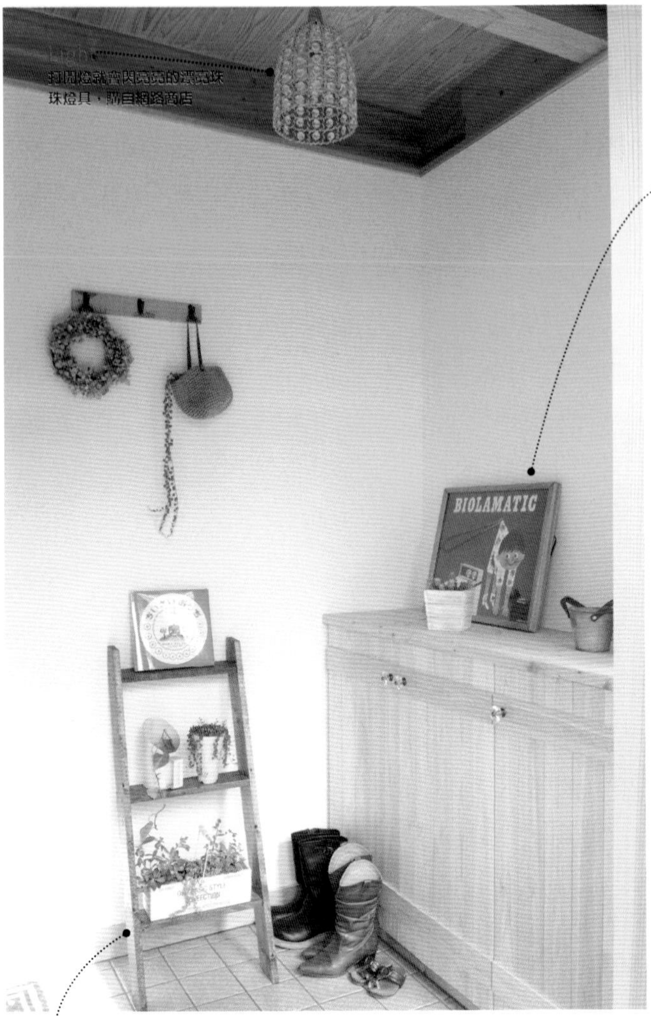

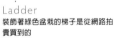

Light

打開燈就會閃亮亮的漂亮珠珠燈具，購自網路商店

鞋櫃設計成不會有壓迫感的及腰高度，並且利用台面做為展示的空間。

Poster

「Herve Morvan」的插畫海報，是在網路商店裡找到的

Shoes box

「Kinoheso工房」原創設計的鞋櫃，使用松木材製作

Knob

鞋櫃的門把選購自和歌山縣田邊市一間鄉村雜貨店「Essence」

Ladder

裝飾著綠色盆栽的梯子是從網路拍賣買到的

# Entrance*

## 迎接客人到來的玄關 用雜貨及綠色盆栽裝飾得清爽大方

中村太太一直嚮往可以像達人Chiharu小姐一樣，住在巧妙混搭普普風雜貨及二手家具的房子裡。關於房子的建造該向誰委託，中村太太一開始根本沒有什麼概念，後來發現附近有間建設公司似乎能夠實現長久以來的願望。建設公司在控制預算等商談時，提出了總樓地板面積約30坪左右、小巧精簡的平面規劃。「房子雖然比較小，不過也確保了想要的房間，還有與LD相連的露台，對三人家庭來說足夠了。另外也有可擺放雜貨的開放式層架，光看到粗略的草圖就覺得好興奮。」

因為平時休閒活動就是DIY，在新居裡到處都有手作的雜貨。「每天待在家裡也很開心！」

Door

看起來像木製品，其實是鋁製的大門，「TOSTEM」的產品

建設公司推薦的鋁製大門，幾乎不需要保養維護。

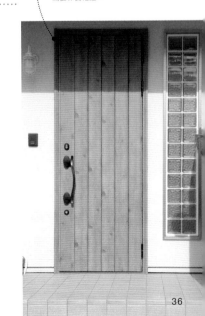

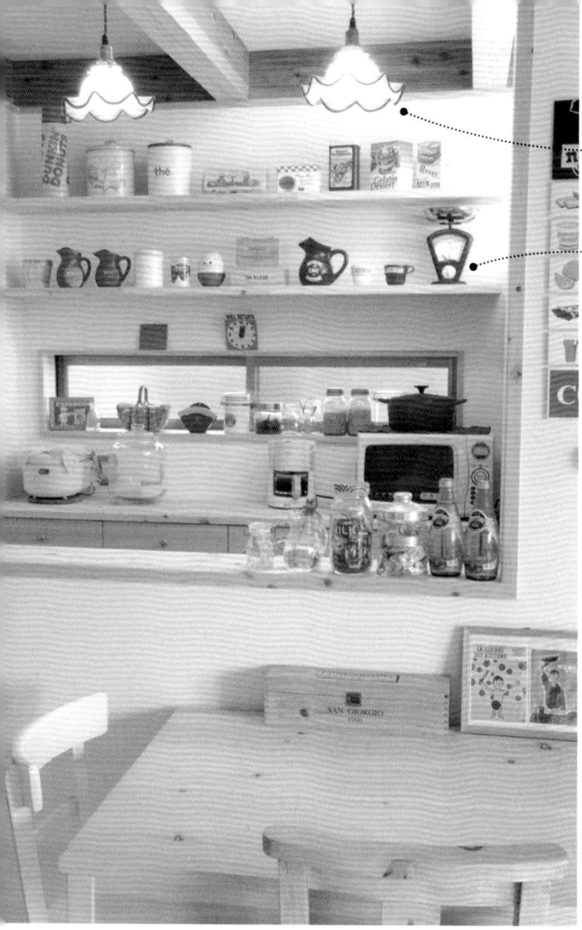

Light
玻璃製的燈罩購自網路商店

Open shelf
水壺及廣告促銷贈品是在「Essence」自然鄉村雜貨店內購得

很想享受用雜貨裝飾家居的樂趣，因此一開始就要求設置開放式的層架。

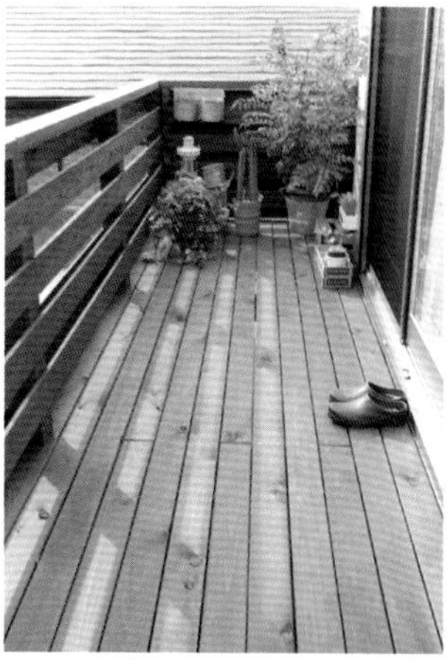

因為房子的前面就是道路，所以讓女兒在寬闊的露台上玩耍，也可以在上面騎三輪車

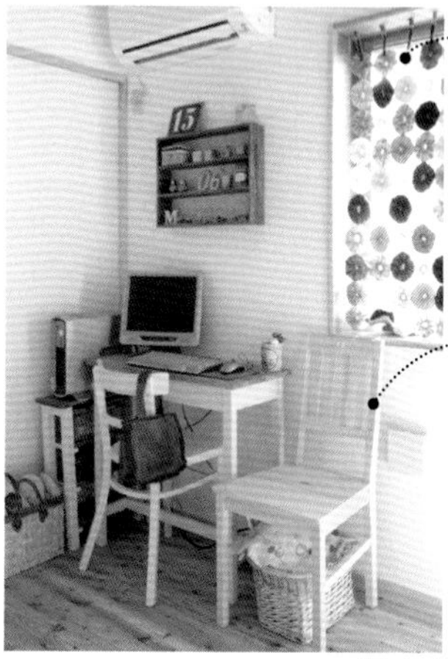

Quilt
使用了多款色彩鮮豔的布，手作的YOYO拼布。

Desk
經由網路拍賣而到手的手工製木頭桌子

Chair
之前住家當餐桌椅子來使用的「Unico」的椅子

家人共同使用的電腦，放在起居室的一角。窗戶前掛著的窗簾是中村太太的手工作品。

# Dining*

## 松木材質的餐桌與教堂椅是餐廳的主角

中村太太很喜歡有鄉下農家氣氛的粗大木梁，現在經常使用喜愛的家具與雜貨來布置家中

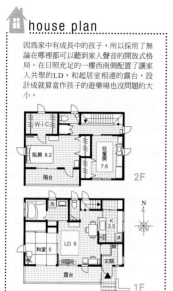

### house plan

因爲家中有成長中的孩子，所以採用了無論在哪裡都可以聽到家人聲音的開放式格局。在日照充足的一樓西南側配置了讓家人共聚的LD，和起居室相連的露台，設計成就算當作孩子的遊樂場也沒問題的大小。

Shelf
經由網路拍賣而到手的手工製開放式壁架

Table
在附近的家庭用品大賣場買到的松木製餐桌

Chair
在自然鄉村雜貨店「Essence」發現的教會椅

Cabinet
將之前住家使用的「無印良品」櫥櫃重新改造

Floor
經由「Kinoheso工房」安排，地板使用落葉松無垢材

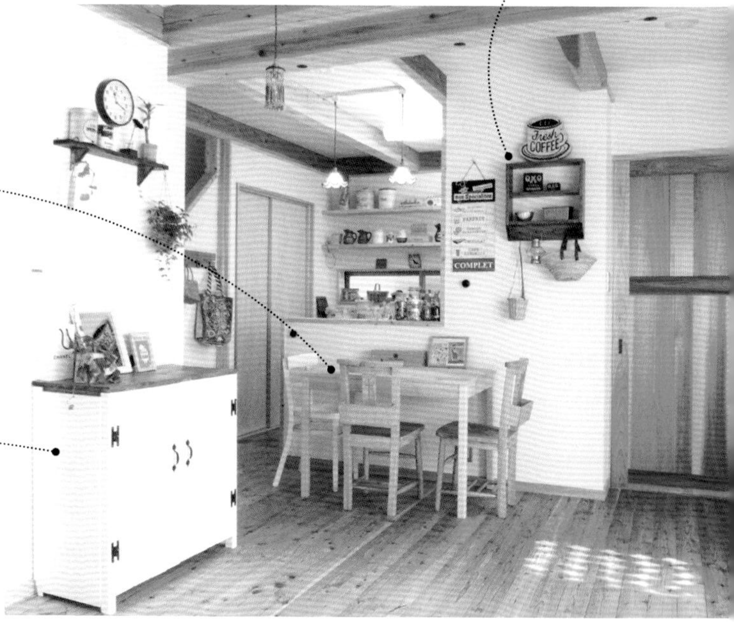

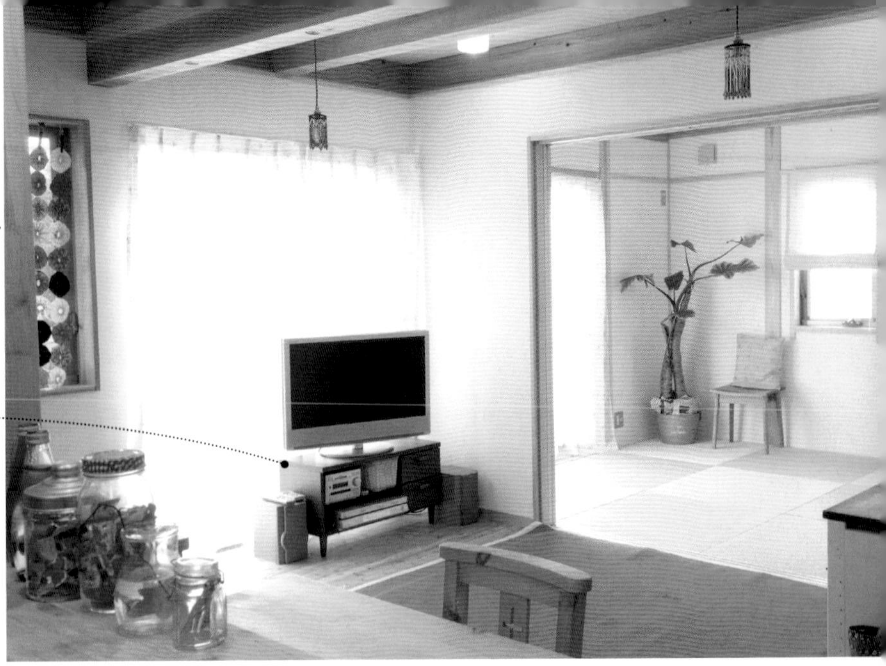

# Living*

將和室的拉門全拉開來
平常的時候讓兩間相連
顯得更寬敞

TV Board
在郵購型錄裡發現而購入。喜歡它簡潔的設計風格。

不擺設沙發，讓和室空間更開闊。暖和的季節時將地毯拿掉，享受沒有塗漆的無垢材地板的感覺。

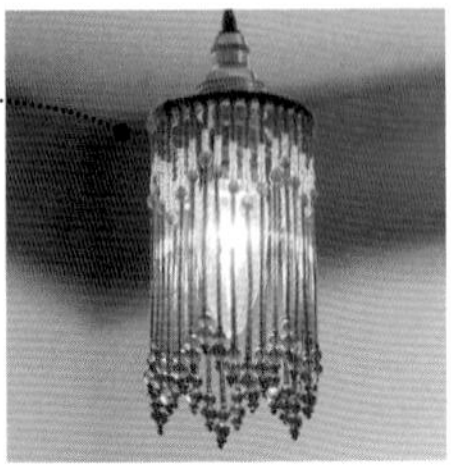

Light
網路商店「aura lumino」的串珠燈

# Sanitary*

紅陶花磚圖案的
塑膠地板貼皮
不但耐水，價位也平易近人

Shelf
喜歡它的中古貨風格，在網路拍賣中購得

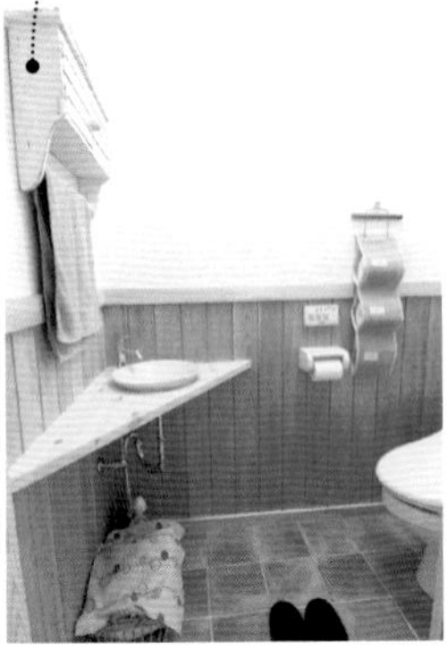

將洗手台設置在角落，有效地利用了空間。

Sink
「TOTO」實驗室用水槽，因為很大，使用起來很方便

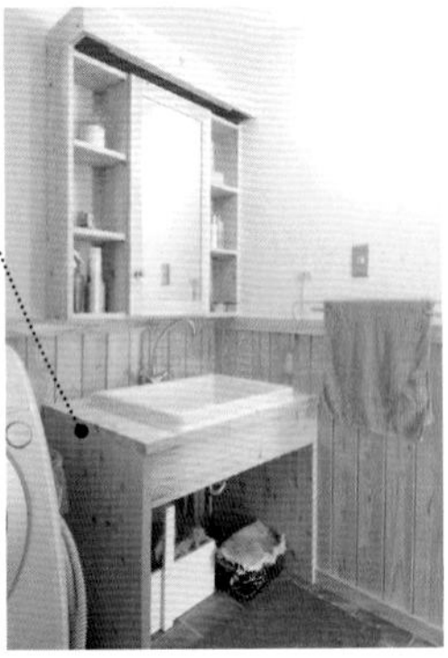

浴室旁的洗手台用的是檜木，腰壁板選擇的是杉木板，打造出溫馨的空間。

Light
在網路商店「Life Room」買到的吊燈

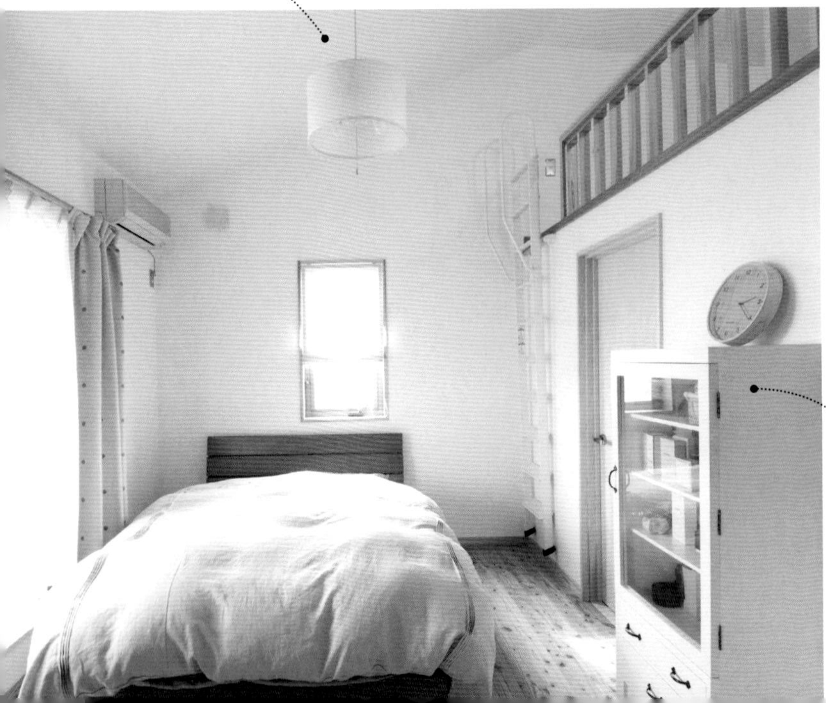

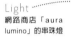

# Bed room*

有斜頂天花板的房間
除了散發著沉靜的氣氛
也有讓空間變寬的視覺效果

在可進出的衣物收納間上面設置閣樓，當成收納空間來活用。

Cabinet
在網路商店買的喜歡的櫃子，用來陳列裝飾品

Bed
因為「Unico」的設計簡單，從以前就是它的愛用者

# Kids room*

## 親手製作玩家家酒的小廚房
## 期盼女兒可以珍惜地一直使用

Stained glass
一直夢想在孩子的房間門上鑲上這片玻璃。購自網路商店

Toy / mini kitchen
從DIY家用品大賣場購入木材，然後在上面粉刷上漆

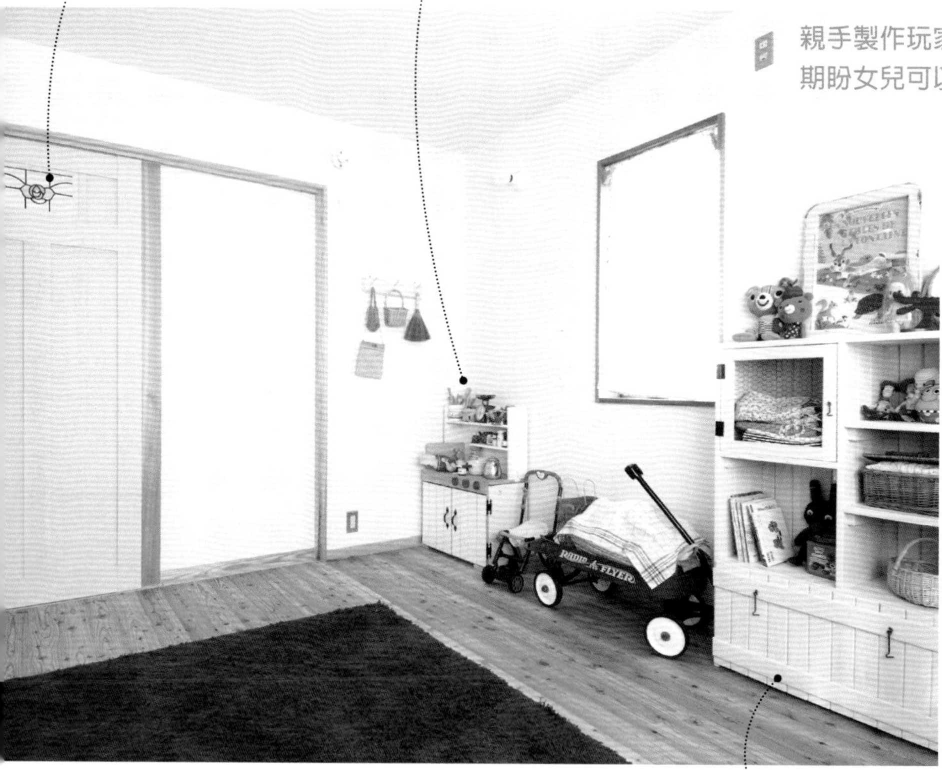


玩具和家具都選用不會傷害小孩手部肌膚的木製品。

Cabinet
購自網路拍賣。用可愛的繪本及雜貨來裝飾

因為小孩子的衣服長度短，在衣櫥下半部放進收納櫃就可以有效利用空間。

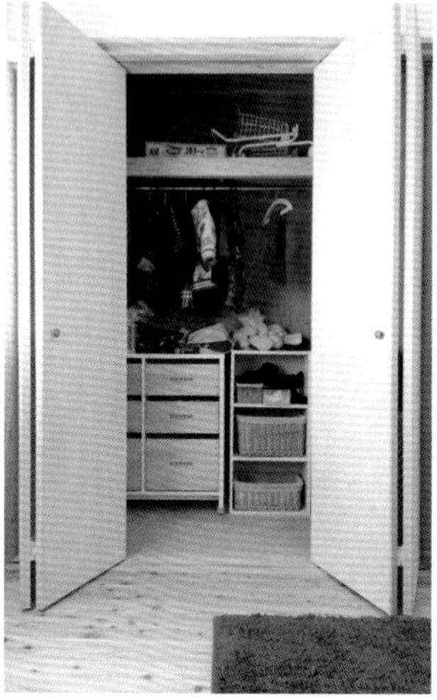

file 5.....
中村家的
POINT

這個家
**最用心規劃的地方**

◆ 從玄關到LD之間的室內門，因為採用了拉門，所以可以很輕鬆的換氣通風。在炎夏時如果拉開室內門及玄關的大門就會很涼快。
◆ 為了讓和室與LD能夠連成一體，將和室的拉門做成可以全部收進去的款式。
◆ 設計在走廊的書櫃。因為有了這個櫃子，每次經過走廊都很開心。

這個家
**最喜歡的地方**

◆ 和室的榻榻米採用和紙做的榻榻米，壁紙也是採用和紙。簡約風的設計不會過度強調日本味。
◆ 廚房的開放式層架。可以把收藏至今的廚房雜貨拿來裝飾，覺得相當開心。

house data

| | |
|---|---|
| 家庭成員 | 夫妻＋小孩一人 |
| 土地面積 | 140.53m²（42.51坪） |
| 建築面積 | 49.25m²（14.90坪） |
| 總樓地板面積 | 93.94m²（28.42坪）<br>1F49.25m²＋2F44.69m² |
| 構造・工法 | 木造兩層樓（梁柱架構式工法） |
| 本體工程費 | 1640萬日元 |
| 3.3m²單價 | 約58萬日元 |
| 設計・施工 | Kinoheso工房（股）西峰工務店<br>Tel 0120-423-022<br>www.nisimine.com |

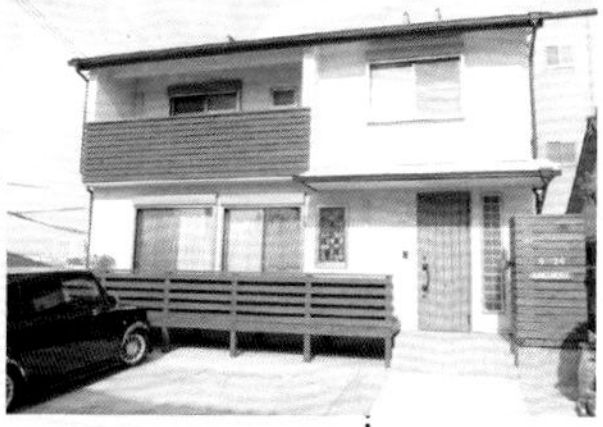

樓梯旁的牆邊設置櫃子，當成明信片或玩具的展示架。

Shelf
古董貨的裝飾小櫃，也是來自網路拍賣

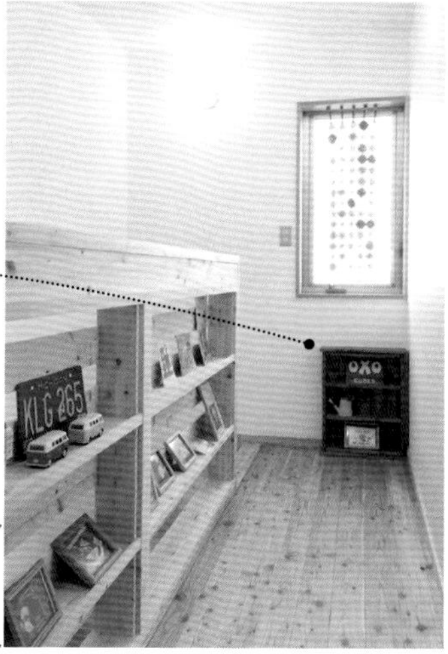


# 2F Hall*

## 當成展覽藝廊
## 來使用的走廊通道
## 孩子也十分喜歡這裡

# Entrance*

與鞋子收納間相連在一起的
玄關看起來好清爽！

## 以全家和樂融融地生活
## 為目標所打造的
## 「就像海螺小姐那樣的家」*譯註

*譯註：「海螺小姐」為日本受歡迎的國民動畫。

可愛的房子

file 6

神奈川縣
### 今井家

長男大地（4個月大）是在這個房子完成兩周前出生的。今井太太為了打造住家全力以赴，一直奮鬥到生產前。

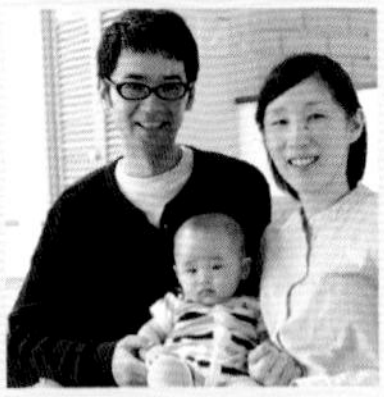

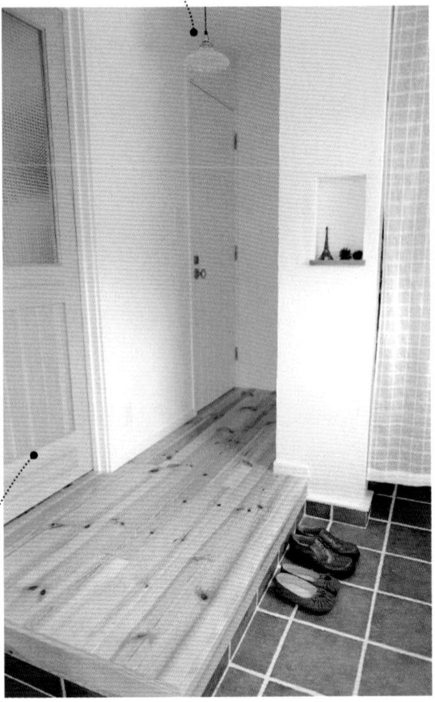

Light
古董家具雜貨店「Re：come across」的商品，購自網路

Door
負責設計、施工的「P's supply」的原創產品

Tile
「名古屋MOSAIC」的產品，經由「P's supply」購入

布簾的裡面就是可進出的鞋子收納間。外緣磁磚地設計成L型，讓脫鞋的空間變寬了。

今井先生找到的這塊土地，是變形的三角形建地。面積約30坪左右，雖然不怎麼寬大，但是它的採光及視野良好，因而決定買下。今井太太說：「其實原本就對大面積的房子不感興趣。心裡所描繪家的樣子，是像『海螺小姐』的片尾那樣，海螺小姐一家人陸續進入的三角形屋頂房子。在小巧整潔的房子裡，與家人和睦地生活就是我的理想。」

基本的格局是夫妻倆一起思考規劃的。一樓以廚房為中心，設計成一整間的LDK，挑高部份與二樓相連接。「僅管LDK跟房間面積都不大，但因為有開放感所以並不覺得狹小。不管在房子的何處都能感到家人的氣息，這點比什麼都重要。因為直到完工前孩子才出生，對於今後要在這裡，以三個人的家庭展開新生活充滿了期待。」

# Dining*

小巧整潔的用餐區域
還有讓家事動線變短的優點

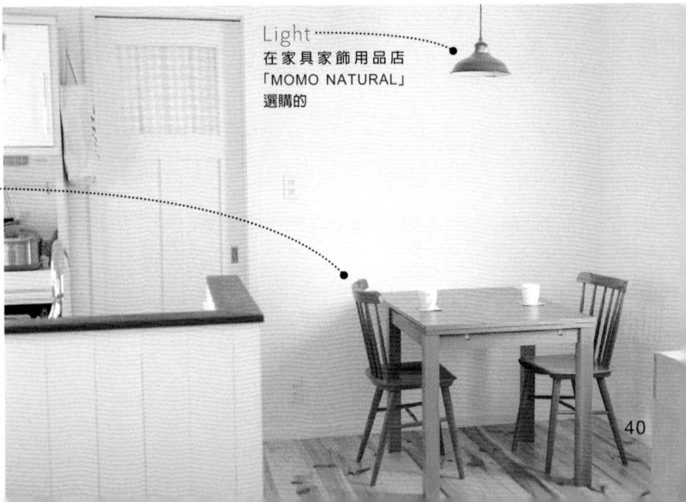

Light
在家具家飾用品店「MOMO NATURAL」選購的

Table & Chair
家具家飾店「Unico」的產品

廚房的側邊有約三塊榻榻米大的空間。因為距離廚房流理台很近，端菜時也很輕鬆。

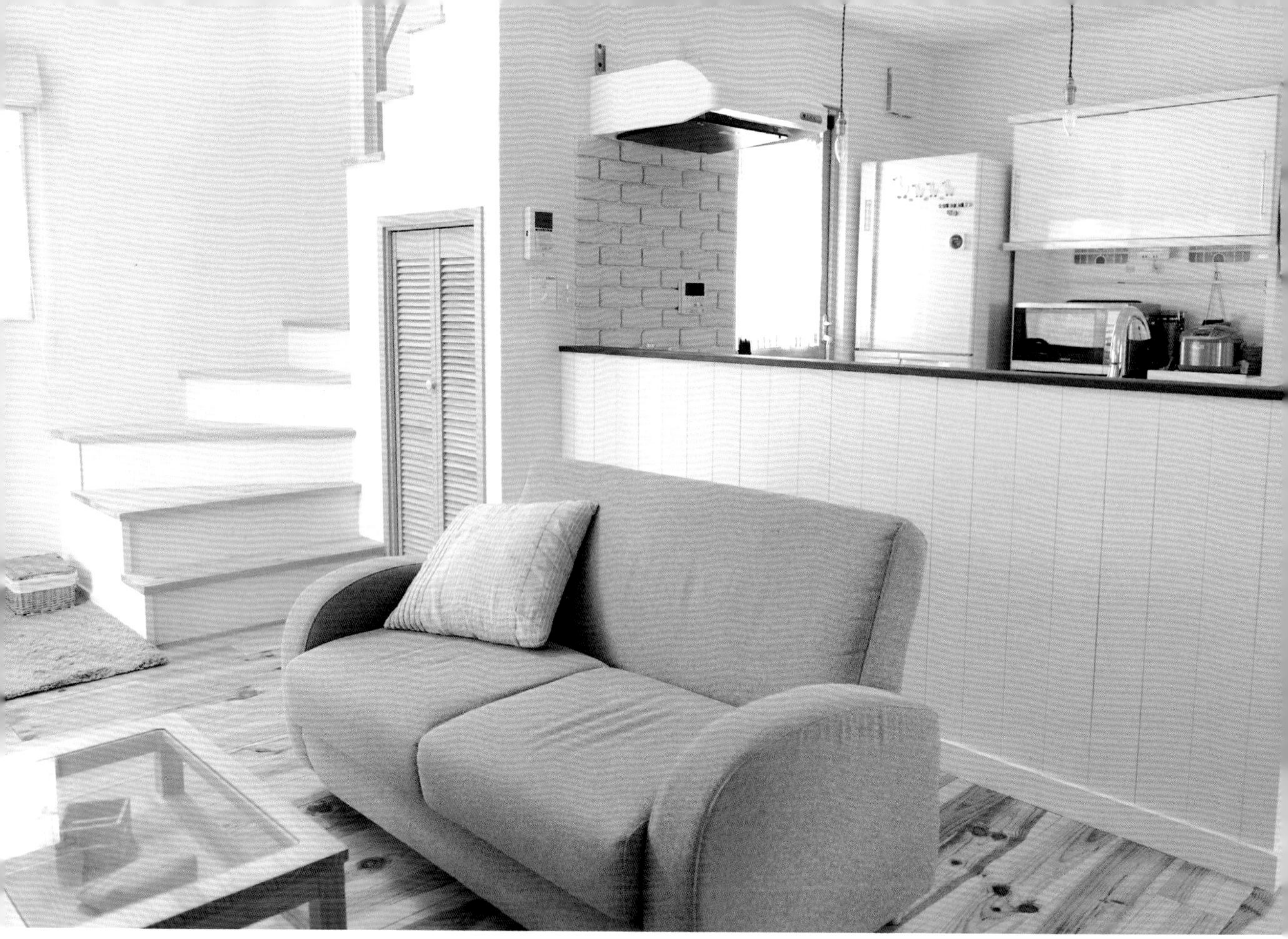

站在廚房時，起居室就在視線的前方。做家事的同時可以看到家人。

# Kitchen*

## 為了能跟起居室有融為一體的感覺
## 設計成面對起居室的開放式廚房

### house plan

將洗手間和浴室之類的衛浴設備與廚房相連。將做家事的空間統統集中在同一個地方，再加上沒有走廊，因此面積一點也沒有浪費掉。

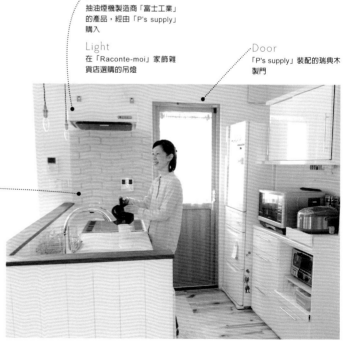

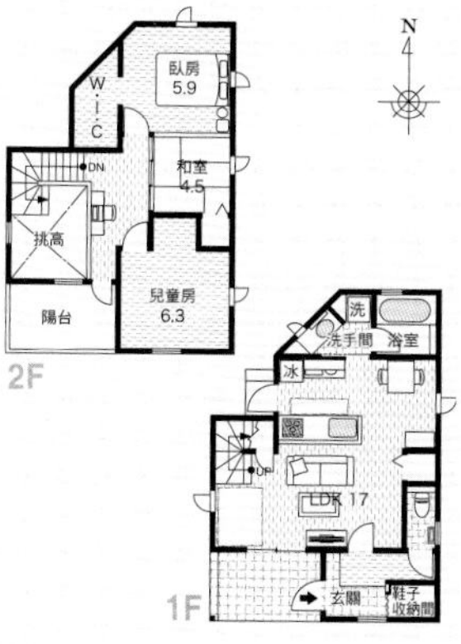


一直很想用在家裡的磚塊型磁磚，將它貼在廚房的牆面，打掃也輕鬆方便不少。

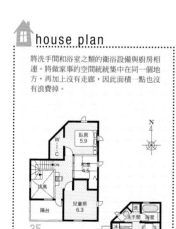

Hood
抽油煙機製造商「富士工業」的產品，經由「P's supply」購入

Light
在「Raconte-moi」家飾雜貨店選購的吊燈

Door
「P's supply」裝配的瑞典木製門

Tile
「丸鹿窯業」的磚形瓷磚，經由「P's supply」購入

Kitchen
負責設計、施工的「P's supply」製作

Cock
德國的水龍頭製造商「GROHE」的產品，從網路購入

# Work space*

規劃空間配置時特別下了功夫，
讓使用電腦的人能夠同時和一樓的家人對話

Desk
在家具家飾店「Jobim tempo」訂購的

Chair
「BRESCIA」的商品，經由「P's supply」購入

TV Board
購買自郵購型錄

Wall
自己DIY塗上珪藻土

在二樓可以多做一間房間的地方，刻意留出了挑高，開放感果然出現了！

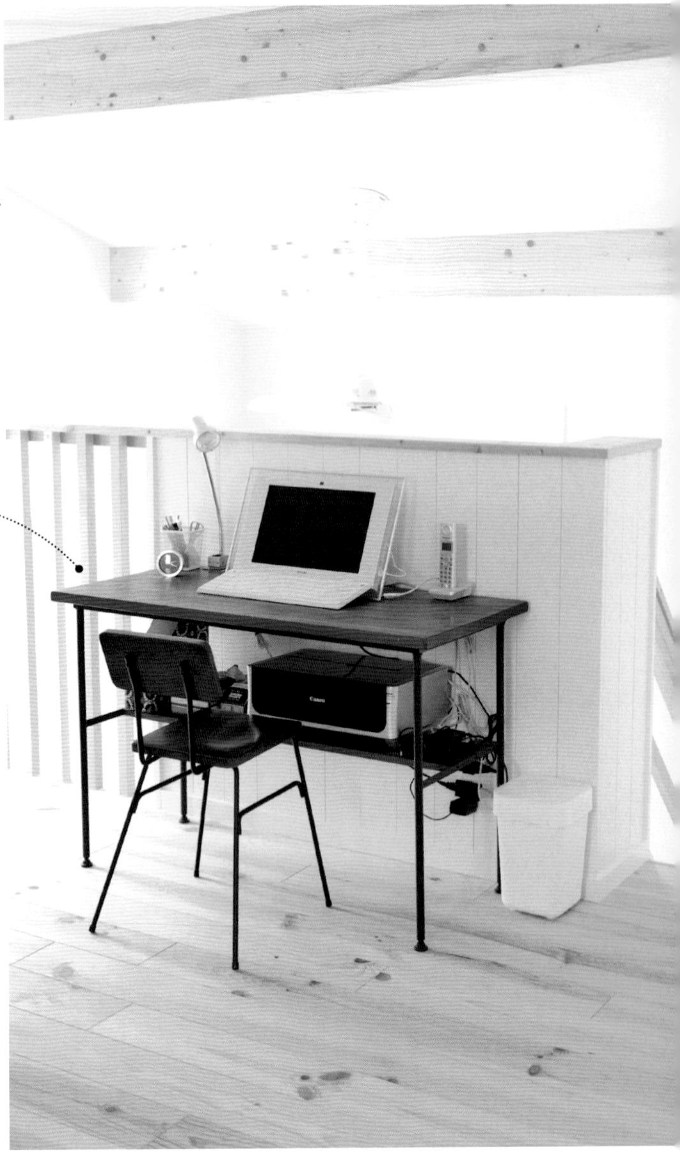

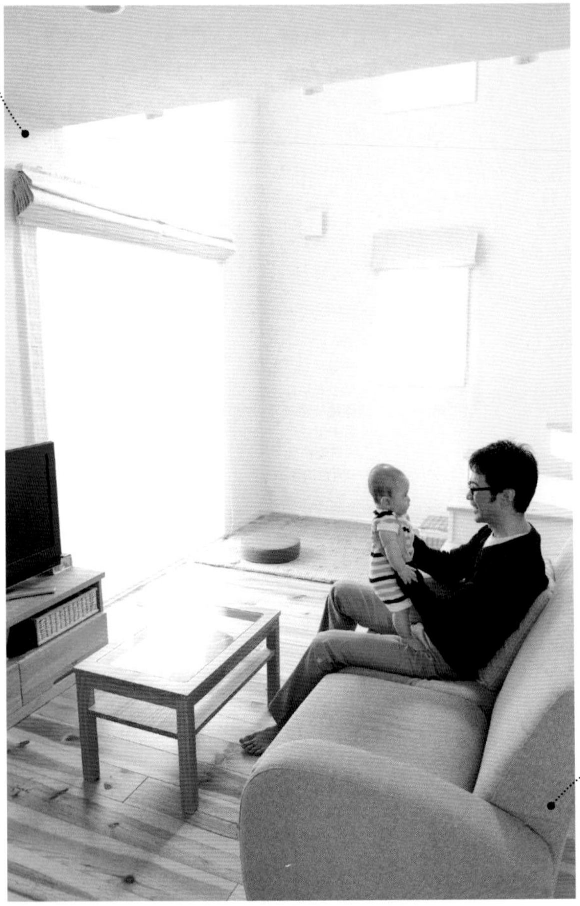

樓梯上面的走廊就是工作的空間，工作或查閱資料時也不會有被孤立的感覺。

# Living*

由於有了挑高及起居室的樓梯
一樓的氣氛也變得明亮開朗

Sofa & Table
購自「MONO NATURAL」家具家飾店

Floor
松木無垢材

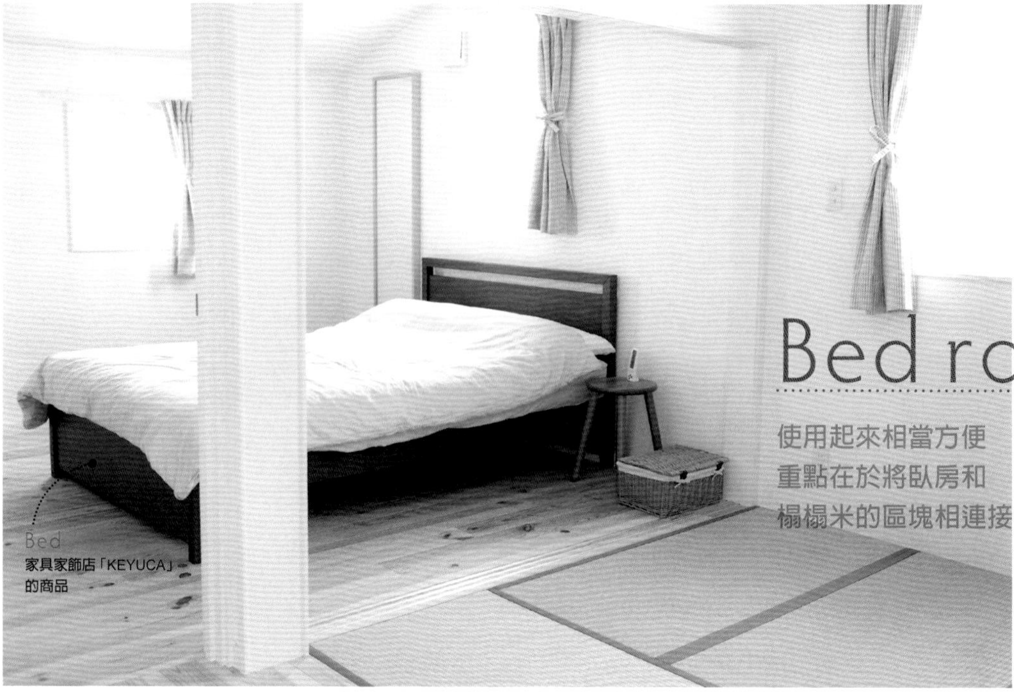

# Bed room*

## 使用起來相當方便 重點在於將臥房和榻榻米的區塊相連接

Bed
家具家飾店「KEYUCA」的商品

臥房與4.5個榻榻米大小的和室相連在一起。榻榻米很適合當作孩子睡午覺的地方。

# Sanitary*

## 統一使用簡單的白色基調 打造出可感受到清潔感的空間

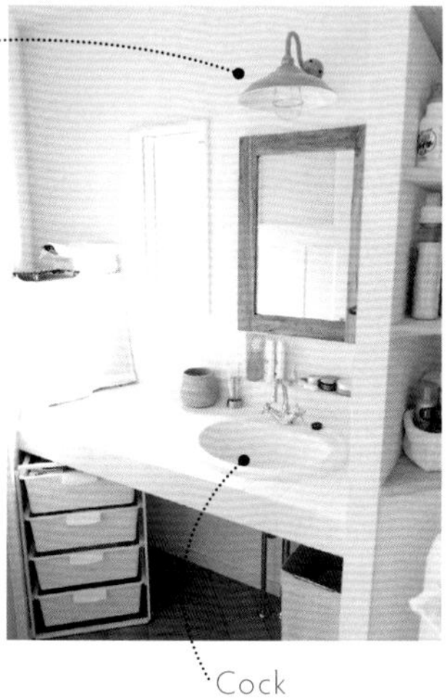

Light
從網路購入的「MAXRAY」產品

Mirror
選購自「quatre saisons」家居生活雜貨店

配合建地的形狀，將洗手台的台面設計成斜角的形狀。

Cock
德國的水龍頭製造商「GROHE」的產品。從網路購入

Bowl
瑞士衛浴陶器製造商「LAUFEN」®的產品。經由「P's supply」購入

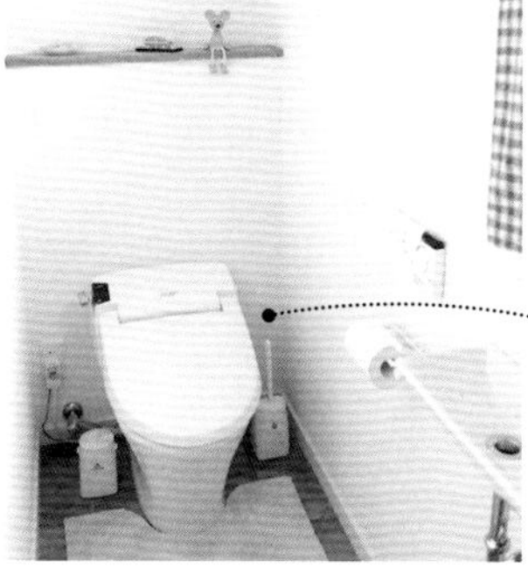

配置在玄關門廳的廁所。牆壁上的珪藻土是自己DIY塗上去的。

Toilet
「INAX」的製品

## file 6.... 今井家的 POINT

**這個家 最用心規劃的地方**

◆ 室內看得見的地方盡可能使用無垢材等天然建材，以及把裝飾用的架子和小窗戶減少到最低限度。目標是希望能在簡單且自然的氛圍中生活。不管是隔間或室內裝潢都將簡約風貫徹到底，使心情更加愉快。

**這個家 最喜歡的地方**

◆ 在二樓原本可以多加一間房間的地方，決心空出挑高部份。此設計使一、二樓的整體感與開放感都出來了。

◆ 樓梯周圍的牆壁與天花板皆抹上了白色的珪藻土。進入室內讓人感覺比想像中更加寬敞、明亮與乾淨。

### house data

| | |
|---|---|
| 家庭成員 | 夫妻＋小孩一人 |
| 土地面積 | 105.37m²（31.87坪） |
| 建築面積 | 47.03m²（14.23坪） |
| 總樓地板面積 | 82.56m²（24.97坪）<br>1F43.97m²＋2F38.59m² |
| 構造・工法 | 木造兩層樓（梁柱架構式工法） |
| 設計・施工 | （有）P's・supply<br>Tel 045-715-7791<br>www.ps-supply.com |

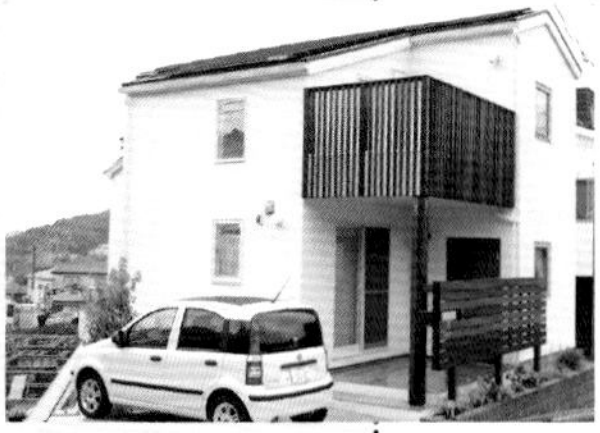

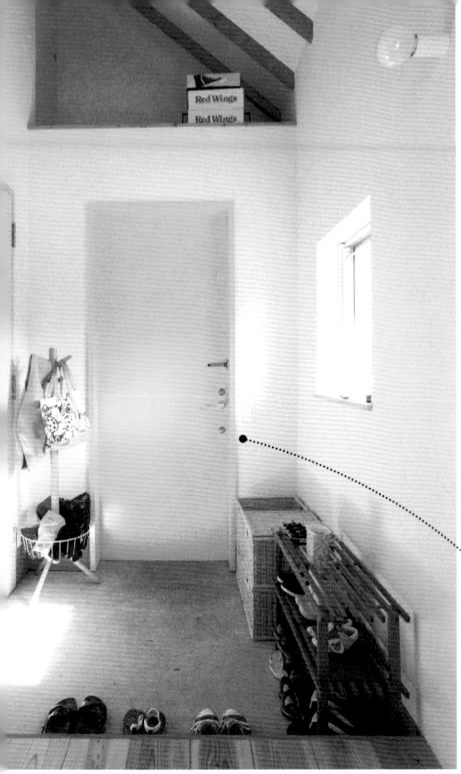


Door
門窗工程的工人製作的大門

左邊的門裡是鋼琴教室。設計成學生們不用通過LD就可以直接進入教室。

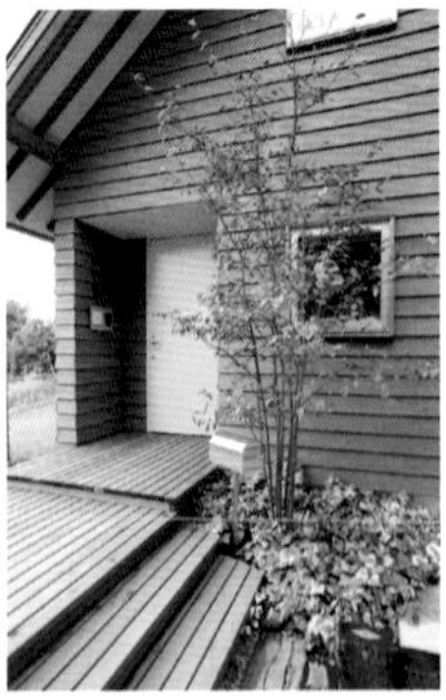

玄關外的道路是與朋友一起DIY製作的。特別使用杉木板來鋪設外牆。

# 在一大房格局的住家中與家人一起開心地度過享受大方舒適的生活

可愛的房子

.....file 7

神奈川縣
## 佐野家

夫妻和女兒結音（2歲）及結奏（11個月）。因為想開鋼琴教室，結婚之後就開始計劃蓋獨棟的房子。

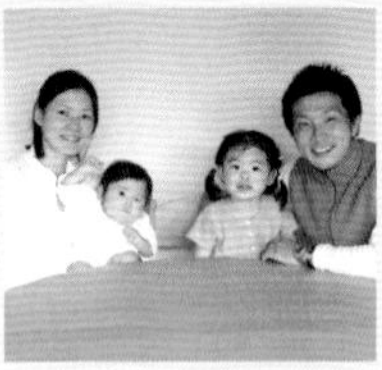

## Entrance*

### 讓日本的傳統色「蒲公英黃」成為外觀與玄關的視覺焦點

在男主人老家的旁邊興建新居的佐野一家。房子的地點靠近海邊，附近也充滿了綠意，而且因為位在朝南高地的山腰上，日照光線非常優良，加上與雙親可以輕鬆往來，因此決定在這裡蓋房子。

新家的一樓起居室兼餐廳和二樓的房間全與挑高部份相連，使整個房子變成一個大的空間。夫妻倆表示：「我們兩人從小生長的家都不怎麼寬敞，小時候的房間也是跟兄弟姊妹共用，不過那反而是很快樂的回憶。因此在新房子裡也不設置個人房間，而考慮總是能和家人一起相處的格局規劃。」沒有細小的隔間，因為挑高所以呈現出開放感，室內無論哪一個地方，都給人明亮且寬敞的感覺。一方面能隨時感受到家人的氣息，另一方面也造就出寬闊的感覺，讓人實際體會到開放式隔間設計的優點。

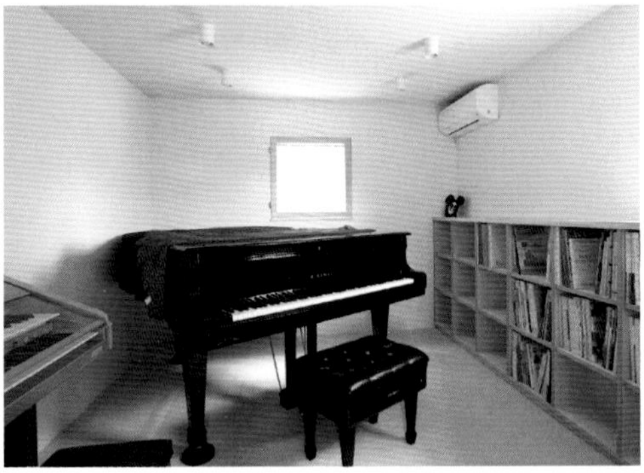

特別拜託了建築師，從牆壁、天花板到窗子都要確實地做好隔音。

### house plan

就像在平房上加了小閣樓的簡潔格局規劃。LD沒有放置沙發或電視，能夠盡情享受寬敞的空間。屋頂採用大面斜頂的設計，從房屋本體延伸出去的屋簷，下雨時可以保護木板條的外壁。

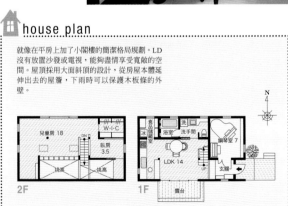

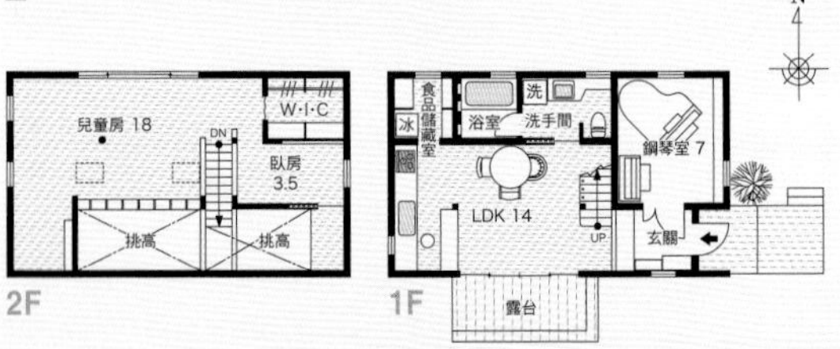
N
兒童房 18
DN
W·I·C
臥房 3.5
挑高
挑高
2F
食品儲藏室
冰
浴室
洗
洗手間
鋼琴室 7
LDK 14
UP
玄關
露台
1F

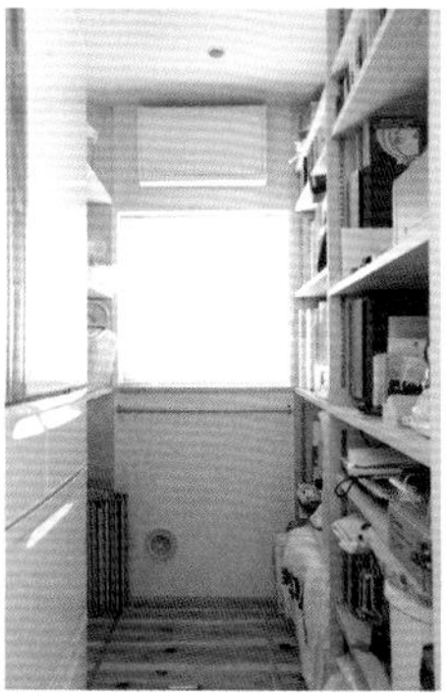

經常派上用場的食品儲藏室　從冰箱到筆記型電腦都收納在這裡。

沒有浪費絲毫空間的I型廚房。優點是精簡，方便作業。

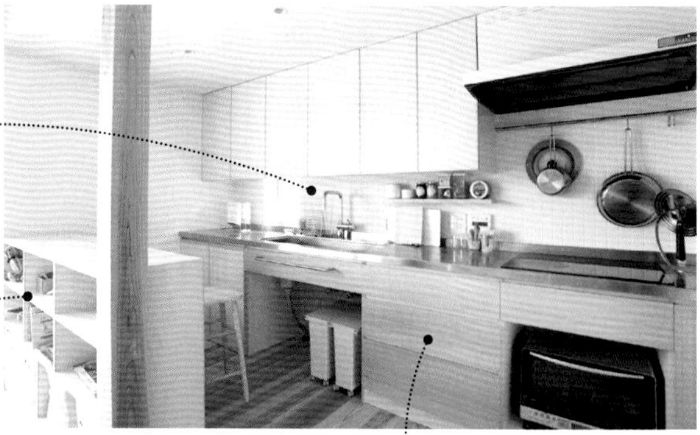

Cock
德國的水龍頭製造商「GROHE」的產品

Counter
由裝潢木工製作

Hood
抽油煙機製造商「富士工業」的產品

Kitchen
使用杉木材及不鏽鋼製作

Tile
「INAX」的產品

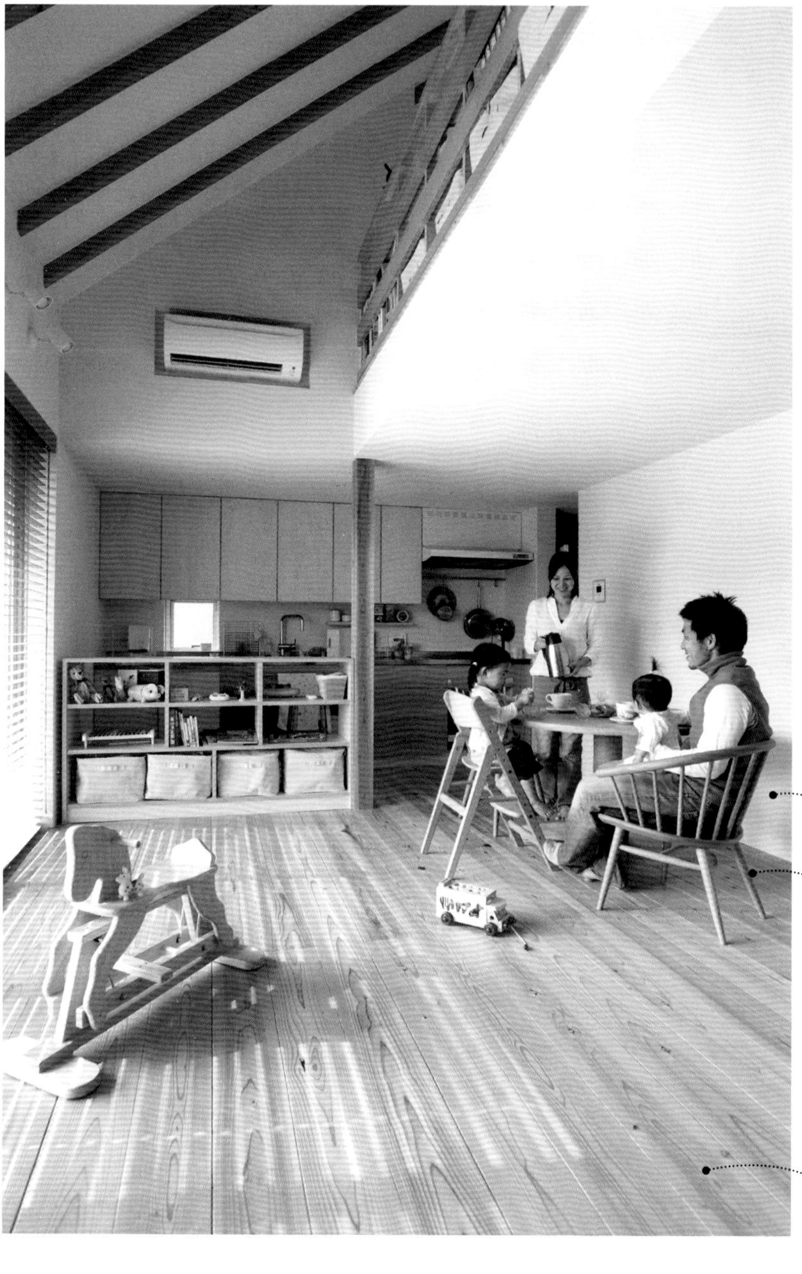

# Dining Kitchen*

## 在開放式廚房中 一邊感受家人的氣息 一邊愉快地做著家事

Wall
牆壁表面漆上了「CHAFFWALL」的天然貝殼粉塗料

Table & Chair
選購自「J · homestyle」

二樓在彷彿伸手就可碰到的高度，與挑高屋頂產生對比的高低差而創造出舒適感。

Floor
「正木屋材木店」的壓密杉*
*譯注：經壓縮壓密處理過的杉木材

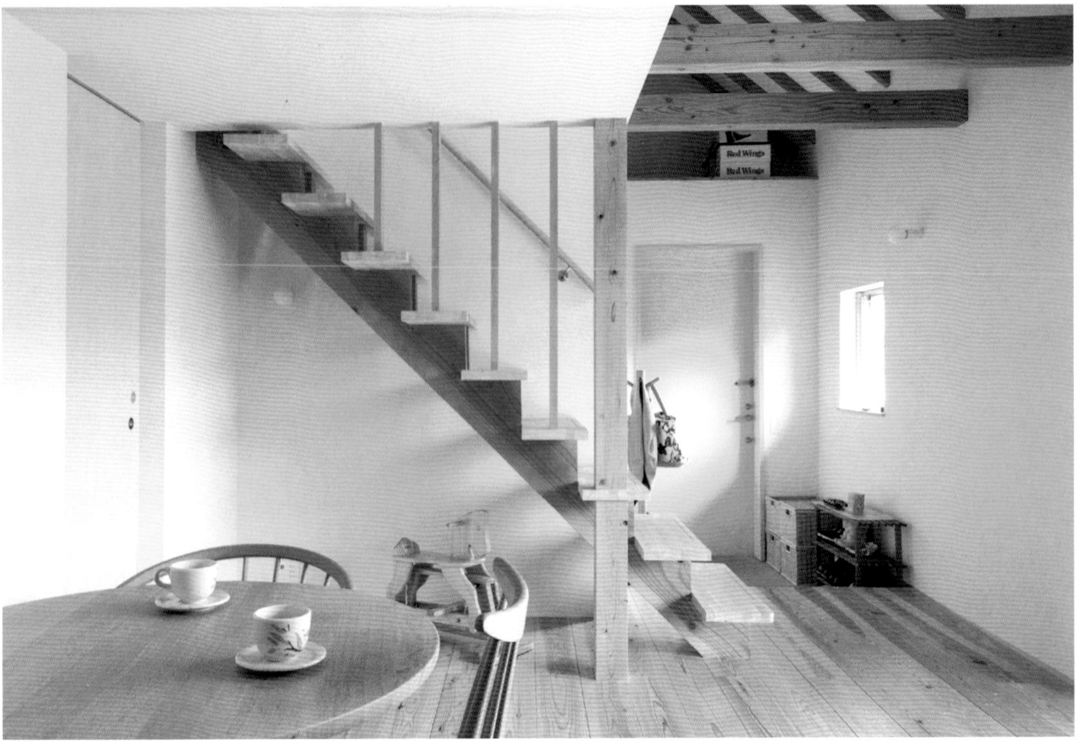

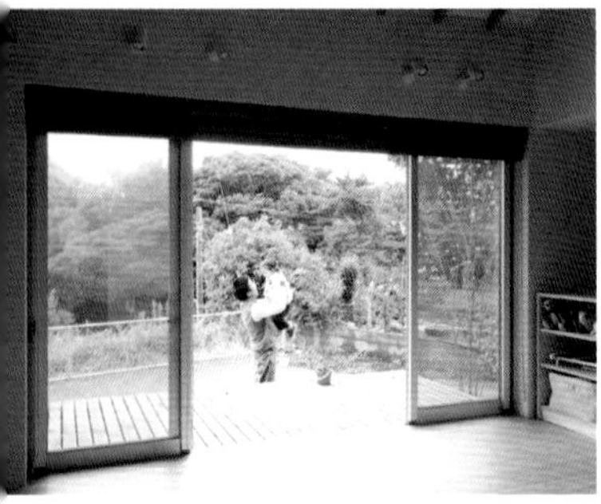

走到露台就能飽覽周圍一片綠意　天氣晴朗的日子在外面用餐也十分享受。

不設置獨立的玄關或樓梯間，全部集中在起居室兼餐廳內。

Tile
「INAX」的簡單白色方形瓷磚

Shower
衛浴設備製造商「KAKUDAI」的產品

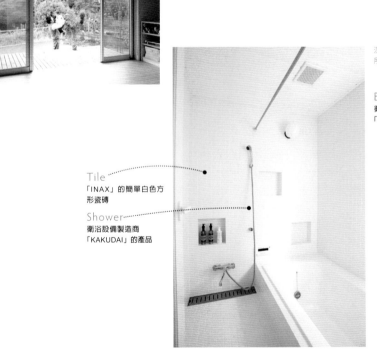

因為講究自然的內部裝潢，因此沒有用一體成形的組合式浴室，而是選擇木造軸組工法。

洗手間兼做脫衣室與廁所，空間使用上更寬裕。

Bowl
衛浴設備製造商「KAKUDAI」的產品

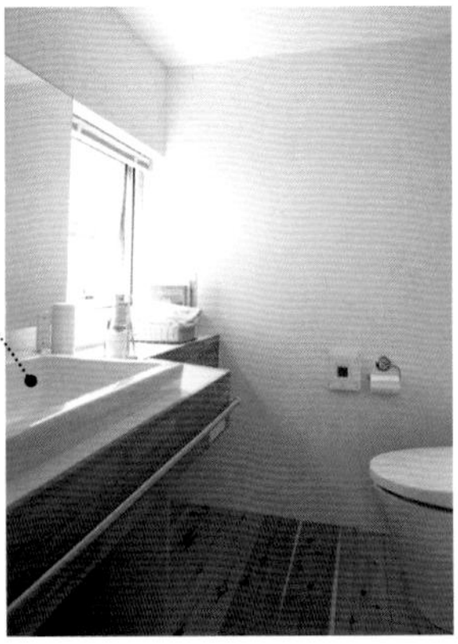

# Sanitary*

## 跟起居室一樣，盡可能使用觸感良好的裝潢建材

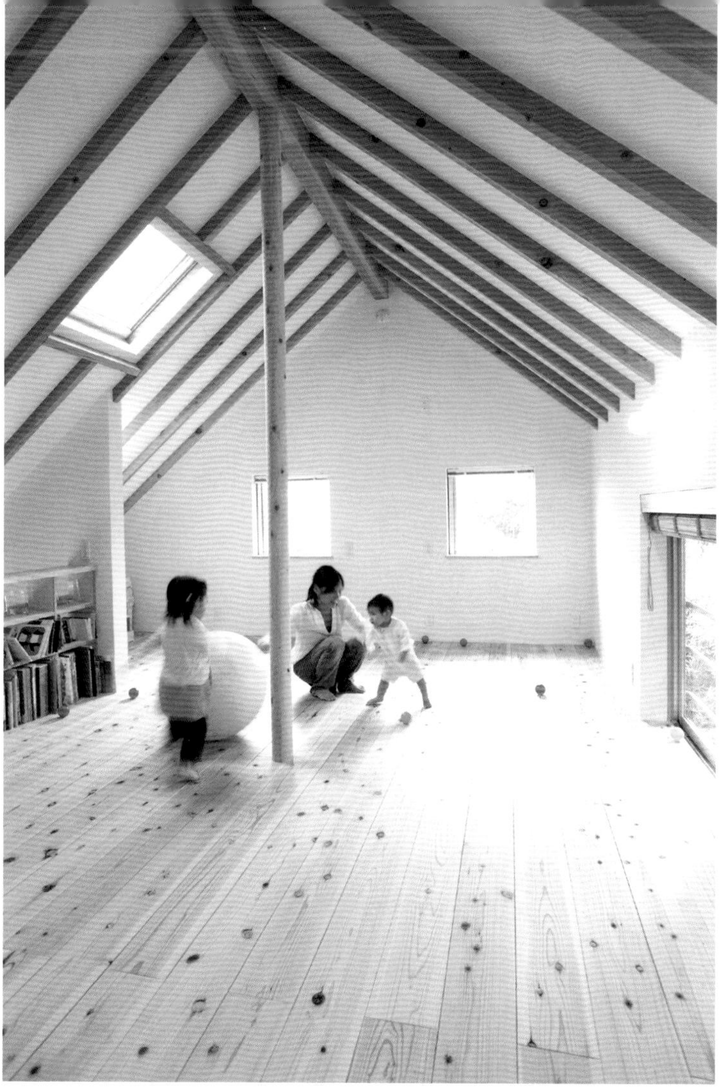

# Kids room* Bed room*

## 三角形屋頂和屋梁、無垢材的圓柱…組合成為大人和小孩都超喜歡的空間

藉著挑高部份與一樓相連的兒童房，將來可以沿著柱子劃分成兩個房間。

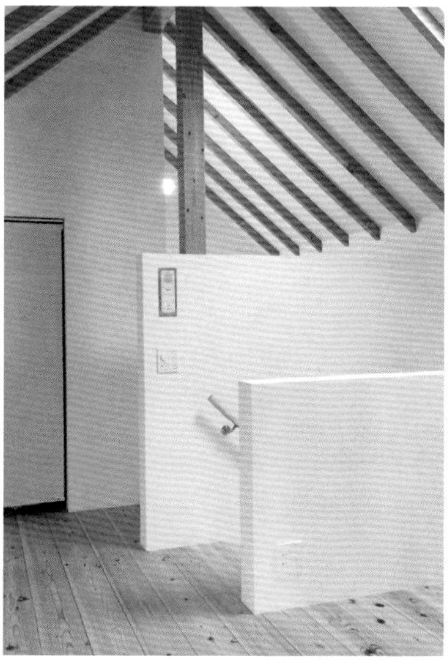

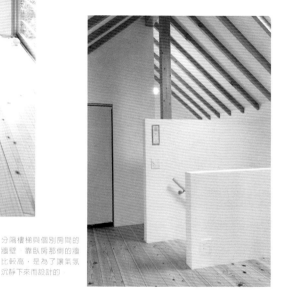

分隔樓梯與個別房間的牆壁。靠臥房那側的牆比較高，是為了讓氣氛沉靜下來而設計的。

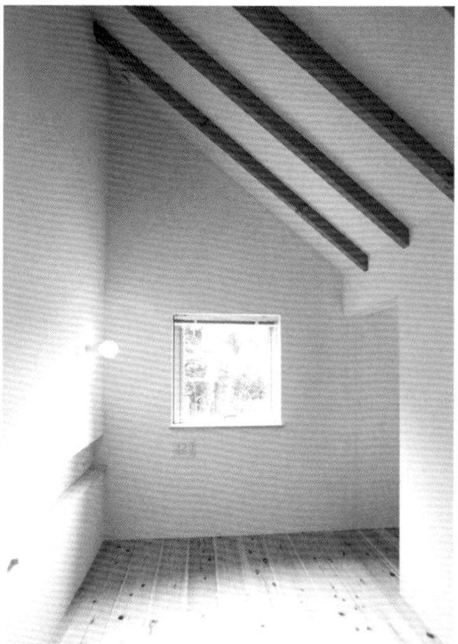

臥房為僅能容下兩張床墊的最小面積，角落凹進去的壁龕可作為收納空間，相當便利。

## file 7..... 佐野家的 POINT

這個家
### 最用心規劃的地方

◆ 因為很注重與家人一起共度的時光，想打造一個讓家人能有一體感、又讓人心平氣和的空間。最後蓋出了除了鋼琴房和衛浴空間以外，其他空間都沒有門的房子。

◆ 外牆的建材。希望成為在海風吹拂下自然變舊的建築物，因此特別採用木板條來做外牆。

這個家
### 最喜歡的地方

◆ 在家中任何地方都能察覺到家人的氣息。一樓與二樓因為藉著挑高部份相連接，不會讓人覺得是在不同的樓層。即使在二樓睡覺的孩子單獨醒了，也可以感覺到一樓的雙親，就不會因為害怕而哭泣。

### house data

| | |
|---|---|
| 家庭成員 | 夫妻＋小孩兩人 |
| 土地面積 | 203.22m²（61.47坪） |
| 建築面積 | 52.17m²（15.78坪） |
| 總樓地板面積 | 90.67m²（27.43坪）<br>1F50.51m²＋2F40.16m² |
| 本體工程費 | 2200萬日元 |
| 3.3m²單價 | 約80萬日元 |
| 構造・工法 | 木造兩層樓（梁柱架構式工法） |
| 設計 | 明野設計室一級建築士事務所（明野岳司、美佐子）<br>Tel 044-952-9559<br>www16.ocn.ne.jp/~tmb-hp / |

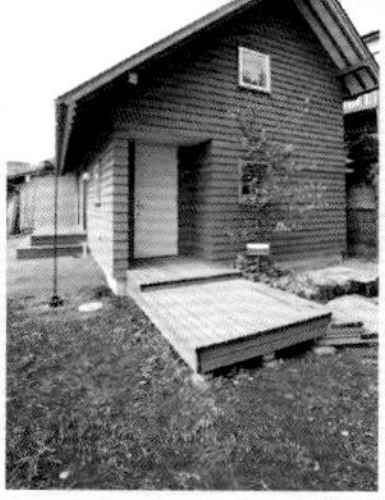

# Part 2* 小小的生活便利的房子

small house

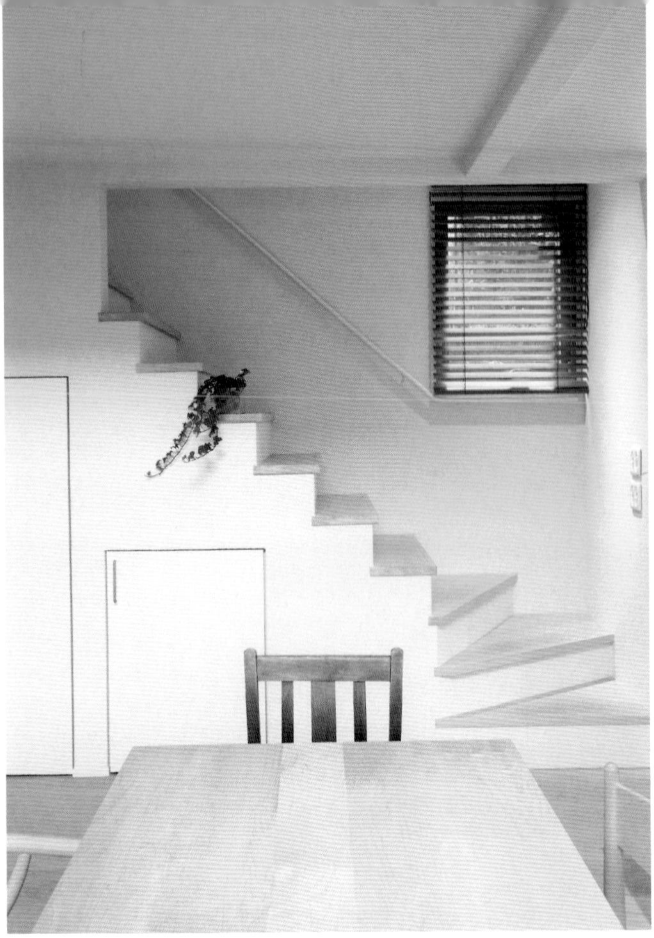

採用無扶手的設計而顯得輕快的樓梯，眾人聚會時也用它來代替椅子。

# 圍繞在有著寬敞流理台的開放式廚房四周珍惜與家人和朋友一起度過的休閒時光

生活便利的房子

file 8

神奈川縣

## 鈴木家

夫妻倆都非常喜歡下廚，因此對廚房的格局規劃特別要求。照片中是女主人美晴女士和兒子堯虎。

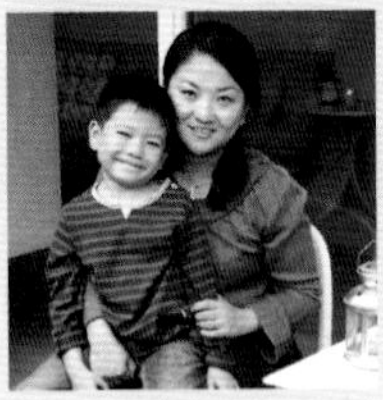

帶著美麗木紋的地板、純白的珪藻土牆面，使用天然素材而讓人感到神清氣爽的鈴木家新居。促使他們蓋房子的契機，是因為自從有了兒子以後，之前住的公寓顯得太過狹窄的關係。

「玩具及生活的雜貨持續地增加，不管到哪裡都被層層包圍，快被東西淹沒了。（笑）」因此想擴充收納的空間。此外在平面隔間上也很重視能感到寬敞舒服的開放式設計，並不一定要配置走廊或玄關，在一樓採用了幾乎是一大房的設計。

充滿「北歐風格」的室內裝潢，也讓每天的生活更加愉快。

### house plan

建地位在距離道路約往上30個階梯的高地上，周圍幾乎沒有遮蔽物，是個眺望景色的絕佳地點。起居室的南面與露台相連，設計了可以盡情欣賞景觀的大面積落地窗，加上一樓的中央部份做成挑高，形成讓人感覺更寬敞的平面配置。

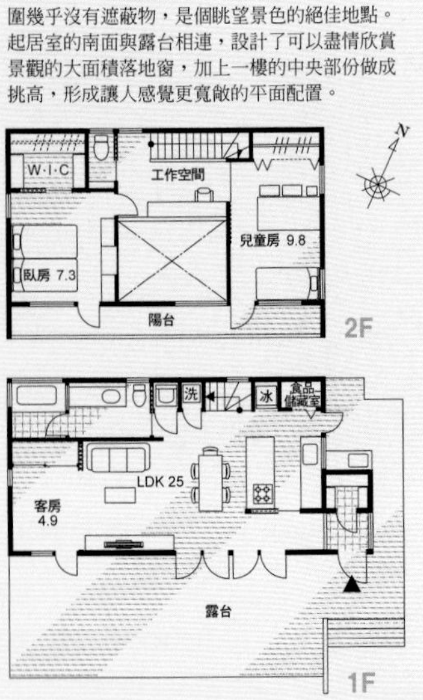
W·I·C
工作空間
兒童房 9.8
臥房 7.3
陽台
2F
洗
冰
食品儲藏室
LDK 25
客房
4.9
露台
1F

## Entrance*

從大面的固定式玻璃窗照進充足的光線一直到起居室與餐廳都非常明亮

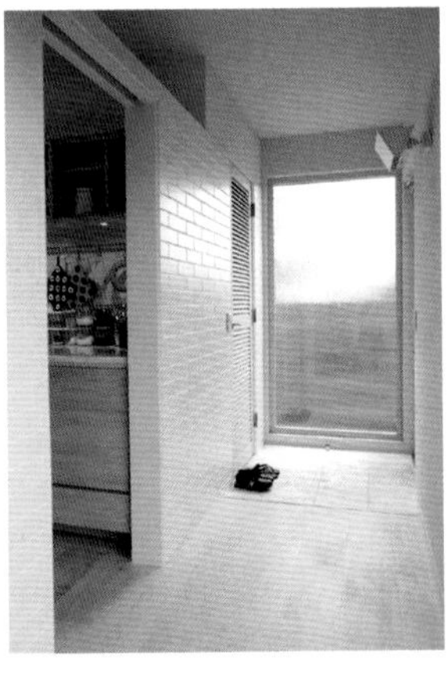

盡頭的右手邊就是玄關，從外面購物回來時可以直接通到廚房，這點相當便利。

# Dining*

## 用無垢材的原木餐桌搭配<br>一直很憧憬的Y字椅

廚房與餐廳之間的距離設計得恰到好處，家人都會主動幫忙端菜和收拾碗筷。

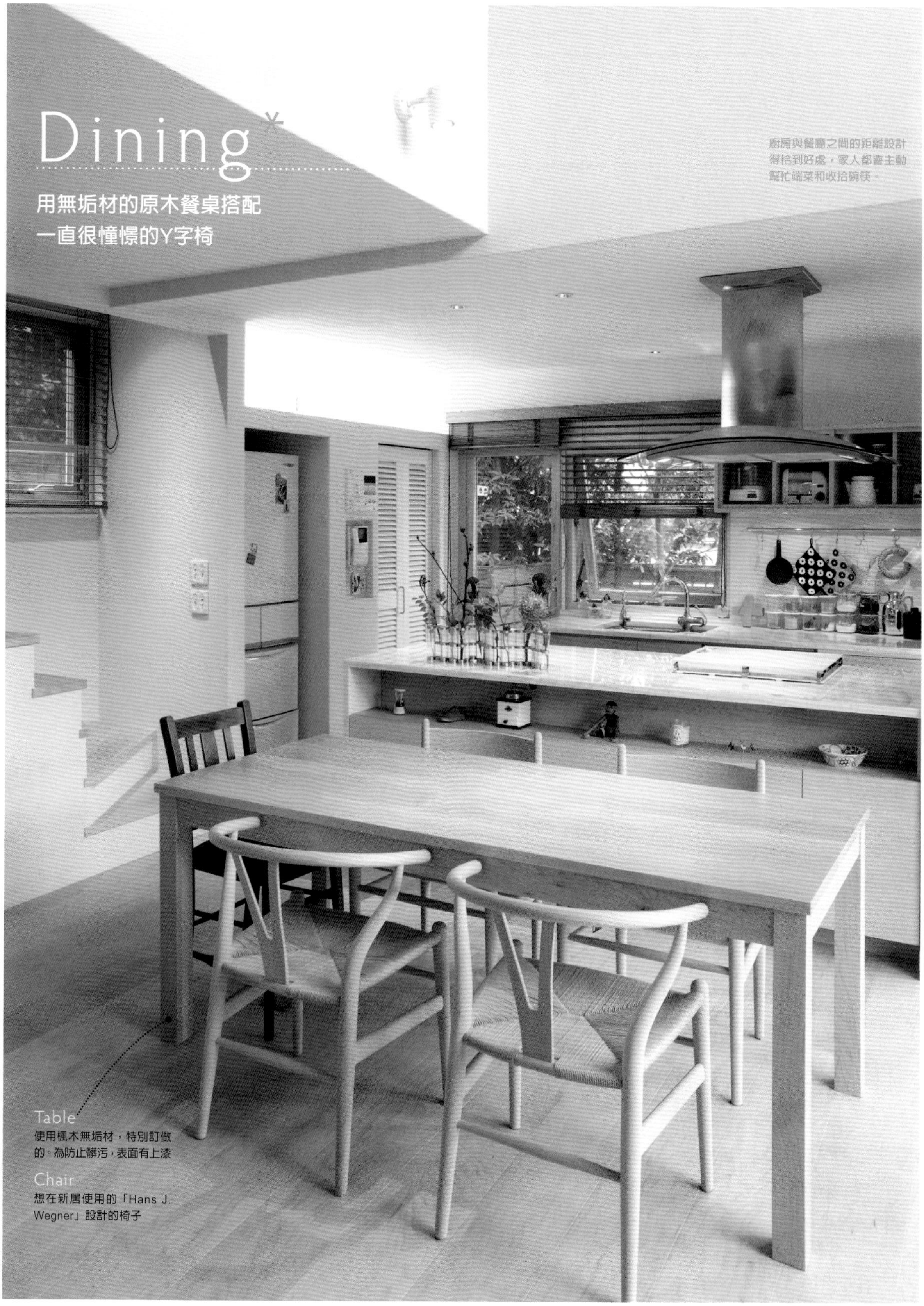

Table
使用楓木無垢材，特別訂做的。為防止髒污，表面有上漆

Chair
想在新居使用的「Hans J. Wegner」設計的椅子

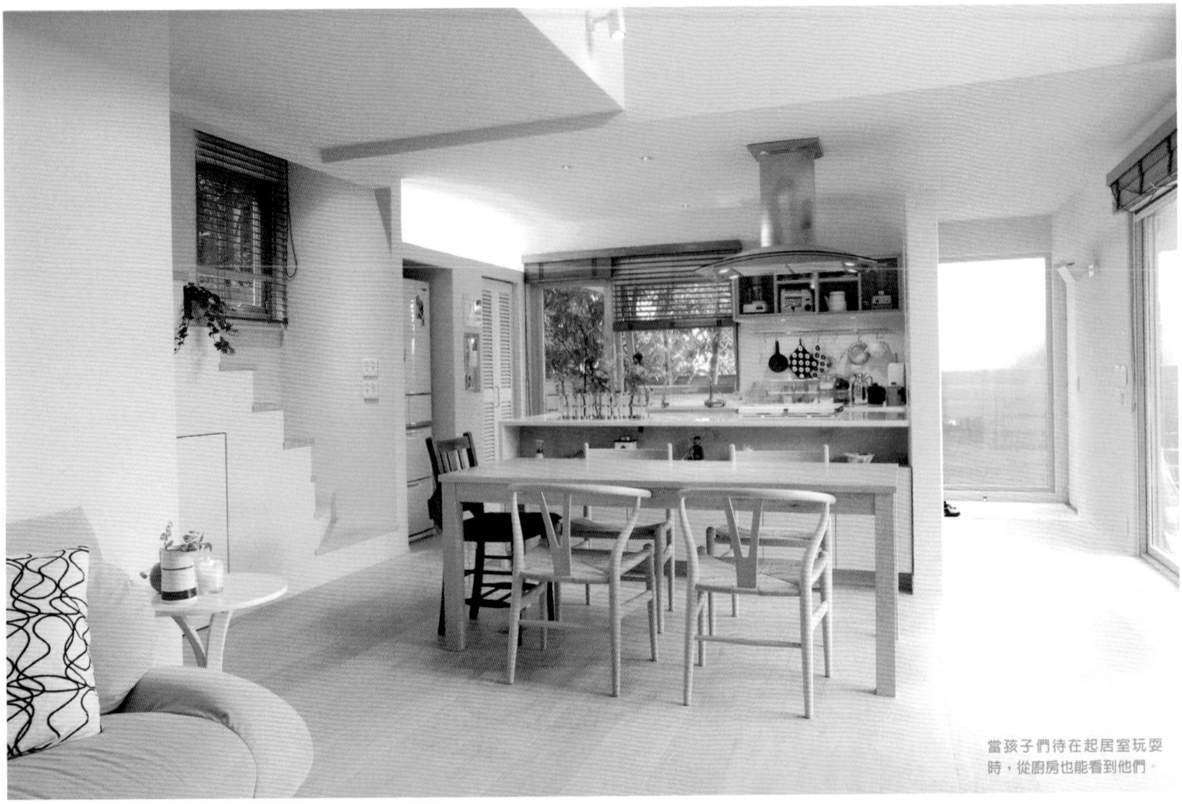

當孩子們待在起居室玩耍時，從廚房也能看到他們。

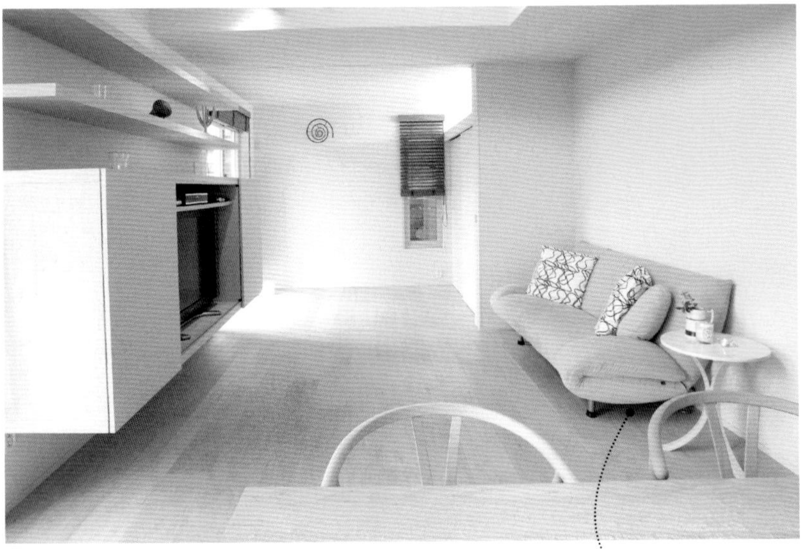

以自然的材料裝潢的空間，不論四季都非常舒適。梅雨季節時室內也很清爽。

Sofa
從住公寓時期就一直使用的沙發，在「大塚家具」購買的

Coffee table
在「IKEA」發現的小圓桌子。坐在沙發上喝茶時可放置茶杯。

活用東西兩邊比較長的四角形建地來規劃建築物，一樓將起居室、餐廳、廚房以無隔間的形式並排著相連在一起。南面設計了大面積的露台，呈現出比想像中更棒的開放感，無論在家中何處，都可以看到外面的景色。室內與室外的一體感讓空間充滿魅力。而且，令人喜愛的地方還有一個，就是起居室上方設計的挑高部份。美晴女士說：「因為有挑高，空間感覺更寬闊，還能透過挑高得知家人的動靜，連帶也覺得安心。」

參考國外的書籍而搭配設計的起居室與餐廳，似乎也成為造訪的朋友們非常嚮往的住宅樣式呢！

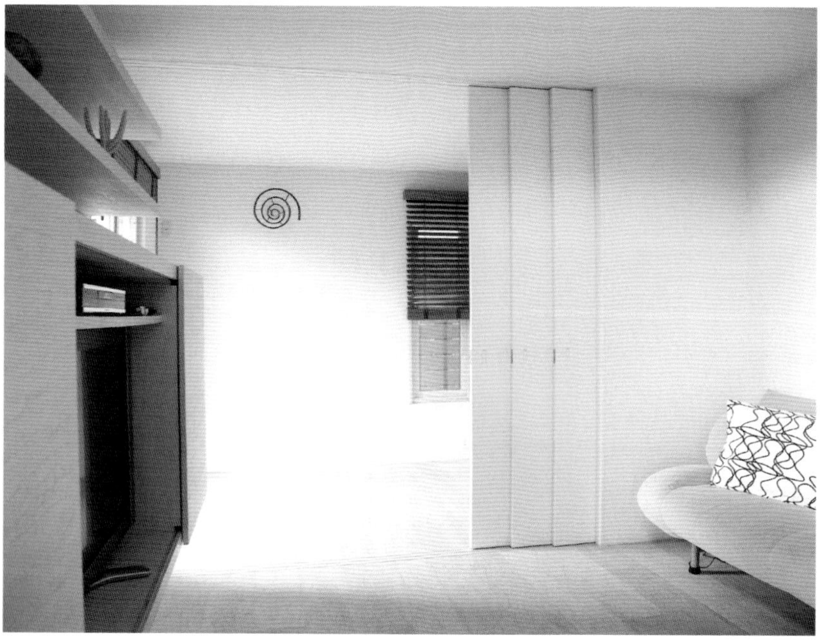

將三片橫推式拉門關起來就可以變成獨立的房間，在有客人來訪時是很重要的設計。

TV board
電視機的尺寸以及擺放裝飾品的空間等等都考慮周詳後，才特別訂購的

Window
因為優秀的機能性而選擇「Elitfonster公司」的三層木製落地窗

# Living*

能讓人放輕鬆的東西列為最優先選擇的家具，是起居室與餐廳的主角

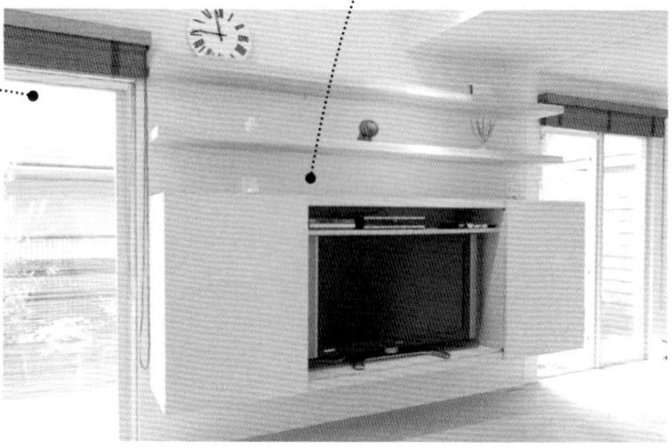

電視櫃的左右兩邊還有收納的空間，有點深度的開放式層架也很便利好用。

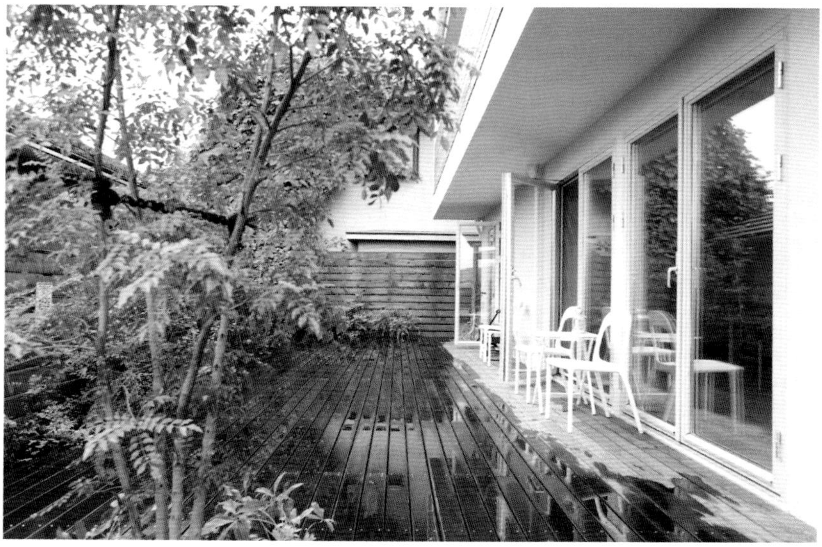

# Deck*

在天氣好的日子打開落地窗
讓客廳與戶外相通。
因為位在高地上，
有最佳的視野！

以建地的最大限度設計出寬廣的露台，並且能夠從LDK的任何一處進出

將洗碗槽與工作台分開，如此就能夠多方同時作業了。

Blind
挑選與戶外露台相配的棕色。「Nanik Japan」的木製百葉窗

# Kitchen*

不但充實了收納的空間
也精心布置「看得見」的地方
是令人相當滿意的廚房

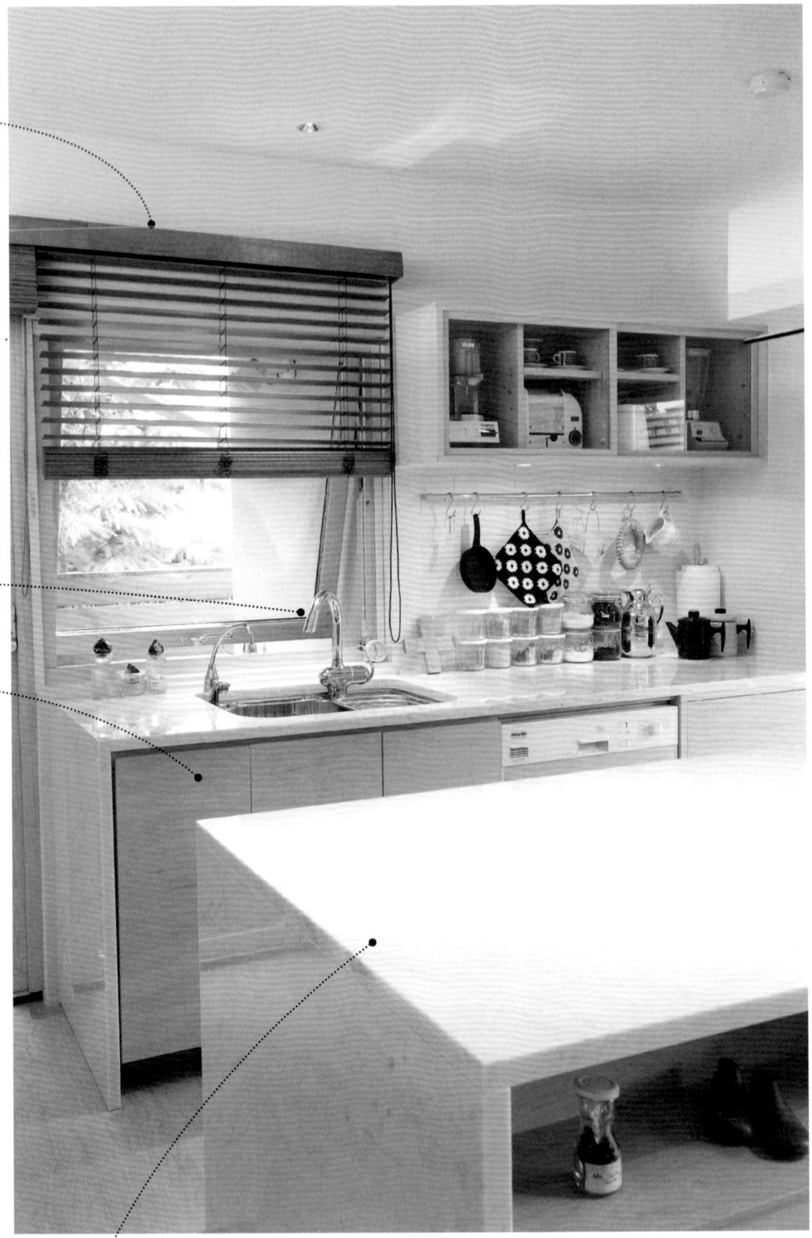

Cock
「GROHE Japan」附蓮蓬頭的水龍頭，清洗水槽時非常便利

Cabinet
從收納空間到使用材質都很講究的訂製廚櫃。櫃門材質是楓木無垢材

在高度較長的拉出式抽屜內，也加進了高度短的抽屜，是具有收納技巧的櫃體組合設計。

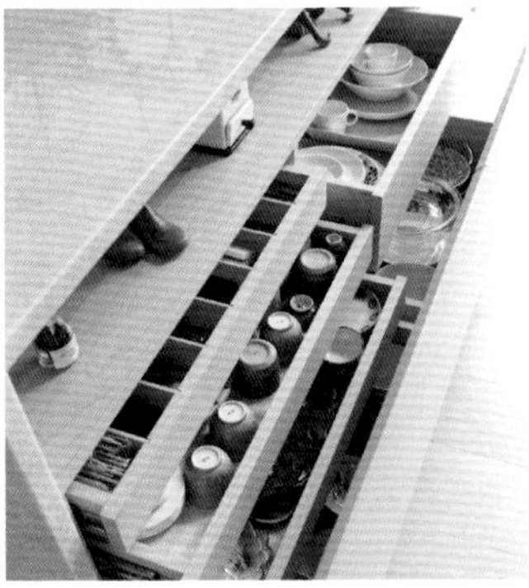

Counter
為了製作披薩或麵包西點，無論如何都想要一個大理石做的工作台

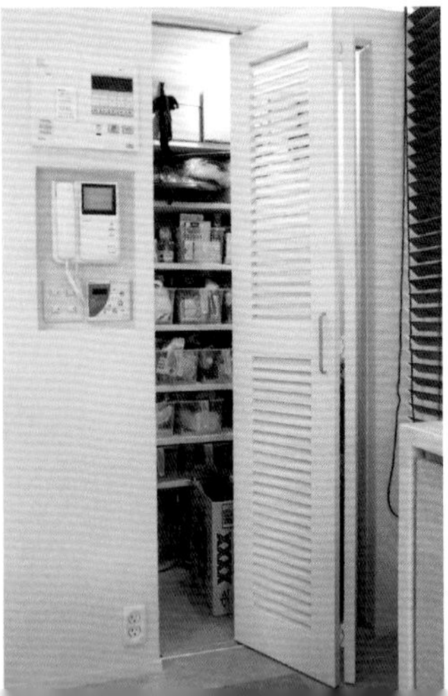

大容量的食品儲藏室，是讓廚房保持整潔不可或缺的存在。

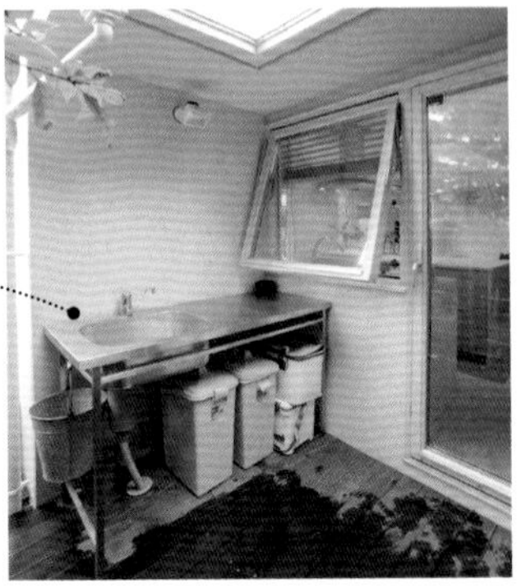

Sink
也常用於BBQ烤肉之後的清洗整理。不用經過家裡，從外面就可以直達

遇到假日，爸爸就是主廚。釣到了新鮮的魚，馬上在外面的水槽處理。

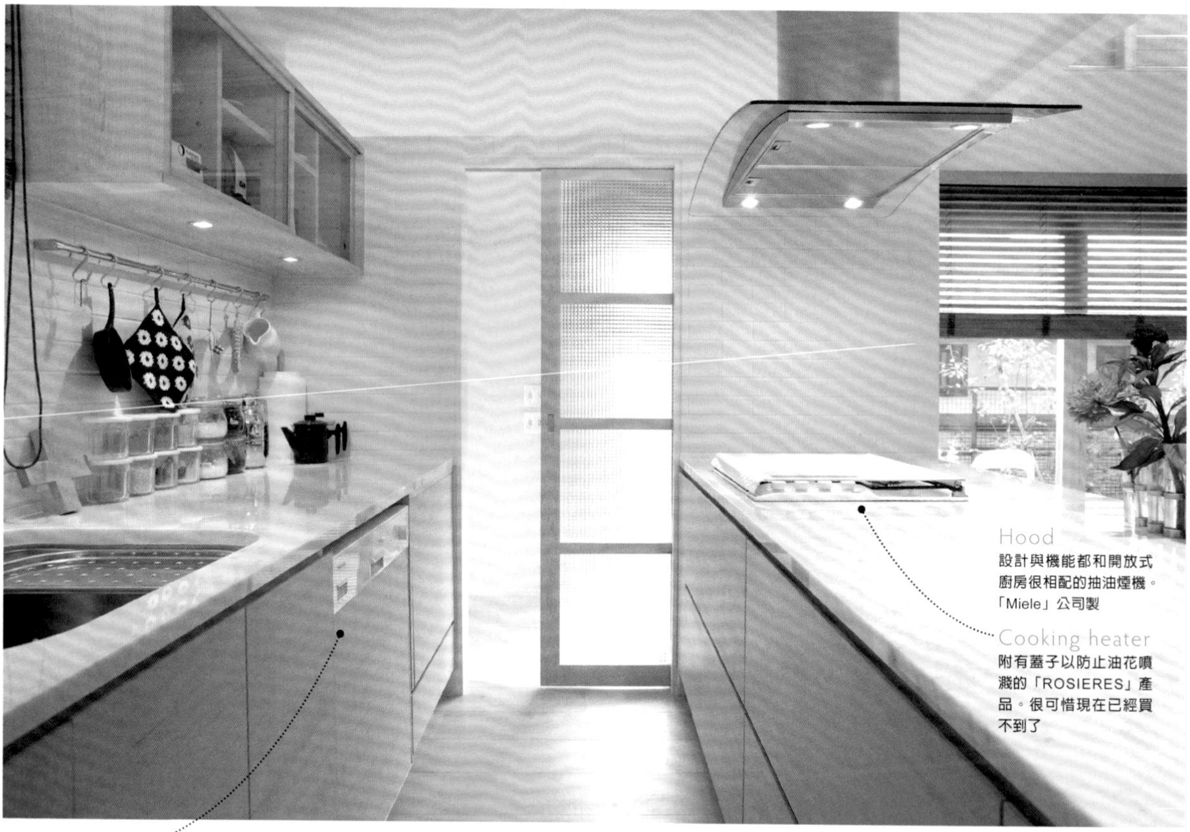

Hood
設計與機能都和開放式廚房很相配的抽油煙機。「Miele」公司製

Cooking heater
附有蓋子以防止油花噴濺的「ROSIERES」產品。很可惜現在已經買不到了

Dish washer
這個也是「Miele」公司的產品，連大鍋子及抽油煙機的濾網都可以放進去清洗

廚房正面的門與玄關相連，不想讓人看到裡面的時候就把門關起來

這棟房子的主角─廚房，位在南面大片落地窗旁一角。嗜好釣魚的鈴木先生非常喜歡魚，會自己處理釣到的魚肉。而美晴女士從日式、西式及中華料理，到披薩、麵包都能親手製作烹飪。在這個十分講究細部的廚房中，兩個人最自豪的，就是在靠餐廳的那側設置了大理石的工作台。「能夠在台面上擺放很多材料及用具，也可以直接揉製披薩或麵包的生麵團，非常的方便。」工作台下方的廚櫃以可拉出來收納的抽屜為主，廚房牆壁的一角也相當完備地設計了食材儲藏室。不過「什麼都藏起來的話就太無趣了。」於是在開放式的吊櫃上展示了喜愛的家電用品。

Bathtub
義大利製琺瑯浴缸，能夠很舒服地把腳伸直

Shower head
和洗手間的水龍頭同款的阿拉伯式造型。復古風的設計充滿魅力

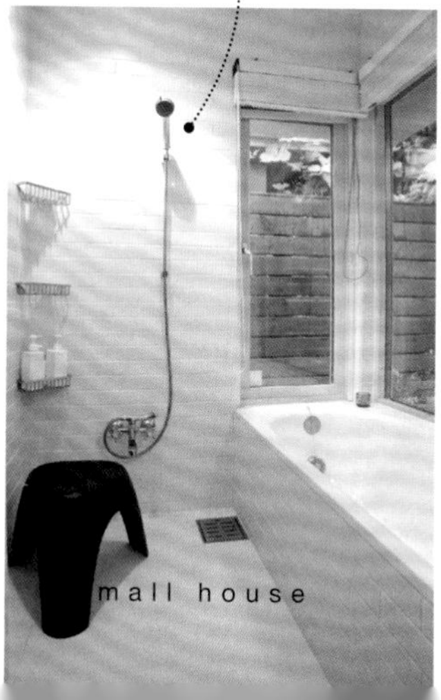

# Sanitary*

## 在角落裝設有窗戶的浴室。可以一邊望著小庭院，一邊度過最幸福的片刻時光

因為用木頭圍牆將浴室外的空間包圍起來，所以泡澡時可以不用介意外來的視線

Wall
牆壁表面塗的是珪藻土。濕氣不會悶積於室內，可常保乾爽

Cock
選用復古設計的「GROHE Japan」阿拉伯風款式

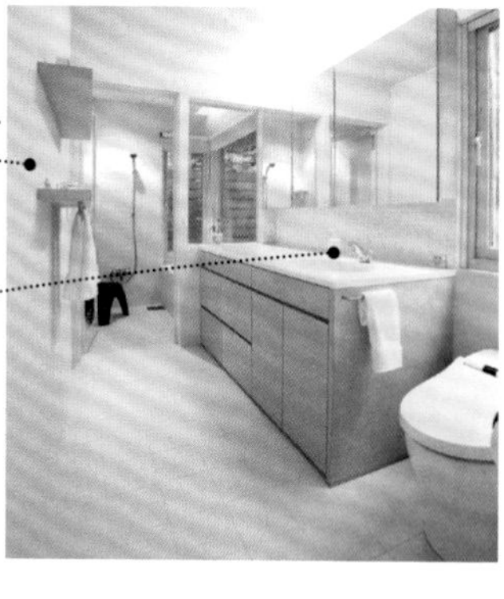

洗手間和浴室使用玻璃門隔開，因此顯得寬敞並具開放感

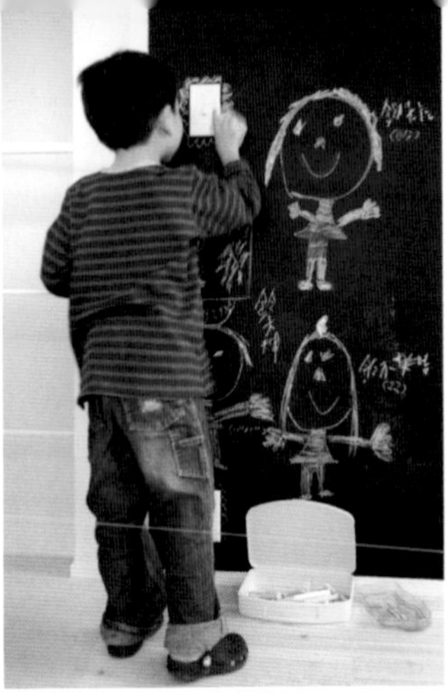

長男最喜歡畫畫了。黑板是在設計房子時就提出的要求。

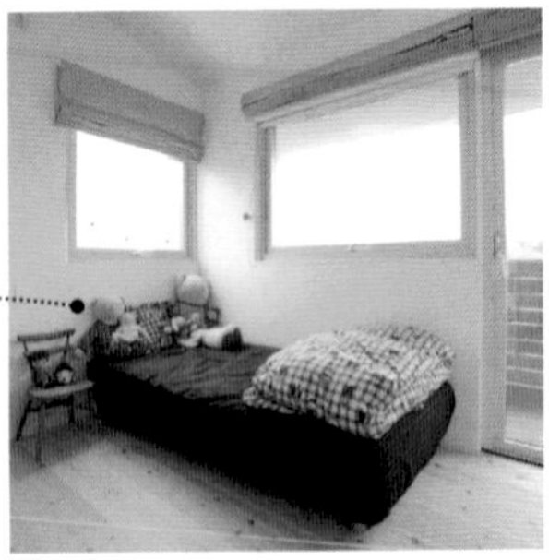

Bed
喜歡它簡單的設計和親民的價格而購入的「無印良品」床鋪

可以從正面的落地窗出入外面的陽台，臥房與陽台相連。

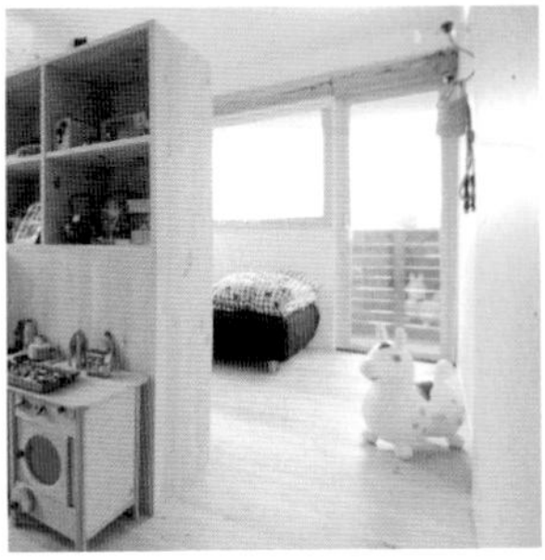

用家具將遊戲間與臥房分開。將來預定將它分隔為二間兒童房。

# Kids room*

## 固定式家具和室內裝潢的表面，都選擇了讓孩子能安心觸摸的天然素材

私密空間全部設置在二樓，利用挑高空間夾在兒童房與臥房之間來分隔，而將兩間房連結起來的走廊區域則作為工作室來使用，是個充滿創意的隔間設計。「兒童房的門做成寬幅為120公分的拉門，因此當全拉開的時候就會與工作空間相連，成為一體，孩子就可以無拘無束的自在嬉戲。」

不管是隔間還是室內裝潢，對材料的選擇都很講究，鈴木先生打造出完全滿足需求的住家。「因為待在家裡實在太舒服了，最近連家族旅行的次數都減少了。平時外出也會說出好想趕快回家之類的話（笑）。」

這裡是遊戲用的房間。長男堯虎喜歡木頭做的玩具，把目前為止蒐集的木頭玩具拿來做裝飾

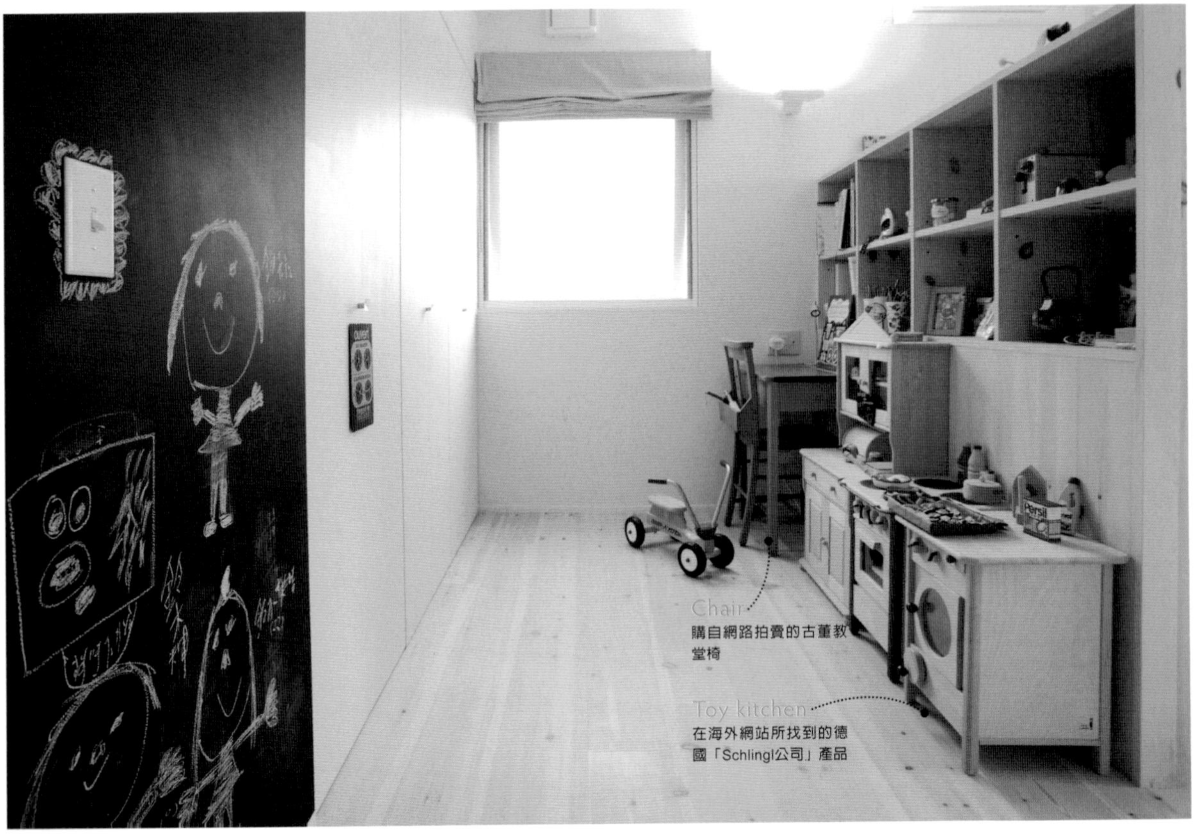

Chair
購自網路拍賣的古董教堂椅

Toy kitchen
在海外網站所找到的德國「Schlingl公司」產品

# Bed room*

就寢前的片刻也想要好好放鬆一下
就連一個燈具也非常的講究

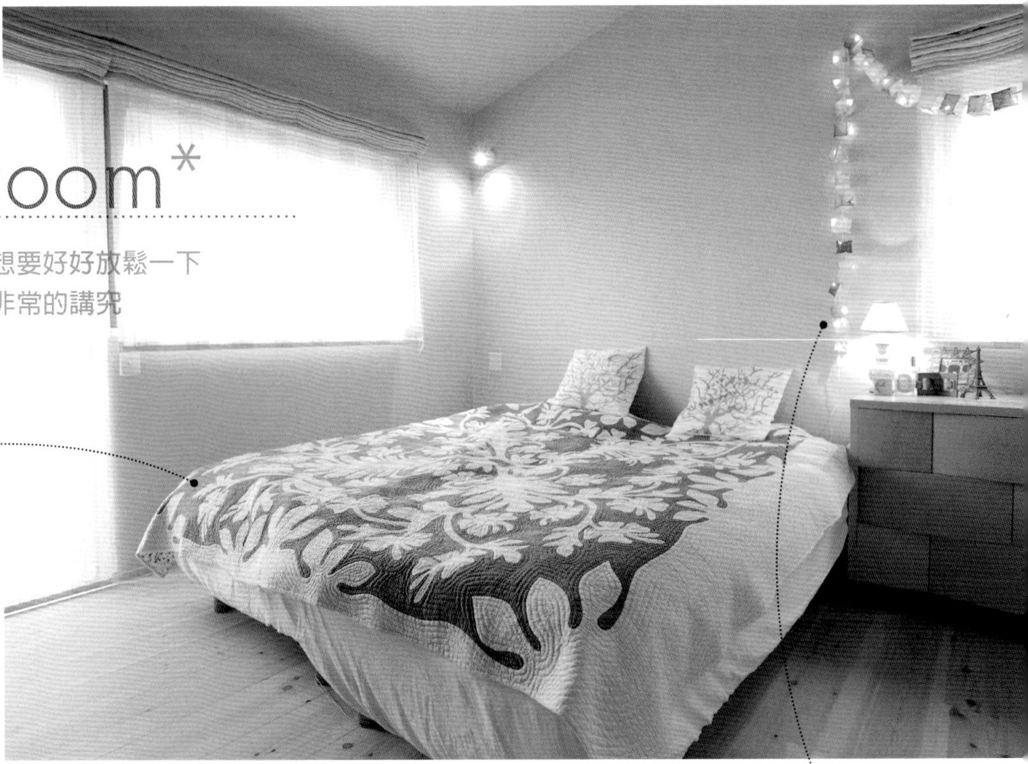

Bed cover
設計漂亮的夏威夷風拼布床罩，是男主人媽媽的手工作品

Bed
與兒童房的床同樣，是「無印良品」的產品

在兩面的窗戶邊妝點出可愛的感覺。因為設置了走入式的衣物收納間，房間顯得整齊又清爽。

Light
在法國的雜誌上看到後，目光就被吸引住了，「Tse &Tse associees」的小方塊燈串

# Work space*

做手工藝或是用電腦時會用到的工作空間，因為面向挑高部份而讓人心情舒暢

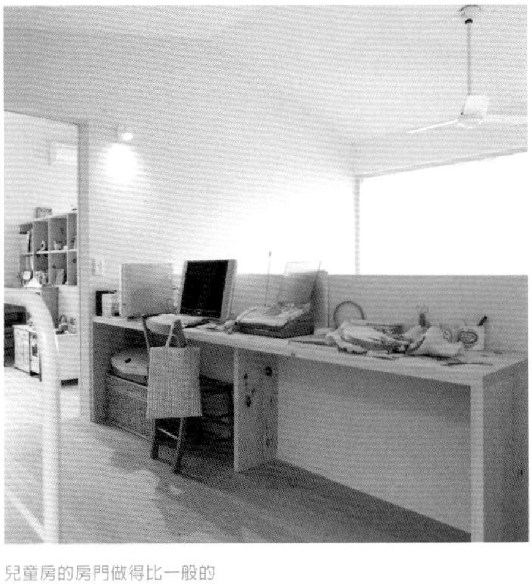

兒童房的房門做得比一般的門寬，這樣就可以與走廊相連在一起。

## file 8….. 鈴木家的 POINT

這個家
### 最用心規劃的地方

◆ 玄關及走廊等看上去就覺得浪費的地方，這些一概省略，多出的部份就會讓室內的空間變大。
◆ LD與客房的隔間採用拉門，可以因應情況來打開或關上。
◆ 在2樓面向挑高部份的地方，因為打造成工作空間，使得家人之間的溝通交流非常順暢。

這個家
### 最喜歡的地方

◆ 犧牲了一點點臥房的寬度，打造出寬敞的、走入式的衣物收納間。能夠充分收納那些零零碎碎的小物，房間因此可以多方利用而覺得很滿足。除此之外，因為有了像玄關的置鞋間、廚房的食品儲藏室之類走入式的收納空間，室內就不會到處堆放東西，對於這點相當的滿意。

### house data

| | |
|---|---|
| 家庭成員 | 夫妻＋小孩一人 |
| 土地面積 | 195.26㎡（59.06坪） |
| 建築面積 | 57.75㎡（17.47坪） |
| 總樓地板面積 | 101.49㎡（30.70坪）<br>1F57.75㎡＋2F43.74㎡ |
| 本體工程費 | 約2700萬日元 |
| 3.3㎡單價 | 約88萬日元 |
| 構造・工法 | 木造兩層樓（梁柱架構式工法） |

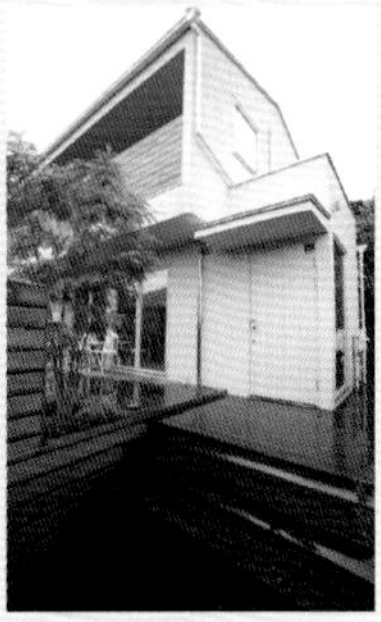

# 採用開放式的隔間與簡約的內部裝潢打造能以自然狀態生活的房子

生活便利的房子

file 9

神奈川縣

## 南家

結婚四年的暢先生與直子女士。先生是大飯店餐廳的廚師，太太則是護理師。

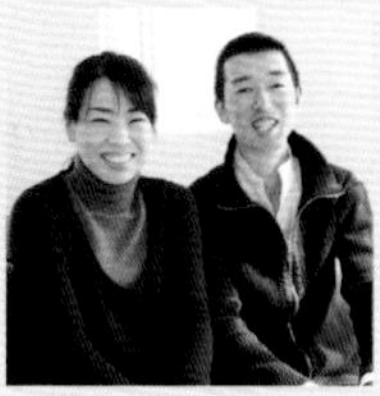

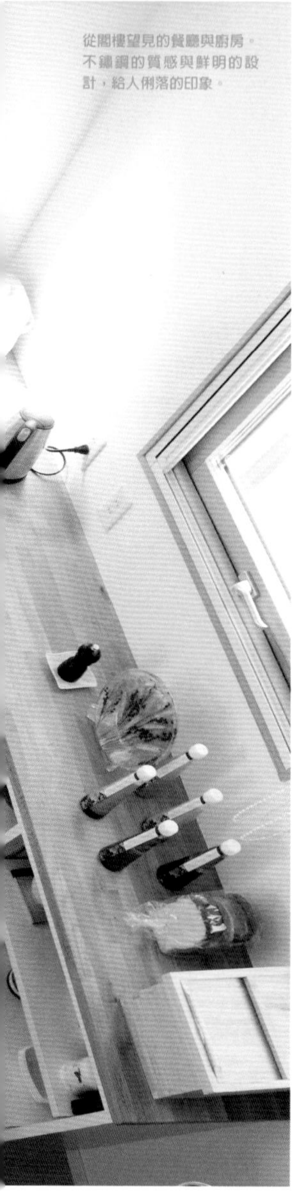

從閣樓望見的餐廳與廚房。不鏽鋼的質感與鮮明的設計，給人俐落的印象。

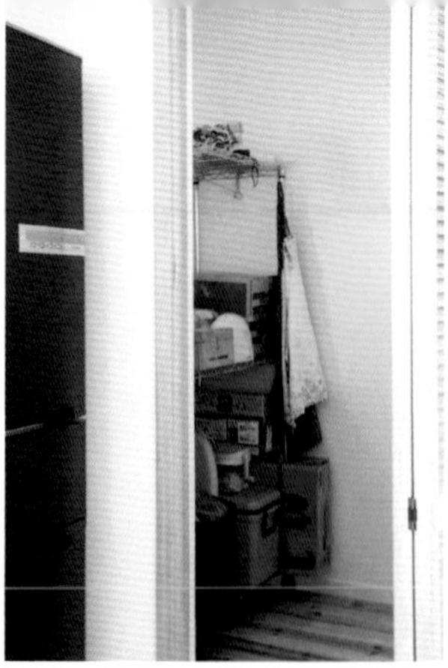

約有2個榻榻米大小的食品儲藏室。多虧有了它廚房才能保持整潔。

廚房水槽下方設計成無門片的開放式，裡面放置著垃圾桶等東西。

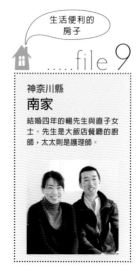

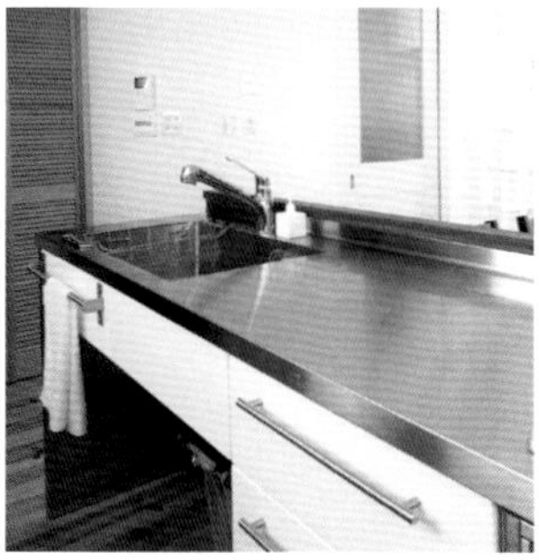

餐具收納在背後的櫥櫃中。因為採開架式所以拿出與放入物品都很便利。

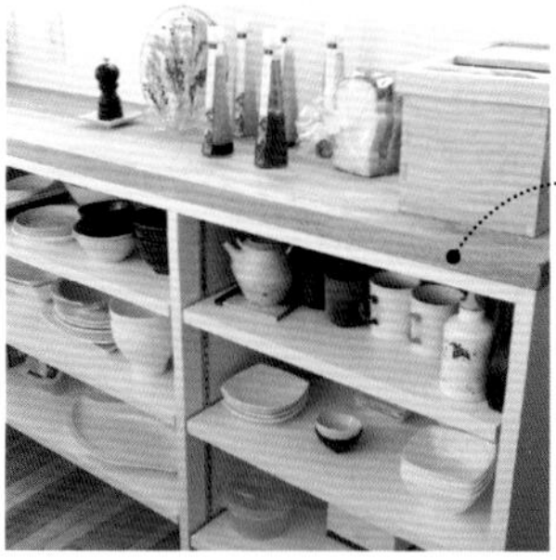

Window
經由「P's supply」配置的瑞典窗

Shelf
由裝潢木工製作的櫃子，上面再加上「IKEA」橡木材質的頂板

Wall
考量到整體成本而採用了壁紙

具有開放感的面對式廚房設計。流理台櫃體的側面有粉刷上漆。

Table & Chair
在家具專門店「Crastina」店中挑選的

Floor
用的是帶著樸素之美的法國波爾多松木材

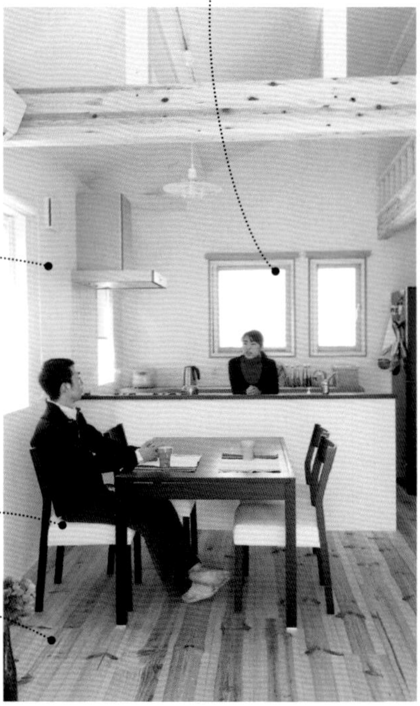

以自然派的風格而極有人氣的住宅建築商「P's supply」，南先生選擇他們來一起打造家居，受到簡單可愛的設計和構造的強韌度吸引，而決定委託他們。

「使用無垢材的木地板與不鏽鋼台面的面對式廚房等等，一方面確實地發揮講究的精神，一方面為了符合預算花了不少心思。舉例來說，將所有房間的隔間牆壁數量盡可能減到最少，一樓和二樓變成一

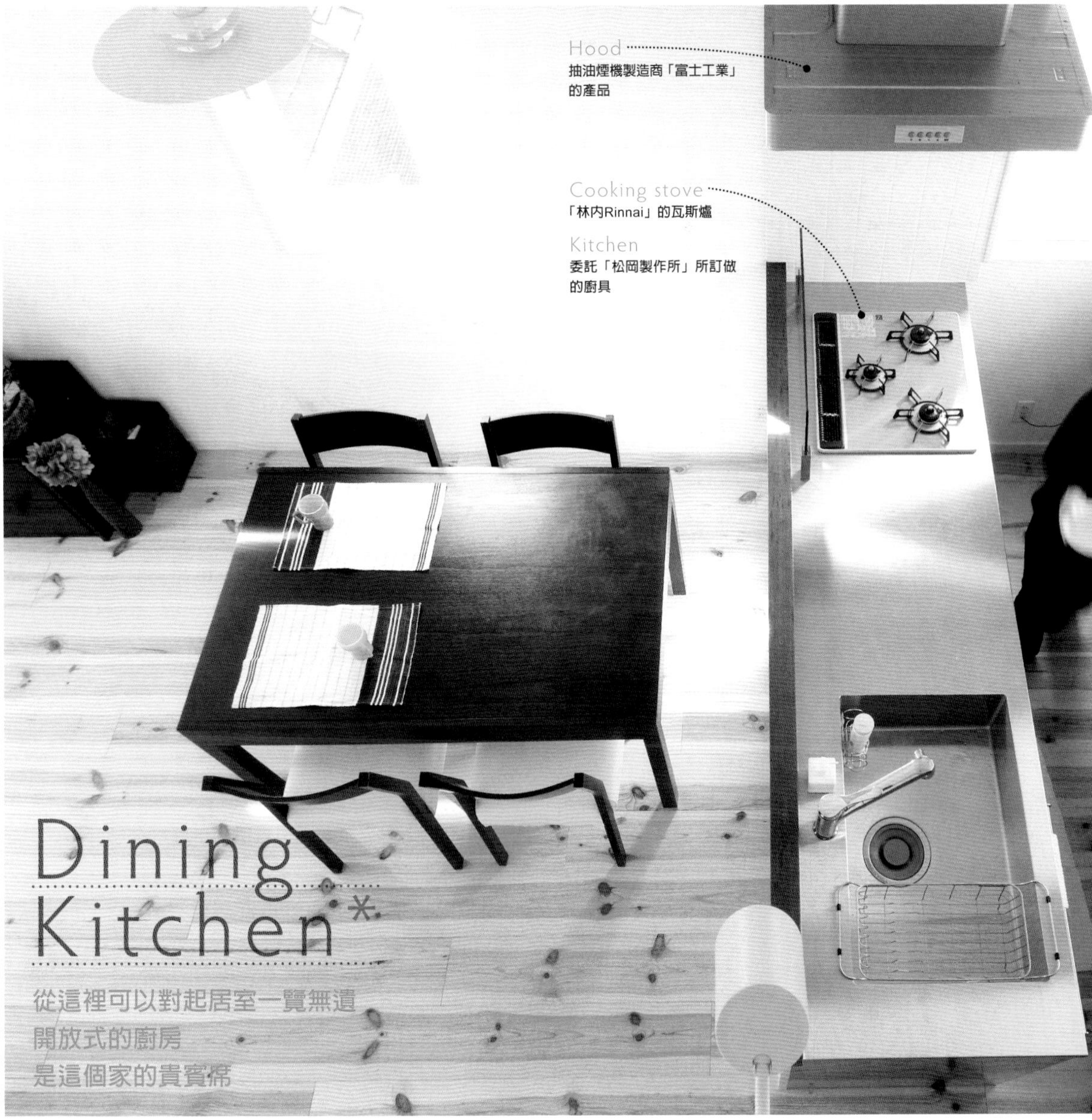
Hood
抽油煙機製造商「富士工業」的產品
Cooking stove
「林内Rinnai」的瓦斯爐
Kitchen
委託「松岡製作所」所訂做的廚具

# Dining Kitchen*

**從這裡可以對起居室一覽無遺
開放式的廚房
是這個家的貴賓席**

## house plan

沒有凹陷與凸出的箱型平面格局，降低了建築成本。一樓的臥房及二樓的LD，在未來需要個別空間時都可自由隔間；目前兩個地方都是以一大間的型態來活用。在需要收拾很多東西的玄關和廚房皆保留了大型的收納間。

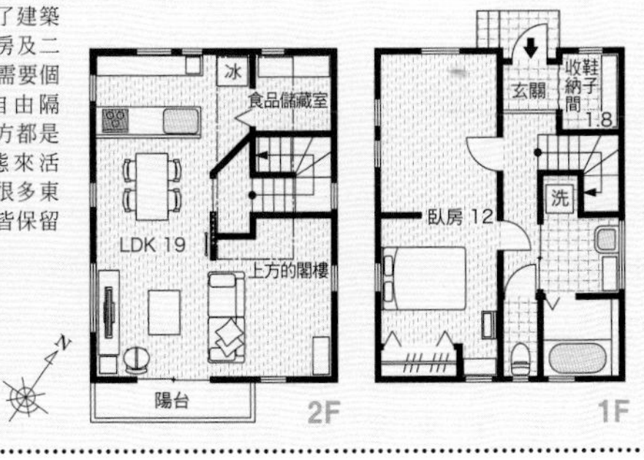


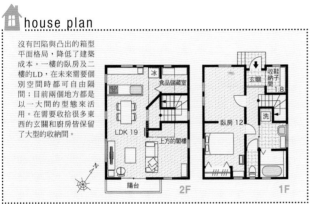

大房的型式，因此這個房子以隔間來說，就變成1LDK了（笑），但是這是我們家能舒適與否的決定性因素。未來家人增加時可以裝修改造，現在我們很享受這麼寬大的空間」。開放式風格的隔間平面設計，與兩人樸實無華的生活型態配合得剛剛好，是個兼顧生活的便利性與降低成本的聰明設計。

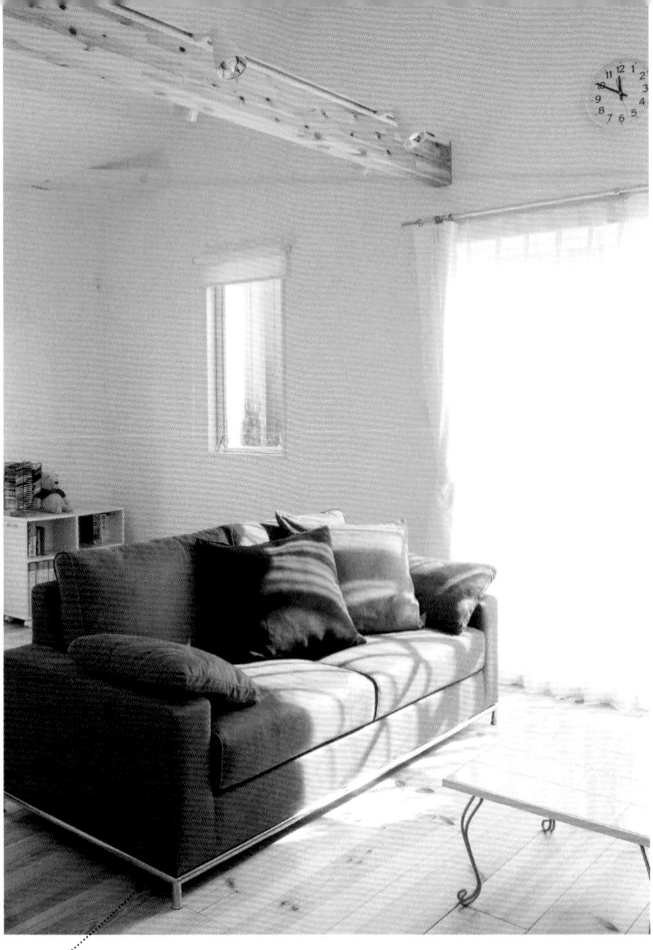

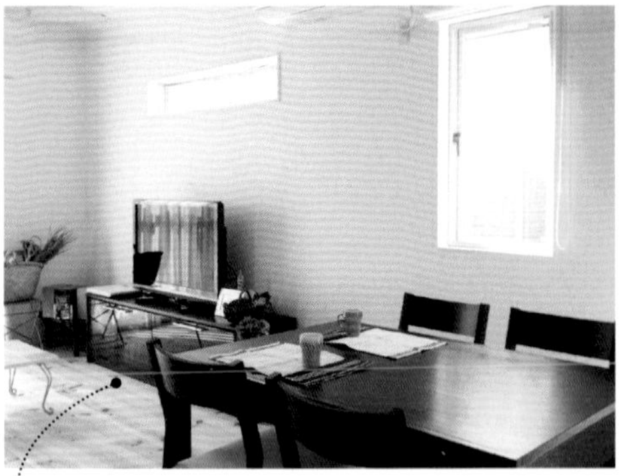

TV board
在家具專門店「Crastina」店中挑選的

與鄰居相鄰的那側，在窗戶的大小及配置上都下了工夫。使用了從外面不容易看到裡面的橫長窗來增加採光。

# Living*

## 放鬆休息的空間，統一從喜歡的店家購買現代簡約風家具來擺設

如果沿著頂上的木梁設置隔牆與門，還可以再隔出一個房間。

Sofa
在家具專門店「Crastina」店中挑選的

Light
「松本船舶電機」的船舶用燈

Towel hanger
用水管做的毛巾架，是「P's supply」的原創設計

拖布盆與頗具設計感的高頸水龍頭，是出自「P's supply」的提案。

# Sanitary*

## 衛浴空間的牆壁採用粉刷的方式讓室內沒有濕氣且乾爽舒適

Toiet
「INAX」的無水箱馬桶

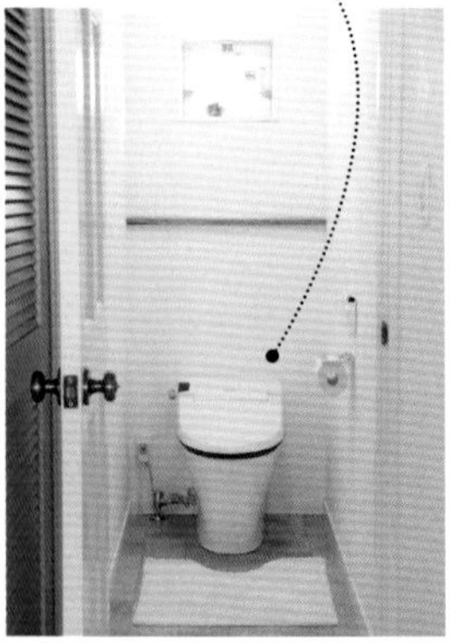

裝設無水箱馬桶讓廁所看起來很清爽。這裡和洗手間的牆壁一樣都是DIY自己塗上珪藻土。

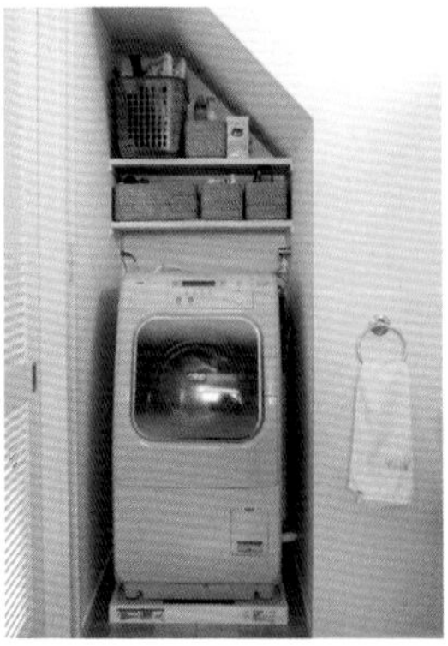

樓梯下的死角空間，利用它來放置洗衣機。

Mirror
在「IKEA」挑選的無框款式

Sink
選用「TOTO」的拖布盆

Cock
購自進口衛浴設備經銷商「YASUDA PROMOTION」

Floor
價錢平易近人的仿紅土陶磚風格塑膠地板貼皮

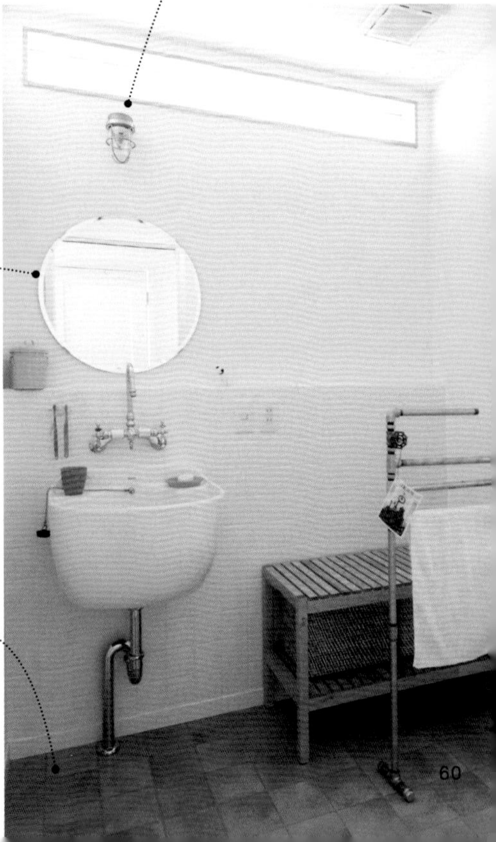

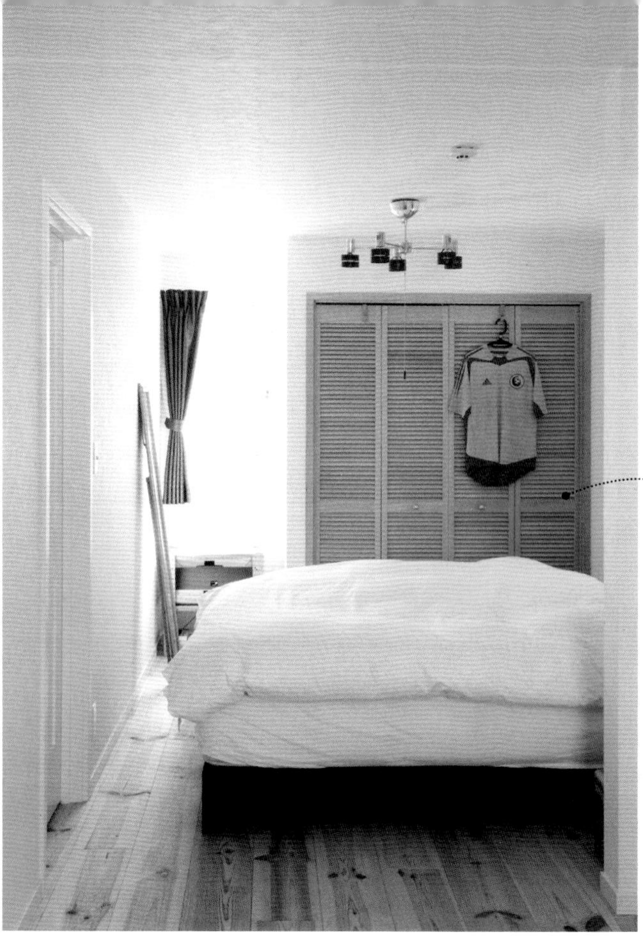

# Bed room*

注重隱私的個人房間
貫徹了極簡的精神
只放置一張睡起來很舒服的床

Closet
經由「P's supply」配置的進口門片

Bed
家具居家用品店「KEYUKA」的產品

臥房約有12個榻榻米那麼大。因為將來會隔成兩個房間，所以特別預先設置了兩扇門。

因為大門鑲上了玻璃，使得玄關裡面十分明亮。這種玻璃原本是使用於階梯露台而製作的東西。

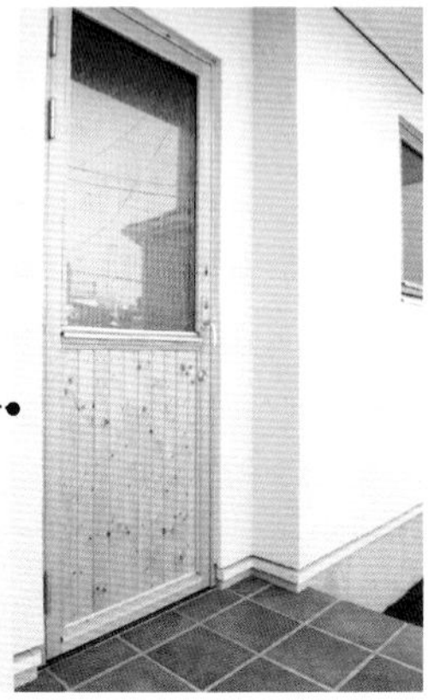

Door
經由「P's supply」配置的瑞典式木製門片

Wall
以造型塗料Jolypate表面抹紋處理

Tile
在瓷磚及石材供應商「名古屋MOSAIC」店中選到的天然石瓷磚

# Entrance*

在假日使用的
戶外用具
為了能將它們收拾整潔
而做的收納規劃

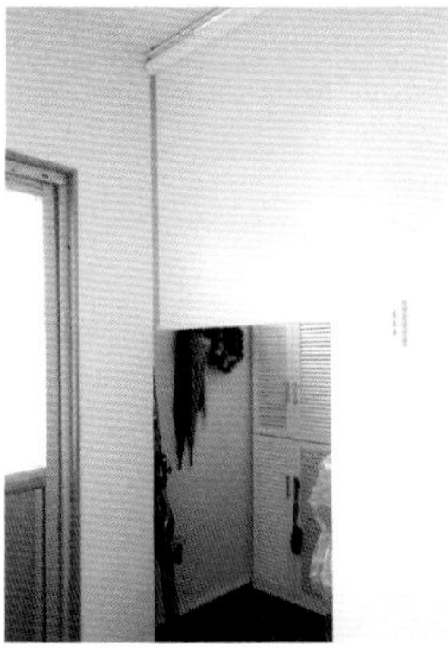

和瓷磚地板相連的玄關收納間。滑雪的用品以及雪地用的無釘防滑輪胎等等也都能收進這裡。

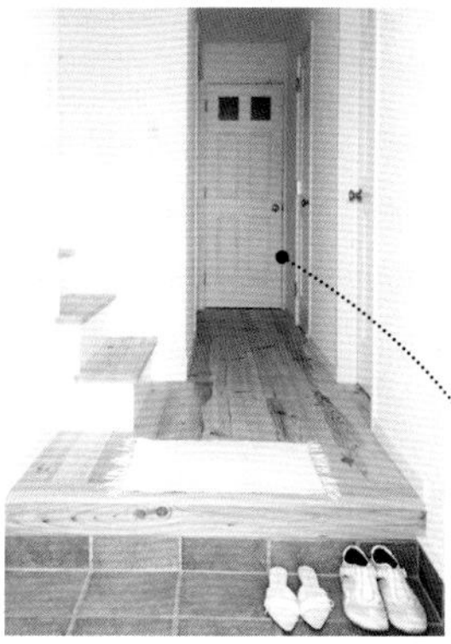

由於採用的是每一片顏色都不同的天然石瓷磚，使入口呈現出自然風的印象。

Door
經由「P's supply」配置，來自美國及加拿大的進口門片

## file 9..... 南家的 POINT

這個家
### 最用心規劃的地方

◆ 平面規劃相當重視家人聚集的場所。LDK盡可能的開放，為了打造出明亮的空間費了不少心思。

◆ 每天要使用的衛浴空間。面對式的不鏽鋼廚房設備是必要的。另外在洗手間方面，除了重視呈現的氣氛，同時也發揮出機能性。

這個家
### 最喜歡的地方

◆ 果然，最用心規劃的地方最令人喜歡。從廚房看著起居室和餐廳的空間，以及無垢材木地板時，就感覺心靈得到了撫慰。

◆ 也好喜歡從屋外看到的、房子正面散發的氛圍。採用瑞典製的木框窗子與玄關大門是正確的選擇。

### house data

| | |
|---|---|
| 家庭成員 | 夫妻 |
| 土地面積 | 123.60m²（37.39坪） |
| 建築面積 | 39.74m²（12.02坪） |
| 總樓地板面積 | 76.69m²（23.20坪）<br>1F39.43m²＋2F37.26m² |
| 本體工程費 | 1890萬日元 |
| 3.3m²單價 | 約81萬日元 |
| 構造・工法 | 木造梁柱架構式金物工法<br>兩層樓 |
| 設計・施工 | （有）「P's supply」<br>Tel 045-715-7791<br>www.ps-supply.com / |

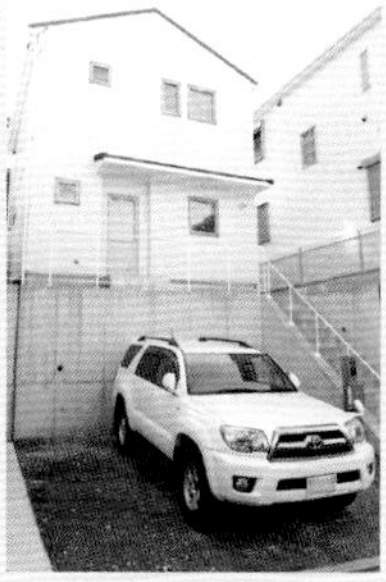

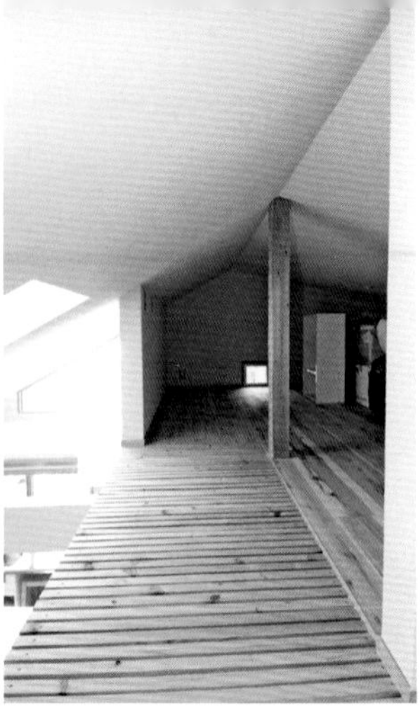

# Loft*

像個秘密小屋的閣樓
在孩子的朋友之間
也大受歡迎

面積約有五個榻榻米大小。為了讓樓下也能導入光線，將木條以柵欄狀來鋪設連接閣樓的通道。

在屋頂下置入了小閣樓，並做成開放式的LDK。閣樓是從右手邊自由區牆上的梯子來爬上爬下。

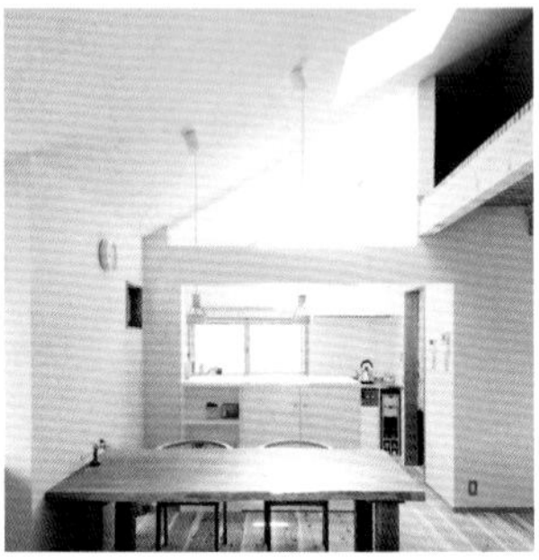

生活便利的房子

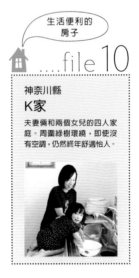

## ....file 10

神奈川縣

K家

夫妻倆和兩個女兒的四人家庭。周圍綠樹環繞，即使沒有空調，仍然終年舒適怡人。

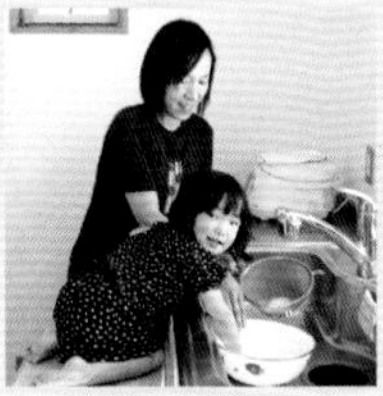

地板採用了日本國產的杉木材
隨著每年每月的過去
能細細品味地面逐漸變深的色澤

# Entrance*

因為有了與水泥地
連接的鞋子收納間
玄關的周遭
總是收拾得乾乾淨淨

為了不讓人感覺狹窄，將玄關的門廳設計成L型。

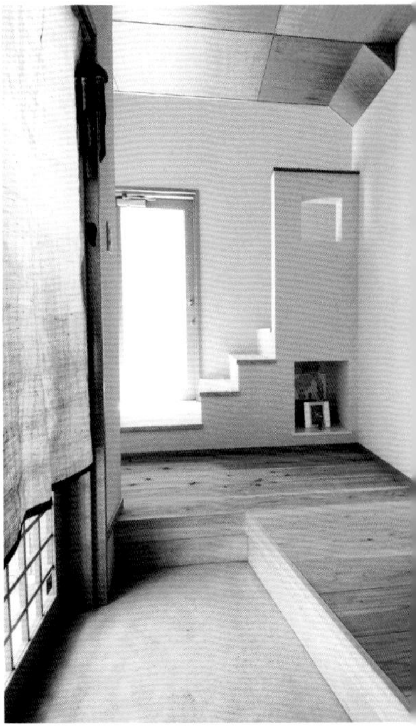

造訪蓋了新房子的朋友家之後，K太太也受到鼓舞而建造出屬於自己的房子。「我們買進的53坪土地本來面積算是很寬裕的，不過因為是旗竿型的建地＋用途地域的限制，能使用於建築物的面積只剩15坪了」。於是K太太提出了有效利用這麼小的面積，同時讓住家具有開放感的請求。設計師提出的提案是，在二樓配置LDK，並活用天花板到屋頂之間的小閣樓來增生出使用空間。

回家之後可直通到鞋子收納間，將鞋子收好。

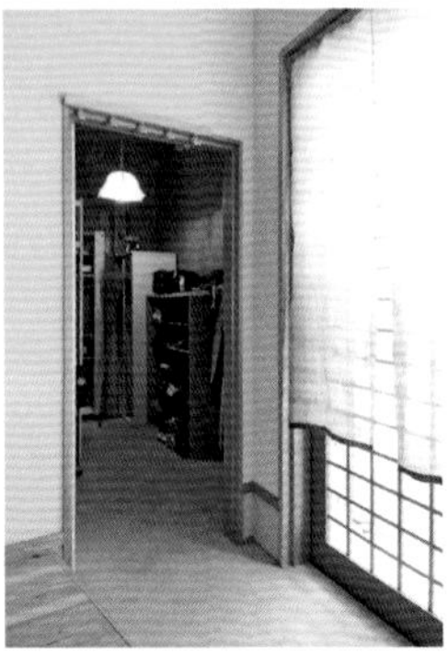

## house plan

周圍有些小山坡環繞，希望能常看到陽光而將LDK配置在二樓。爲此也設計出較高的屋頂，打造成開放感的住宅。此外，因爲要求生活上不需依賴空調，於是規劃成重視通風的格局設計。

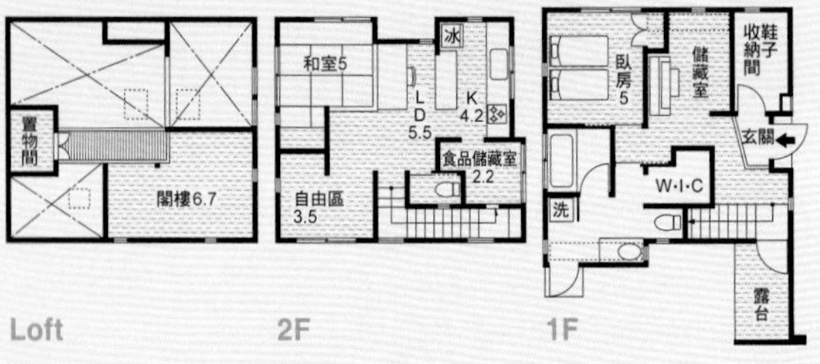

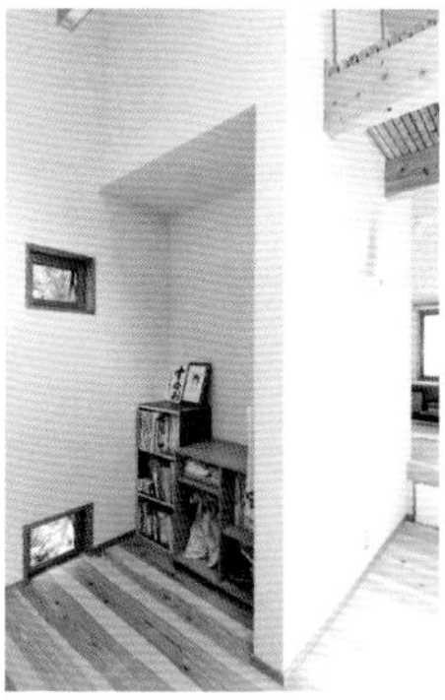

・在右側照片中書房的牆壁背面，就是此圖所示的自由使用空間。

・位在深處的書房空間中，書桌下面是設計成暖桌型的下凹式。

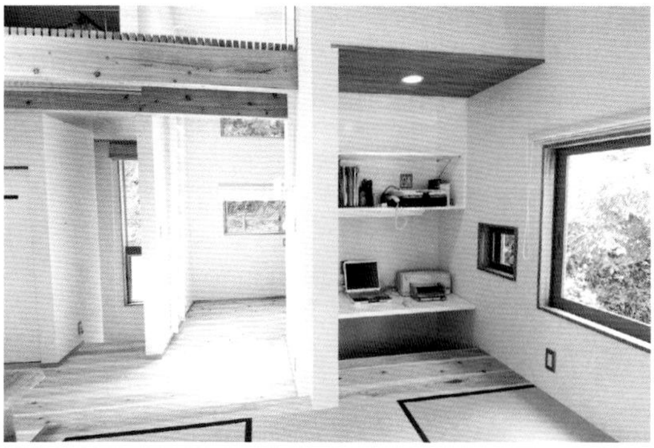

Light
挑選與和風及西洋風都能搭配的「ODELIC」吊燈

Wall
牆上使用的塗料，是以Shirasu白砂（火山灰）為原料的「中霧島壁Light」（高千穗）

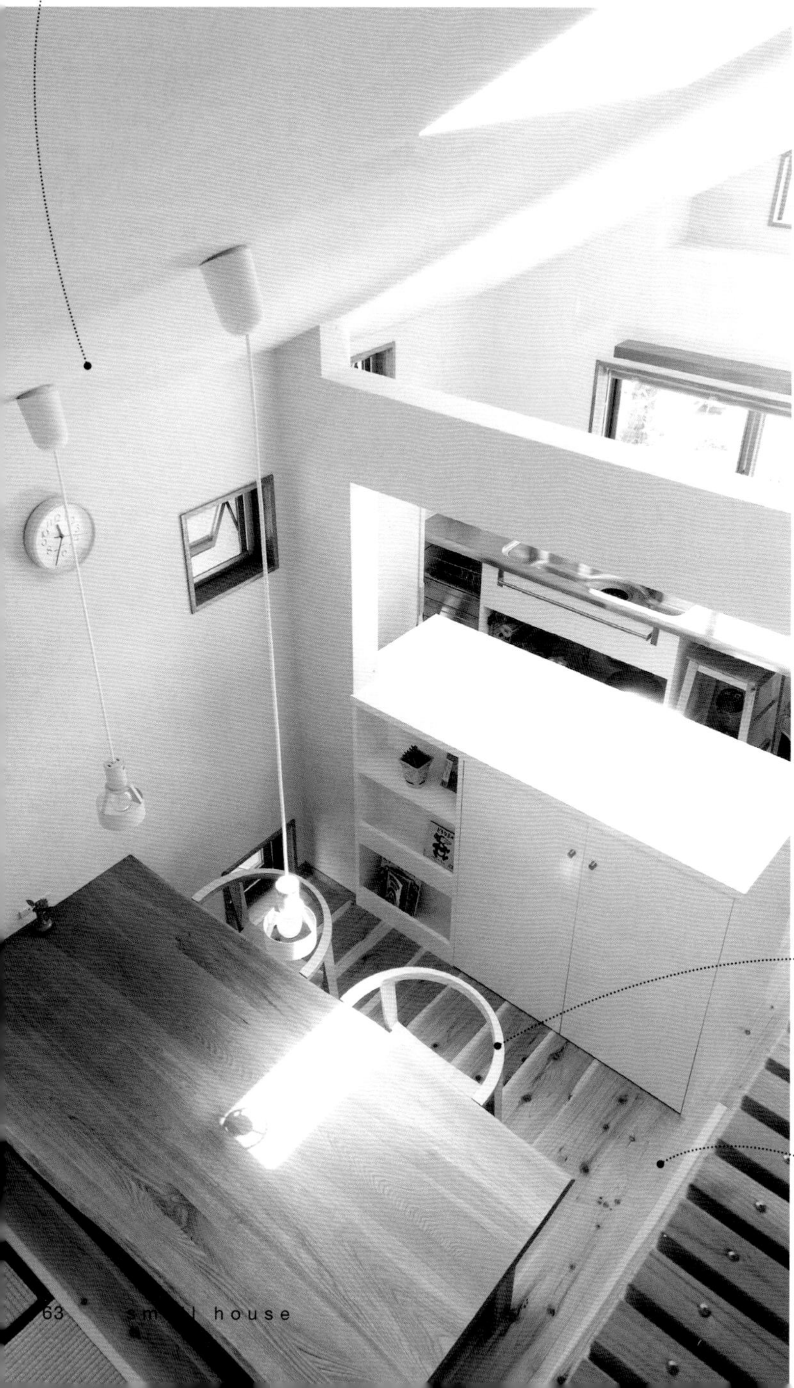

# Dining & Japanese room*

## 榻榻米空間設計成高出地板一個階梯的高度可代替板凳來使用

房子完工後初次進去裡面，K太太最先注意到的就是天花板的高度。拜它之賜小閣樓得以實現，成為與朋友談論時最自豪的地方，孩子們也非常高興。放在設計第一順位的大型收納空間也確實規劃了三處，「室內因為少了雜物，打掃起來方便多了，家事也得以順利進行。是全家人都非常滿意的房子！」

因為將和室、起居室、廚房緊密地規劃在一起，而提昇了生活效率。

Chair
「AIR CORE CHAIR」的椅子是在廚房型錄上看到，然後尋找店家而購得

Table
餐桌使用沒有上漆的白蠟木無垢材，是「東急Hands」的展示品

Floor
以寬20公分、沒有上漆處理的杉木無垢材做為地板的材料。既沒上油也沒打蠟

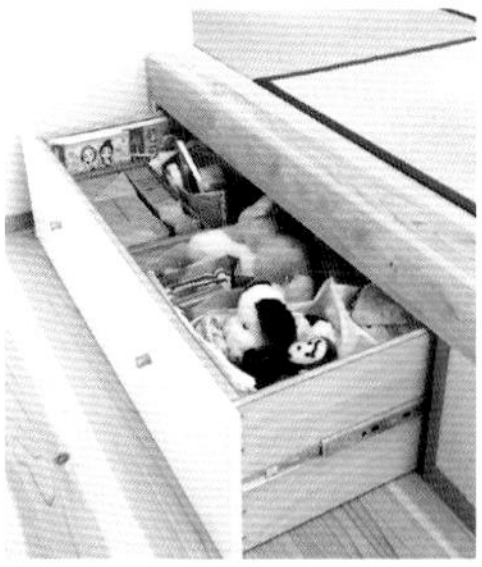

高度有20公分的抽屜，收納孩子們的玩具相當便利。

# Kitchen*

因為有了大空間的食品儲藏室
工作台可以廣泛的利用

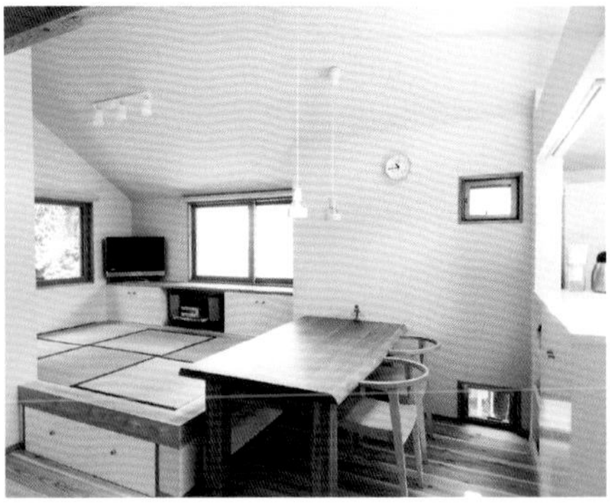

將起居室的一個角落做成墊高一階的和室，可以自由使用，相當方便。

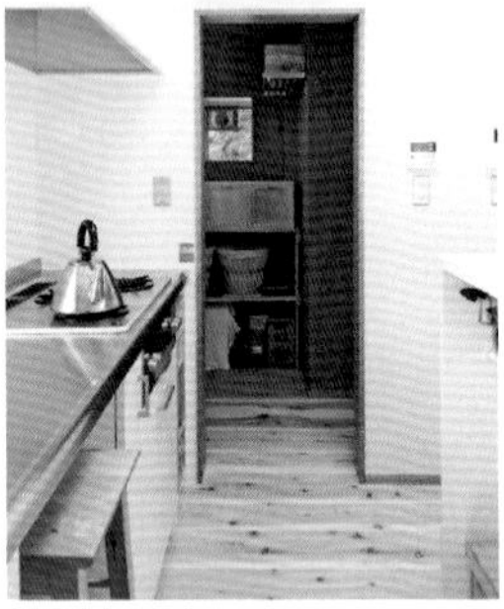

大面積的食品儲藏室，對廚房的收納大有幫助

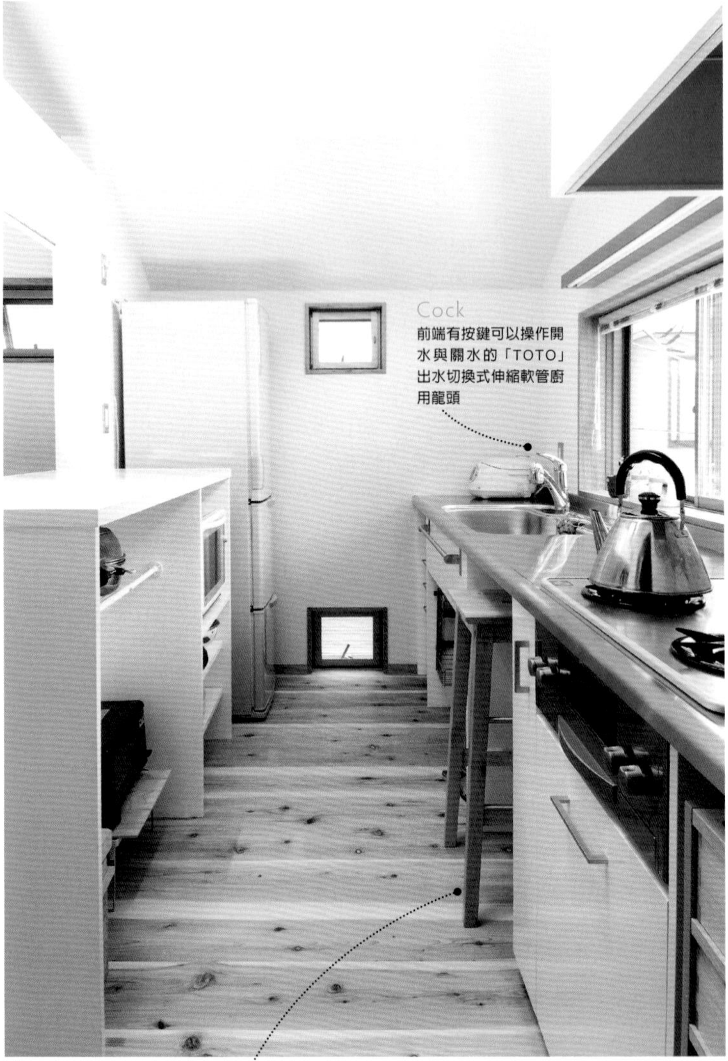

Cock
**前端有按鍵可以操作開水與關水的「TOTO」出水切換式伸縮軟管廚用龍頭**

Stool
**當孩子來幫忙時可派上用場的「IKEA」高腳椅凳**

在往外看視野最好的地方，設置了廚房的窗戶。

Ceiling board
**用柳安木合板切成像大面磚那樣的正方形來鋪設**

由於牆壁上方及下方都開了小窗，室內空氣可以順暢流通。

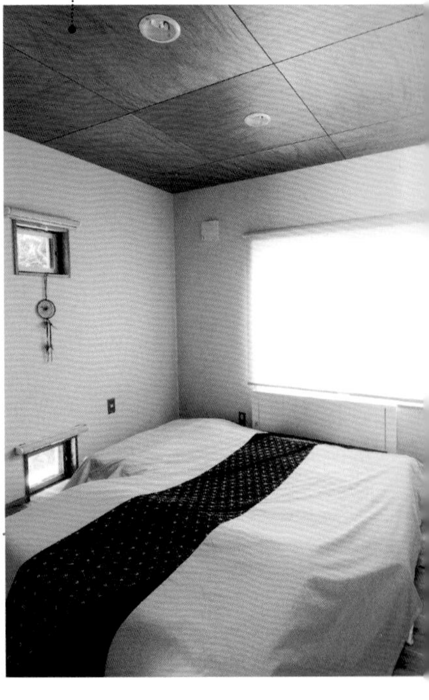

# Bed room*

離浴室及衛浴設備不遠
因此，雖然有年幼的孩子
早晨的梳洗打扮也很迅速

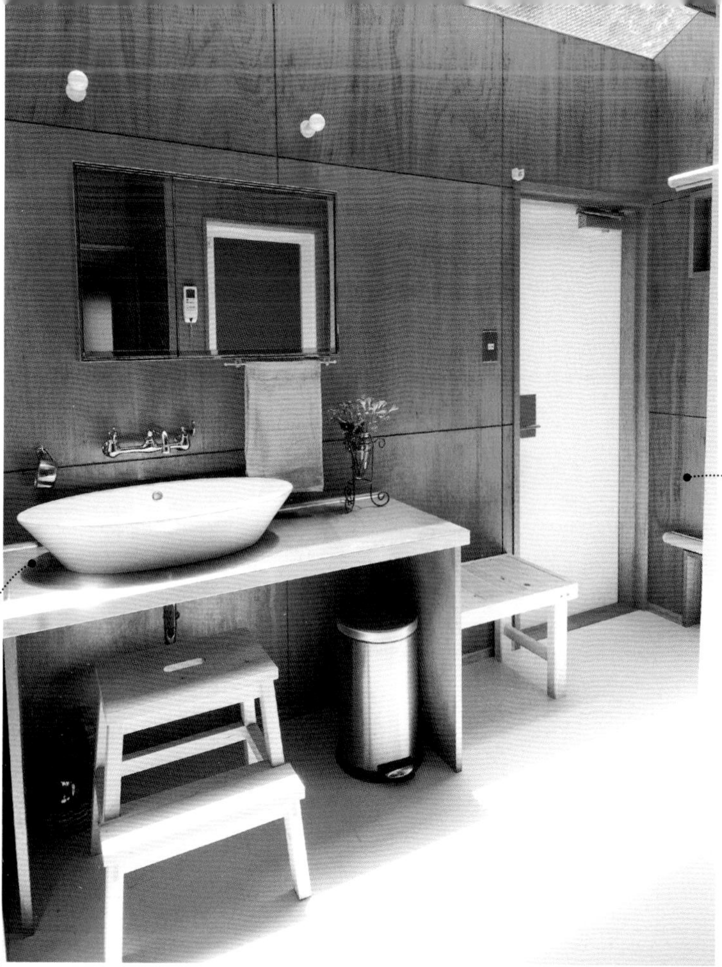

# Sanitary*

## 從天窗照下的陽光
## 讓浴室顯得明亮又清爽

Wall
牆面貼的是價格便宜的柳安木合板。裁成像大面磚的正方形來鋪設，顯得很時尚。

Floor
即使髒了也容易打掃。因為欣賞它沈著的視覺印象而選擇的塑膠地磚

Bowl
義大利製的橢圓形洗臉盆，由「Sanwa Company」進口。

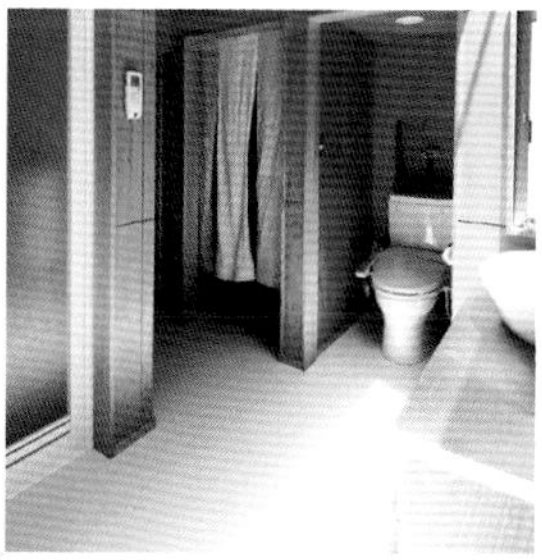

因為在天花板上裝了浴室乾燥設備，在下雨的日子，這裡就變成衣物烘乾室。

洗手間的一角設置了走入式衣物收納間及廁所。

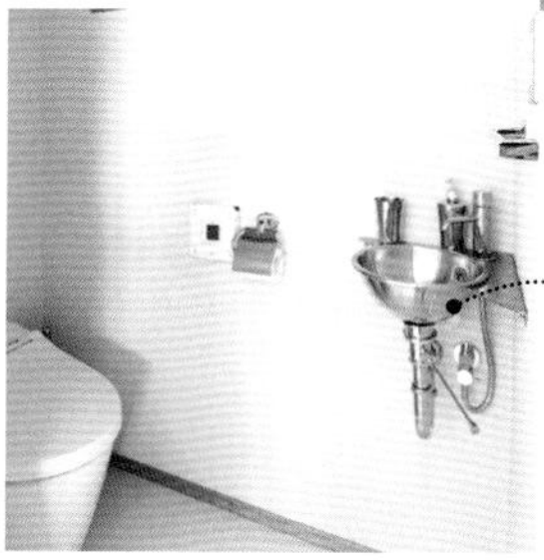

Bowl
充滿時尚感的不鏽鋼製洗手台，是「Sanwa Company」的產品

在二樓的廁所也供客人使用，因此內裝採簡單式的設計。

## file 10.... K家的 POINT

這個家
### 最用心規劃的地方

◆ 設置在榻榻米房間深處的角落小書房，為了讓腳可以放鬆舒坦而設計成下凹式；有時候也變成孩子的遊樂場所。

◆ 榻榻米空間設計成高出地板一階，還可取代為餐廳的座椅；這樣餐桌只放兩把椅子就夠了，對小坪數的房子來說是很適合的創意。高出一階的榻榻米下面也可利用來收納。

這個家
### 最喜歡的地方

◆ 從天窗或高處的窗戶、可望見雲、月亮以及飛機，讓人心情好好。

◆ 因為建地周邊圍繞著小山丘，因此窗戶都不需要裝設窗簾，相當的有開放感。

◆ 由於房子裡地板採用的是無塗裝處理的杉木無垢材，不需要用油或是打蠟來保養，隨時隨地都散發著很舒服的香味。

### house data

| | |
|---|---|
| 家庭成員 | 夫妻+小孩兩人 |
| 土地面積 | 174.77m²（52.86坪） |
| 建築面積 | 43.75m²（13.23坪） |
| 總樓地板面積 | 81.21m²（24.57坪）<br>1F40.02m²+2F41.19m²+閣樓16.55m² |
| 本體工程費 | 約1590萬日元 |
| 3.3m²單價 | 約54萬日元 |
| 構造・工法 | 木造兩層樓（梁柱架構式工法） |
| 設計 | 佐賀・高橋設計室（高橋正彥）<br>Tel 0467-33-2133<br>www.takahashi-arch.com |

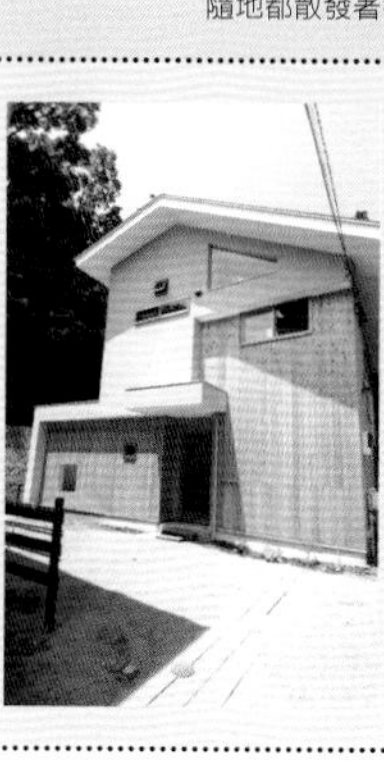

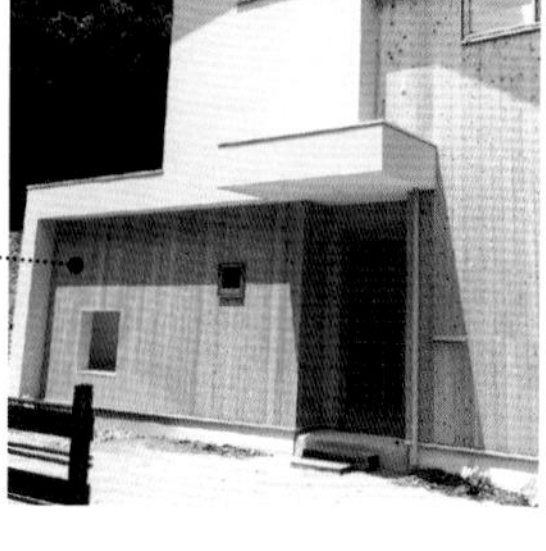

Wall
外觀的牆面帶著現代和風感，是由噴砂漿混樹脂的牆面與釘貼的杉木板組合而成

讓生活中心的LDK寬敞而明亮
無論哪裡都可感受到家人的氣息
跳層式結構的住宅

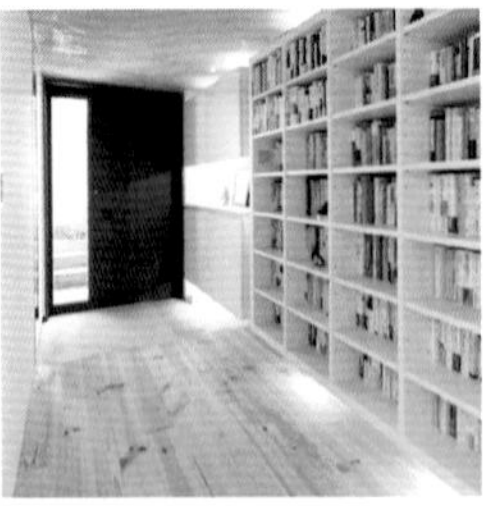

由於玄關門廳做得寬大，感覺相當寬裕自在。大容量的收納也沒問題。

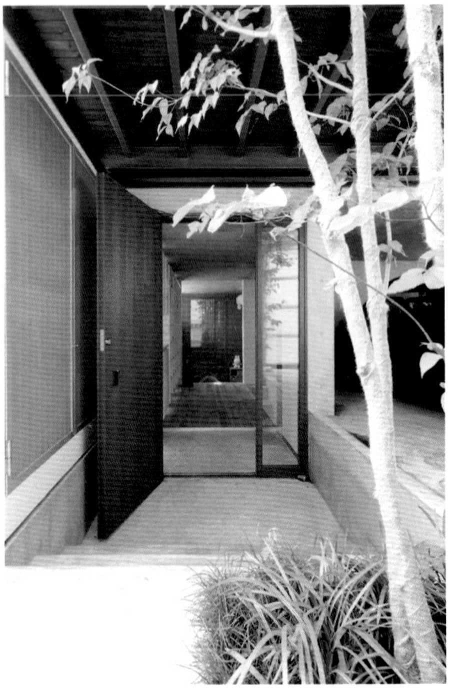

透過正面的玻璃牆往內望去，半處於地下的粉紅色牆面就映入眼簾。

# Entrance*

運用色彩給造訪的客人帶來驚喜
新鮮且讓人驚豔的玄關

生活便利的房子

file 11

東京都
## M家

夫妻倆和兩個女兒的四人家庭。M先生為了讓太太與建築師溝通更順暢，選擇了女性的建築師來擔任設計。

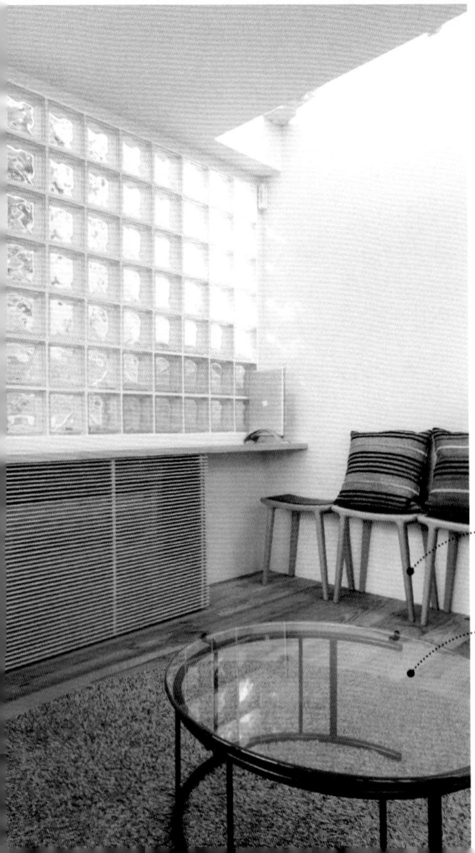

# Living*

長條窄邊桌、造型纖細的凳子、圓形的茶几…。雖然小巧簡單，但是機能性與舒適度都是滿分

空調上面釘製了頂板而成為窄的長條壁桌。透過天窗灑下的光線，讓這裡明亮且具有機能性。

Chair
雖然纖細但坐起來很舒服的凳子，購自青山的「O-ROSE家具店」。

Table & Rug
不會干擾到動線的圓型茶几，和下面的地毯同樣購買自「HUKLA Gallery青山」

## house plan

從地下室開始直到三樓，每半層就往上銜接樓地板的跳層式結構，室內有種很和緩地連結在一起的感覺。由於每個房間使用的顏色都不一樣，因此每進到一層樓，就會因空間的印象改變而為之雀躍，感覺上縱向的高度也增加了。

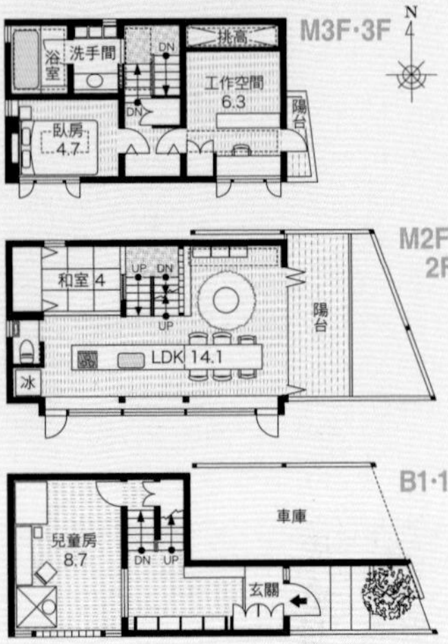

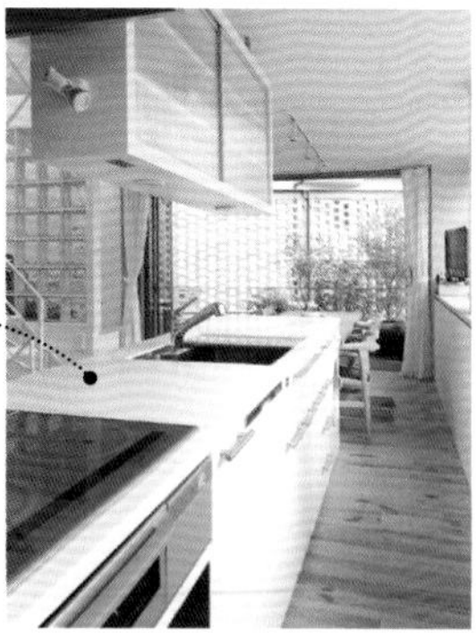

在流理台下方裝設洗衣機，提高了家事的效率

Kitchen
設計這棟房子的「noanoa空間工房」的大塚女士也設計了廚房

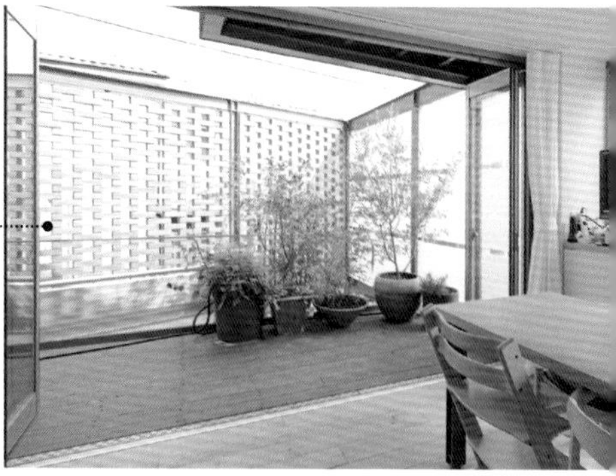

如果將全開式摺疊落地窗全部打開來，室內就會與戶外連成一體，真的非常舒服！

Fence
經由「noanoa空間工房」安排，使用建築用的紅磚與車庫用的PC聚碳酸酯網

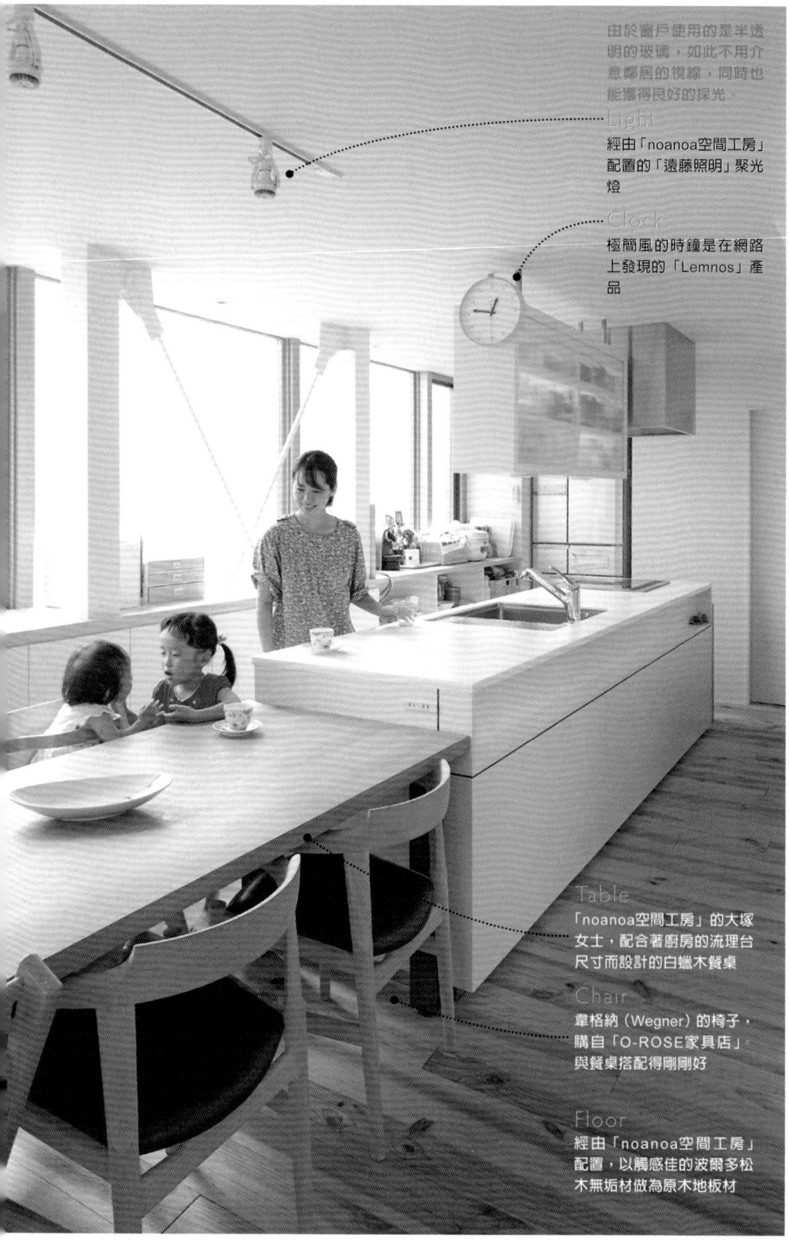

由於窗戶使用的是半透明的玻璃，如此不用介意鄰居的視線，同時也能獲得良好的採光。

Light
經由「noanoa空間工房」配置的「遠藤照明」聚光燈

Clock
極簡風的時鐘是在網路上發現的「Lemnos」產品

Table
「noanoa空間工房」的大塚女士，配合著廚房的流理台尺寸而設計的白蠟木餐桌

Chair
韋格納（Wegner）的椅子，購自「O-ROSE家具店」。與餐桌搭配得剛剛好

Floor
經由「noanoa空間工房」配置，以觸感佳的波爾多松木無垢材做為原木地板材

# Dining Kitchen*

## 縱長型的流理台面
## 將視線導向深處而看起來寬大
## 夫妻兩人一同下廚也很合適

M家之前是住在屋齡十年以上，先建後售型的住宅。與打造小型住家很拿手的建築家大塚康子諮詢過後，「了解到只有改造的話，在設計上會有許多地方受限，因此排除了這個想法，決定用重建來代替。」

因為以前面積不大不小的房間很多，新家決定將二樓整層做為LDK，設置了長度三公尺以上的廚房流理台面，並與寬約兩公尺的陽台相連，讓空間更加長延伸。一家人生活中心的LDK變得如此寬敞明亮，達到了改建之前所無法比擬的舒適機能。

另外到三樓為止，都是採用每半層往上加的跳層式樓面結構。從二樓的廚房就可以得知在中二樓和室裡孩子的情形，家中隨處可感受到家人的氣息，生活起來很安心。

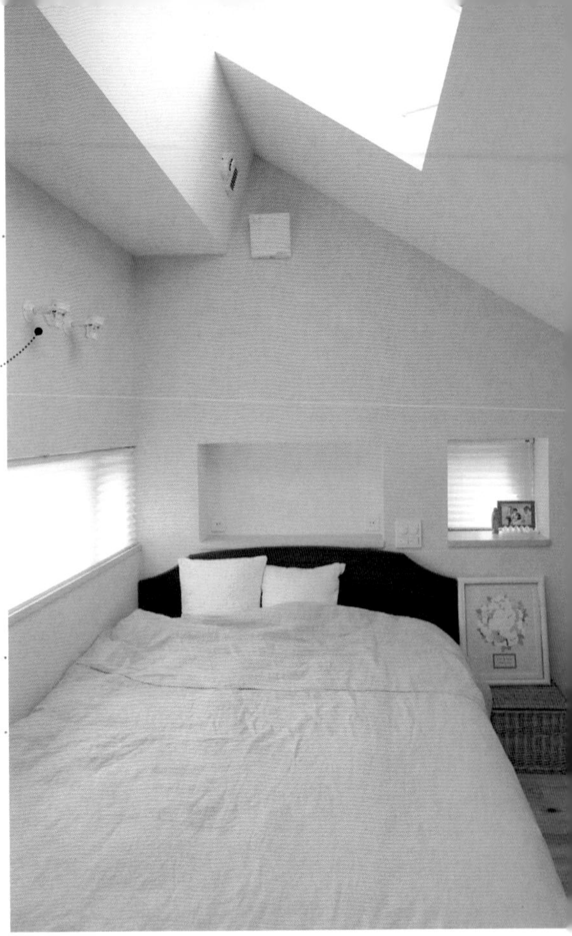

# Bed room*

糖果色系的牆面以及
間接照明的光線
誘人進入舒適的睡眠中

Light
**將「遠藤照明」的聚光燈朝天花板投射，間接照明讓光線變得柔和**

優雅的藍色將一天的疲累都療癒了，早晨醒來也倍感舒爽。

因為置物架和書桌是設置在南側的牆邊，因此從天窗灑下的光線十分充足。

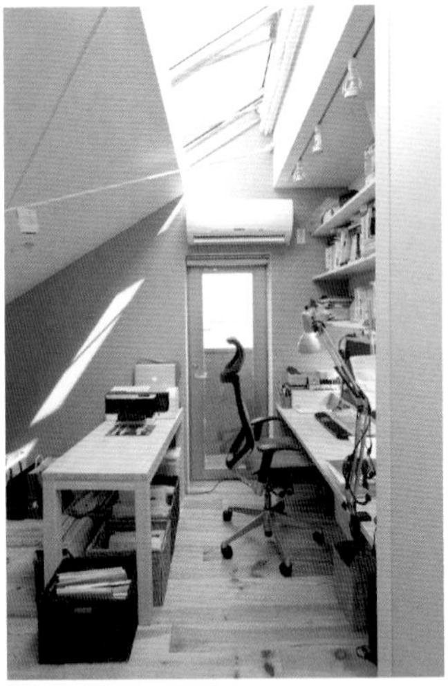

# Work space*

活用牆面來設置機能性的收納
讓人心平氣和的苔綠色
對於提昇專注力上大有貢獻

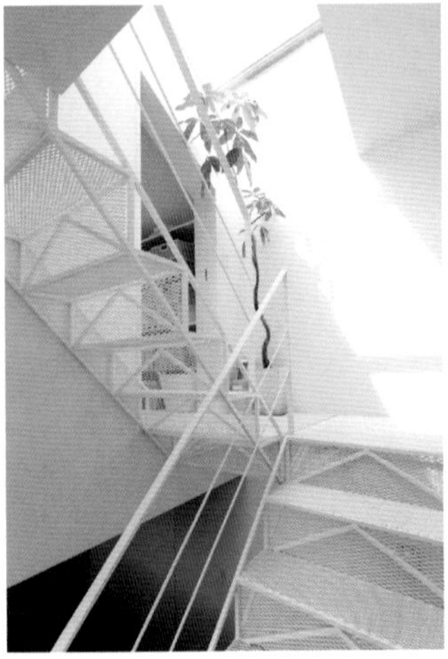

與樓梯平台相連的是洗手間。來自天窗的光線讓這裡到一樓都很明亮。

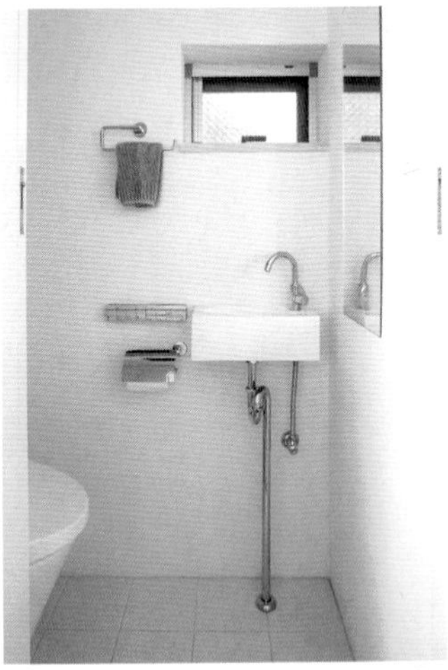

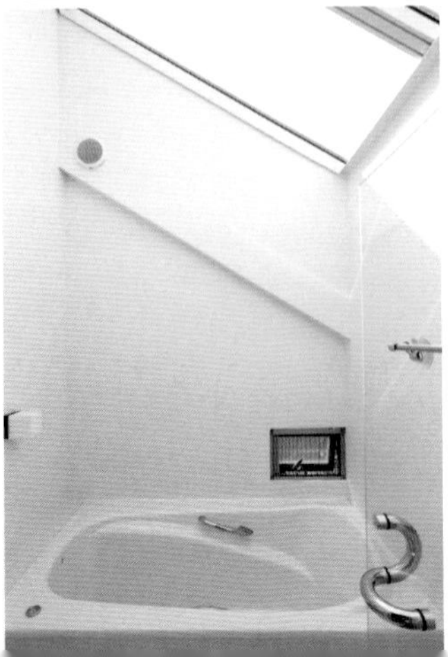

從浴室的天窗可以望見星空和飄過的雲朵，無論夜晚或白天都非常愜意！

# Sanitary*

在清一色的白所打造出的清爽空間
讓每天感覺清新又充滿活力

由於廁所就設置在餐廳與廚房的一角，因此採用打開門時看起來很整潔的設計。

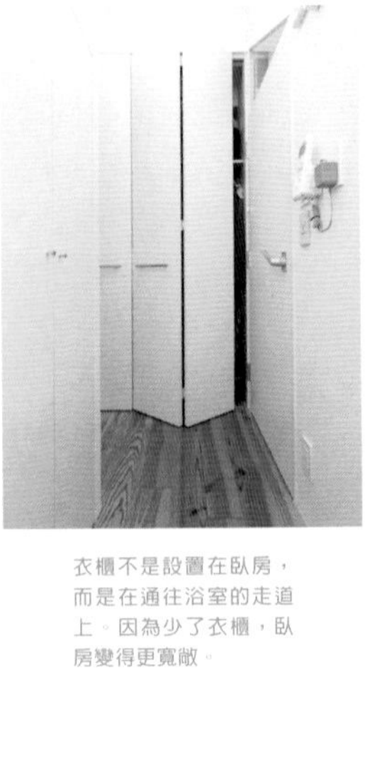

衣櫃不是設置在臥房，而是在通往浴室的走道上。因為少了衣櫃，臥房變得更寬敞。

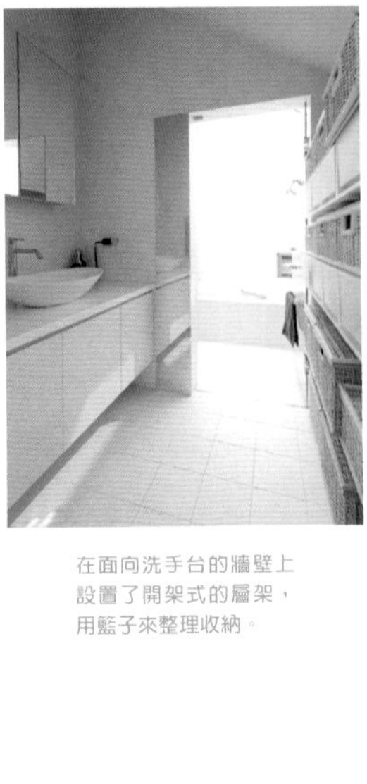

在面向洗手台的牆壁上設置了開架式的層架，用籃子來整理收納。

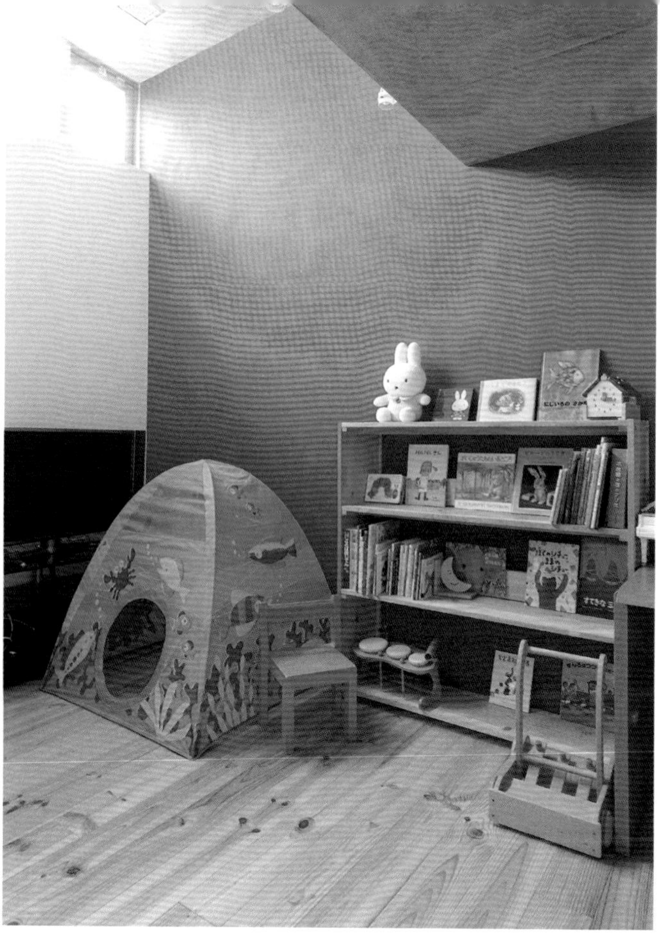

# Kids room*

從南邊高處的側面窗
照進了充足的光線
位於半地下室卻有想像不到的明亮

一進入玄關就能看到前方這面鮮豔粉紅色的牆壁。

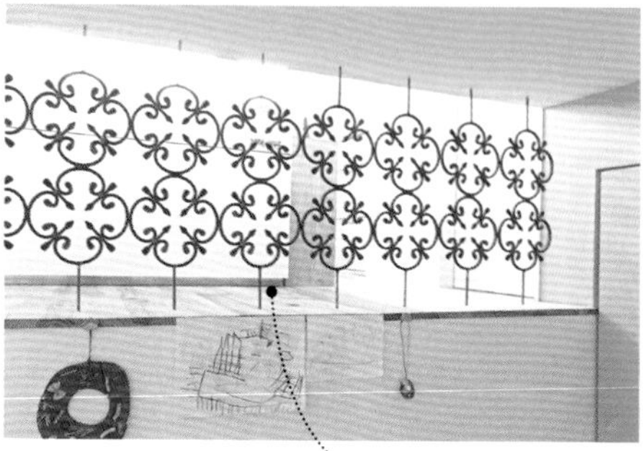

從廚房朝欄杆看去，可以得知在和室裡的小孩子的情形，因而讓人安心。

Fence
**與二樓的廚房的隔間，由「noanoa空間工房」配置建構外牆用的鑄鐵柵欄**

## file 11.... M家的 POINT

這個家
### 最用心規劃的地方

◆ 依照大塚小姐的設計提案，將門扉延伸至二樓形成高大圍籬，然後用它將二樓的木板平台給包圍起來。這麼做的用意是，從房間裡看出去時會有「到圍籬的地方為止都是室內」的錯覺，於是感覺室內寬敞許多。

◆ 受到北歐住宅影響的M先生希望將房間漆上色彩。由大塚小姐與我們夫妻細心挑選的顏色，呈現出個性化的空間。

這個家
### 最喜歡的地方

◆ 對於LDK的窗戶是否要用半透明的提案，雖然一開始很猶豫，但因為大塚小姐鼓勵我們「試看看吧！」於是我們便接受了，實際住起來真的沒問題。即便是住宅密集的地區，就這樣不裝窗簾也OK。

◆ 因為樓梯上方有光線灑下而顯得相當明亮，也經常想往高處走去，所以不會覺得爬到三樓很累。真的是越住越有魅力的房子。

### house data

| | |
|---|---|
| 家庭成員 | 夫妻＋小孩兩人 |
| 土地面積 | 71.96㎡（21.77坪） |
| 建築面積 | 35.10㎡（10.62坪） |
| 總樓地板面積 | 103.06㎡（31.18坪）<br>B1・1F35.10㎡<br>（包含車庫5.88㎡）＋<br>2F35.10㎡＋3F32.86㎡ |
| 構造・工法 | B1・1F RC造<br>2F・3F 鋼骨造 |
| 設計 | （有）noanoa空間工房<br>（大塚泰子）<br>Tel 03-5969-8800<br>www.noanoa.cc |

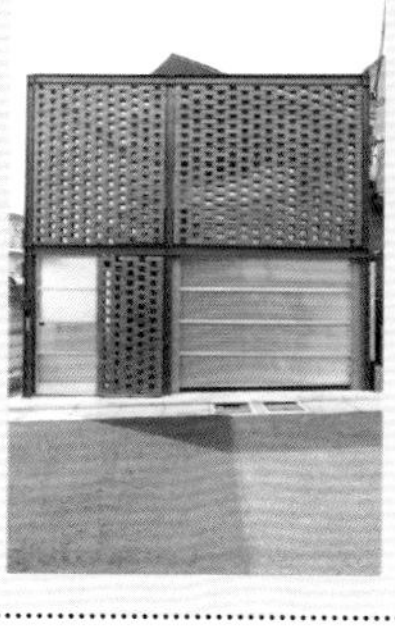

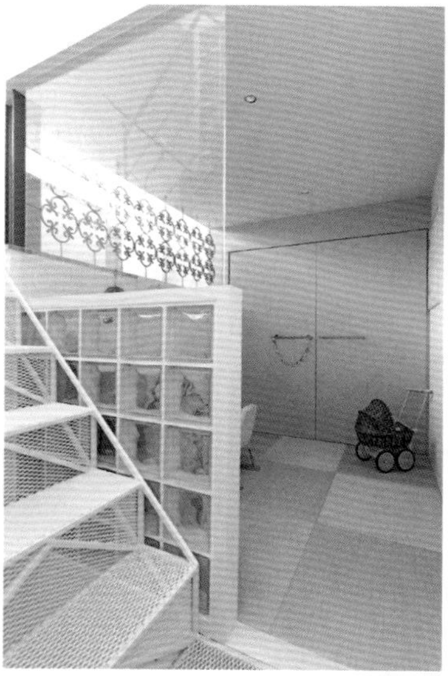

拜壓克力板與玻璃磚牆之賜，得以從樓梯的天窗將光線導入和室裡面。

# Japanese room*

位於中二樓的和室，
為了讓採光良好並能夠清楚看見室內
在隔間上下了一些工夫

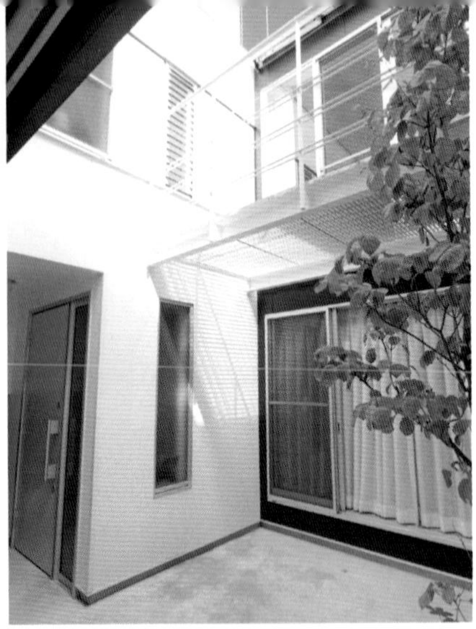

一樓和二樓在規劃時，都將主要窗戶朝向採光中庭。左邊深處的大門就是玄關。

# 光線從採光中庭充分地照射進來 雖然小小的，卻很明亮的住家

## Entrance*

每個房間都能接收到從白色牆壁反射進來的柔和光線

玄關與深處的臥房，如果將拉門拉開來就會成為一個連續的空間。左側的牆內全部都是鞋櫃。

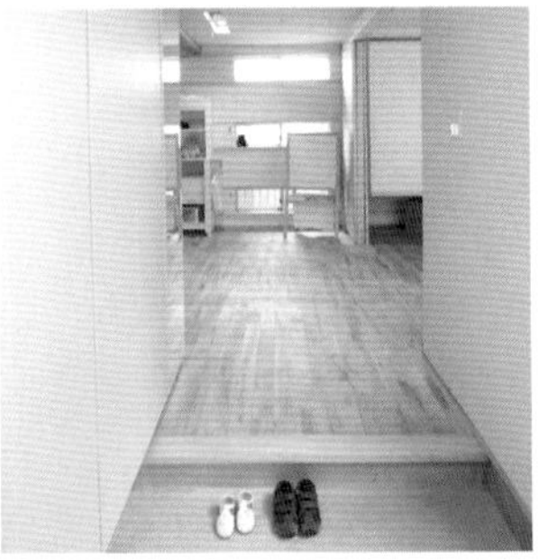

顧慮到防盜安全方面，在門扉上裝了電子鎖讓孩子們可以在中庭裡安心玩耍。

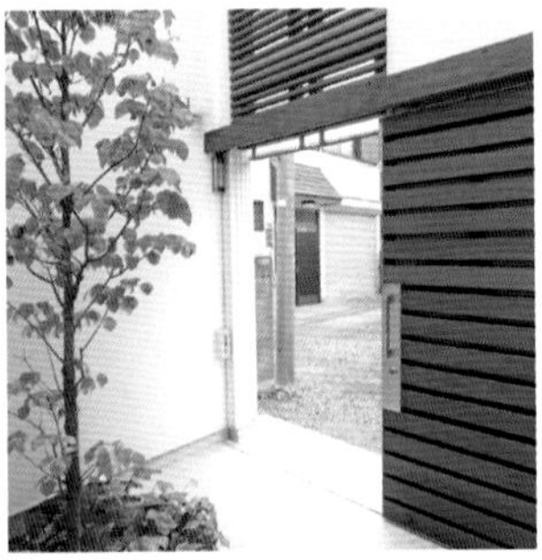

生活便利的房子

....file 12

東京都
**石橋家**

夫妻倆與5歲的兒子咲人、7個月大的女兒姬依的四人家庭。為了能有個不用介意腳步聲的家，選擇興建獨門獨戶的房子。

石橋先生在都心的便利地區建造了自己房子。石橋太太說：「我們兩人都是生在東京、長在東京，因此早就習慣了熱鬧的環境。同樣的，也習慣了狹小的房子（笑），所以房子的面積不會比便利性來得優先。」

所採行的設計是打造一個以白色外壁圍住的採光中庭，再從中將光線導入各個房間。「這樣就不用在

## Hall*

能夠將孩子的成長記錄下來的大樹型染彩繪是向藝術家特別訂作的

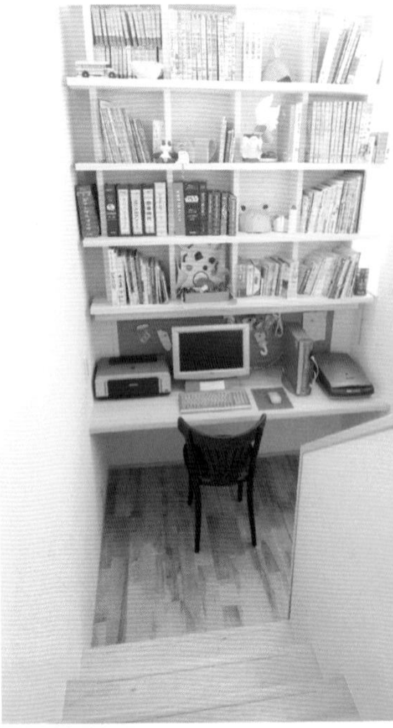

將樓梯平台設計得比較深，然後設置壁桌與書架，在角落的書房就實現了。

Stencil
委託夏威夷型染藝術家貝田Yoshiko女士所繪

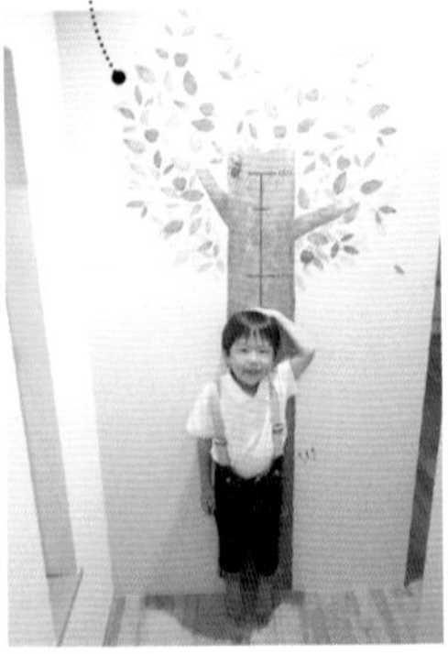

在樓梯下方也兼作身高量尺的型染彩繪。為樸素的牆面增添了色彩。

### house plan

將建地周圍全部圍上外牆，在其中配置建築物和採光的庭園。起居室兼作餐廳，樓梯的平台也兼書房一角，像這樣讓同一個空間有多樣性的用途，有效活用了空間。

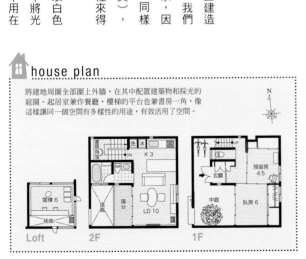

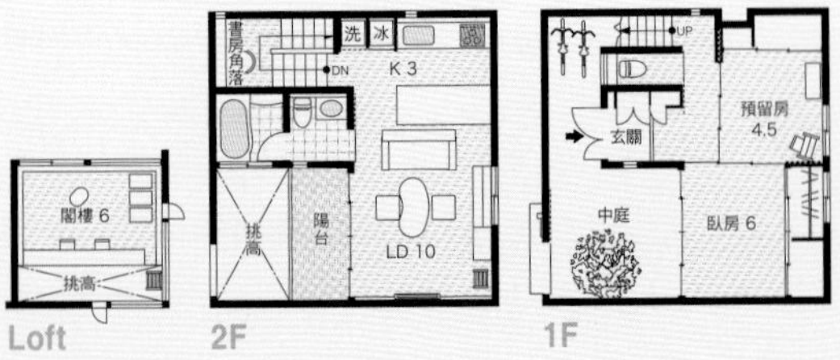

# Dining & Loft*

## 位於起居室上方
## 像天橋一樣的閣樓
## 是未來的兒童房

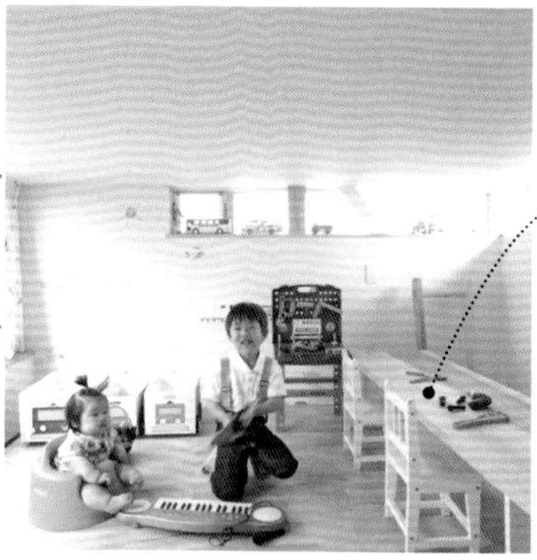

從LD爬梯子上去的小閣樓，裝設低矮的長條壁桌來取代桌子

Kids chair
在1000元日幣均一商店中找到的東西

室內佈滿從中庭進入的光線，無垢材的地板與肌膚接觸的感覺很舒服，家人在家都是打赤腳

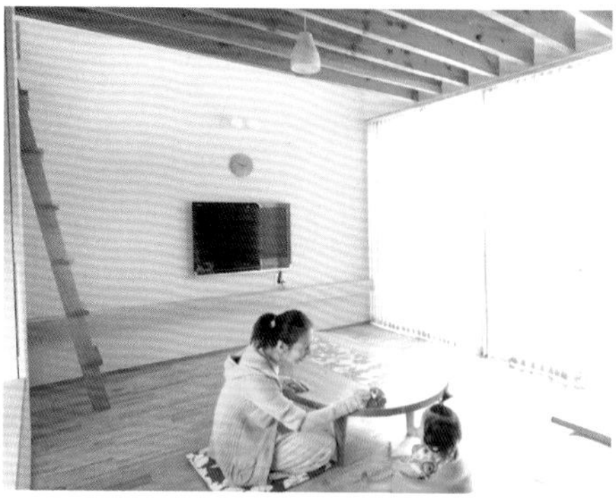

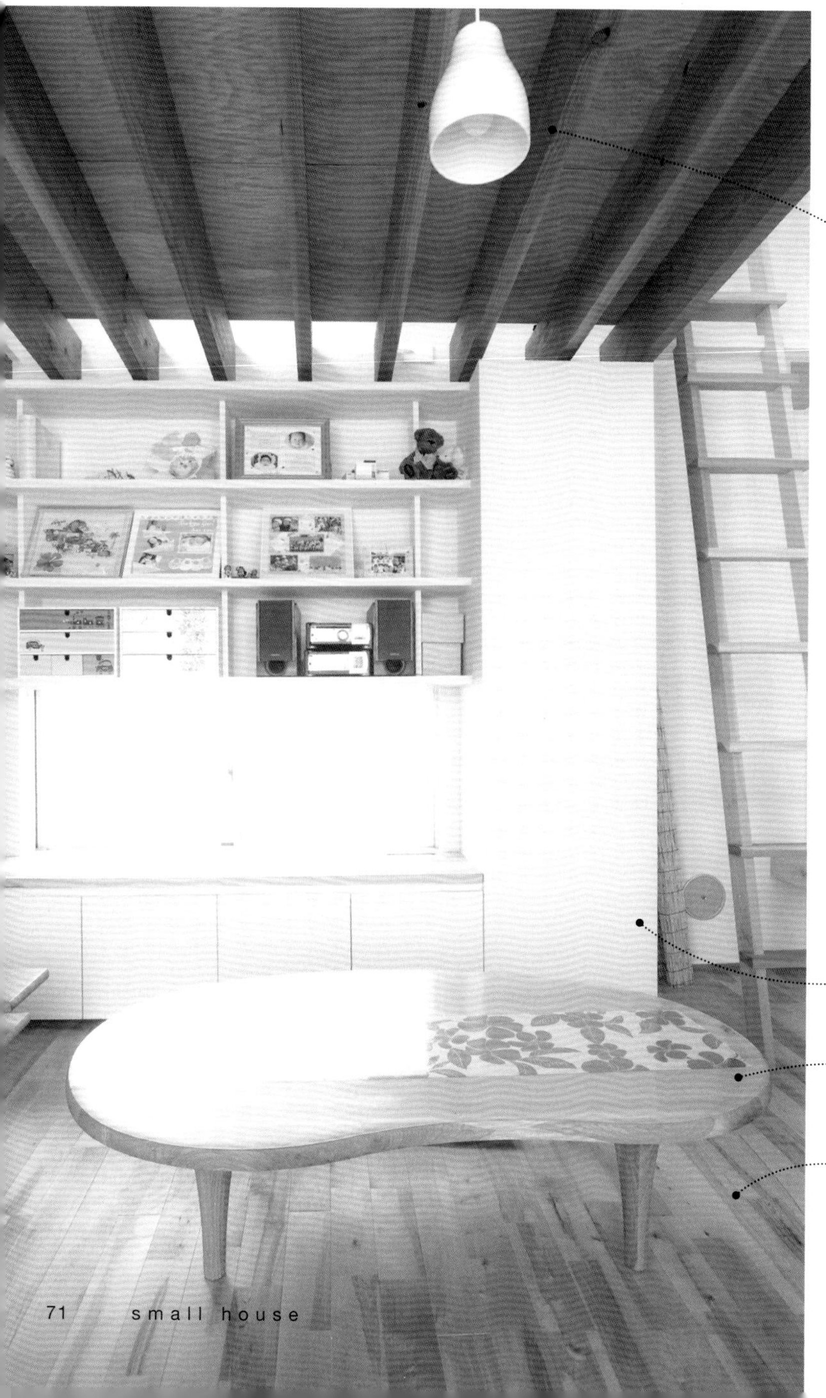

Light
「無印良品」的產品。是負責設計這個家的瀨野先生送的禮物

意鄰居的視線了，雖然在都心也可以享有開放感的生活，真的很開心！在陽台或中庭裡用餐也別有一番樂趣。」相當於11個榻榻米面積的LDK絕對說不上大，但是透過中庭可以讓視線向外看出去，如此就沒有壓迫感。沒有放置餐桌及椅子，只在起居室兼餐廳留下地板座席的空間，正適合小型住家的生活。

起居室兼餐廳走的是日式客廳風格，席地而坐的木頭地板是用餐也兼放鬆休憩的地方

Wall
在表面塗上了會呼吸的素材—珪藻土

Table
挑選自「大塚家具」，桌子的形狀不會限制座位的人數。

Floor
有著美麗紋路的樺木無垢材

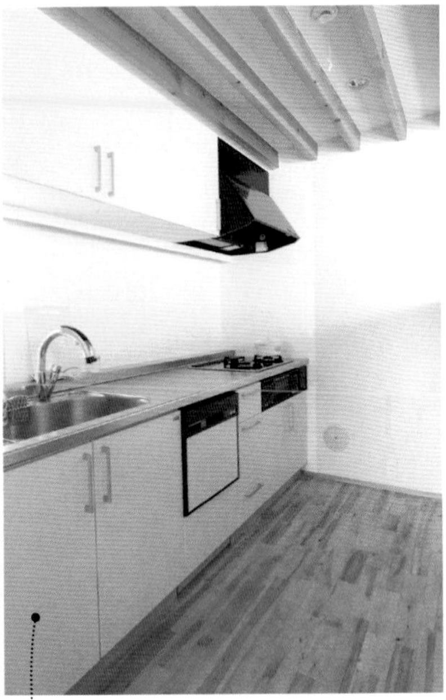

# Kitchen*

## 廚房與LD之間
## 用收納櫃隔開
## 使用起來非常方便

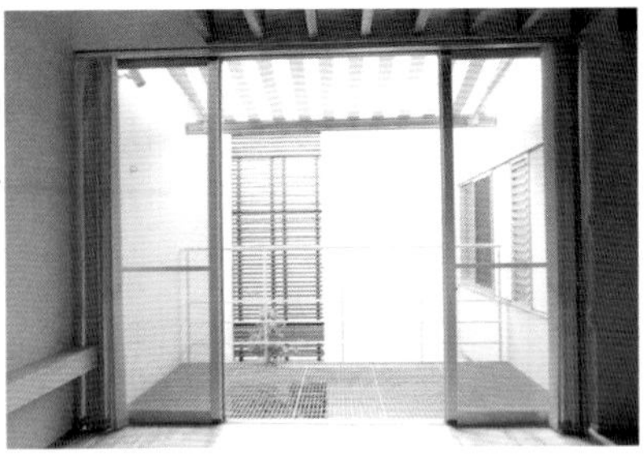

陽台是孩子最喜歡的遊戲場所。夏天時會架起遮雨蓬遮擋西曬的太陽光。

收納櫃台設計成兩面都可以打開。在廚房這面收納了家電以及食品等等。

Counter
**配合空間由裝潢木工製作的**

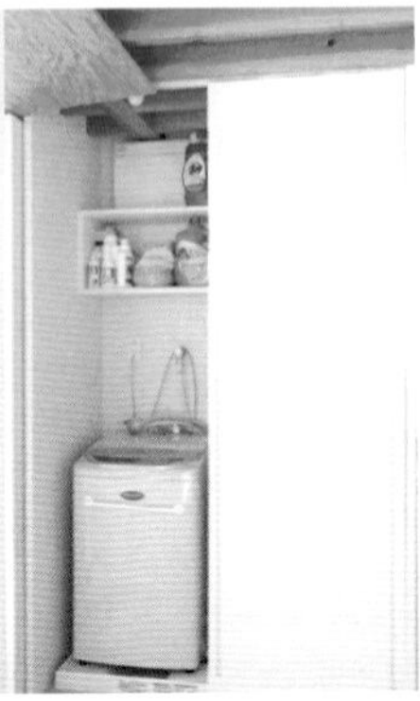

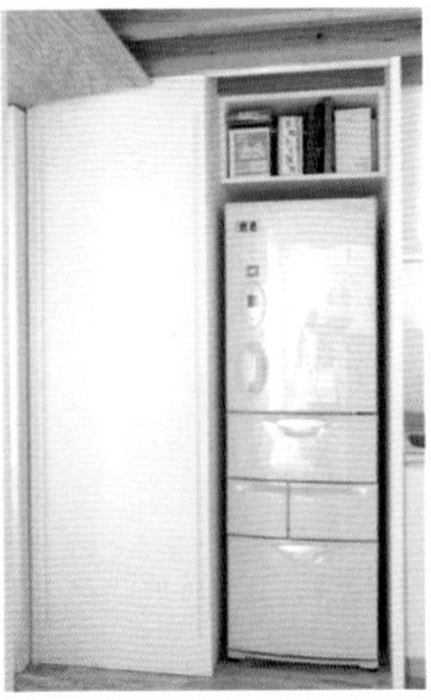

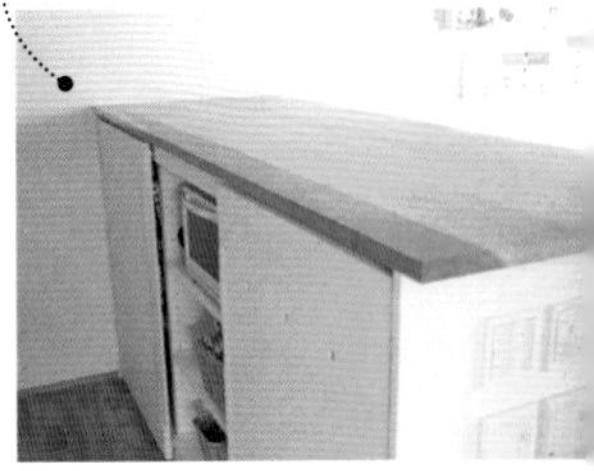

Kitchen
**「INAX」的系統廚具**

考量打掃的便利性以及成本，選擇了機能與設計款式都很簡單的系統廚具。

在廚房內將冰箱與洗衣機規劃成並排放置。這樣家事可以很順暢地進行。

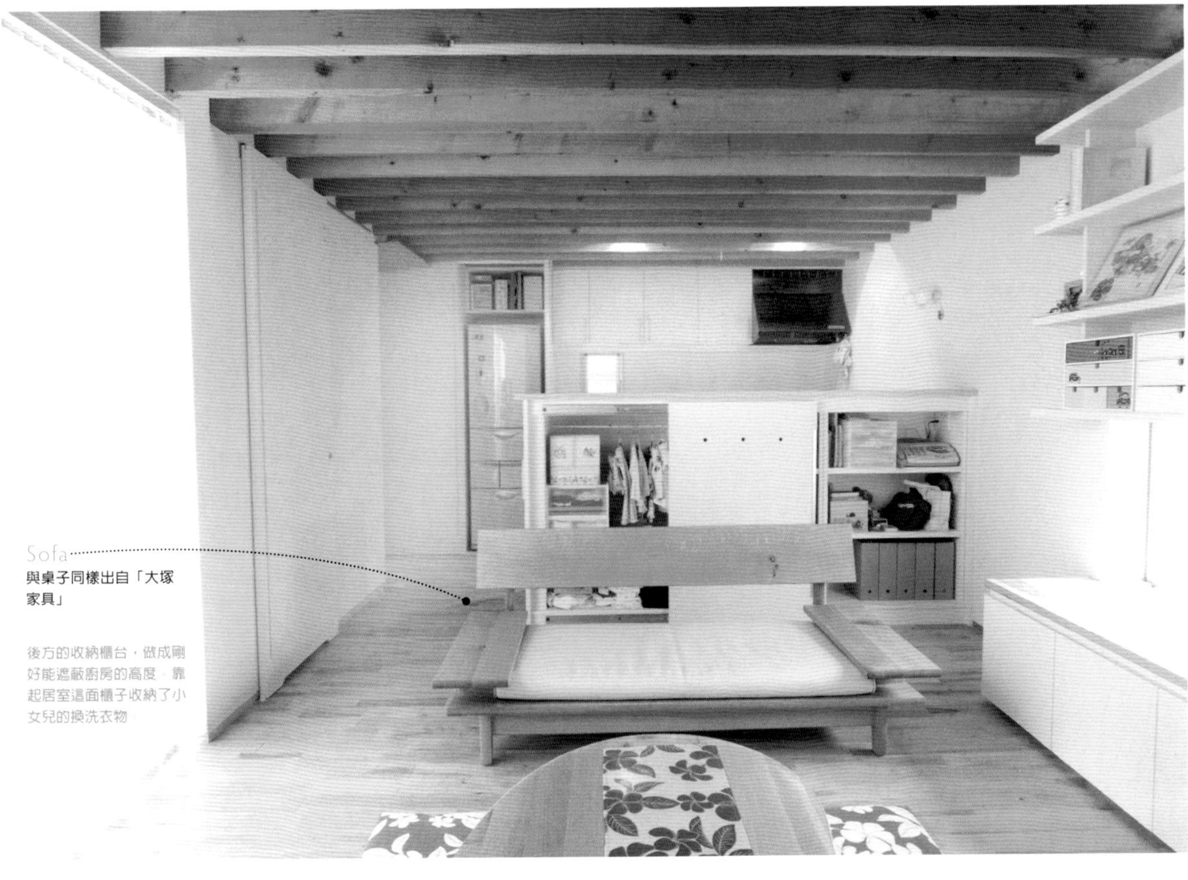

Sofa
**與桌子同樣出自「大塚家具」**

後方的收納櫃台，做成剛好能遮蔽廚房的高度。靠起居室這面櫃子收納了小女兒的換洗衣物。

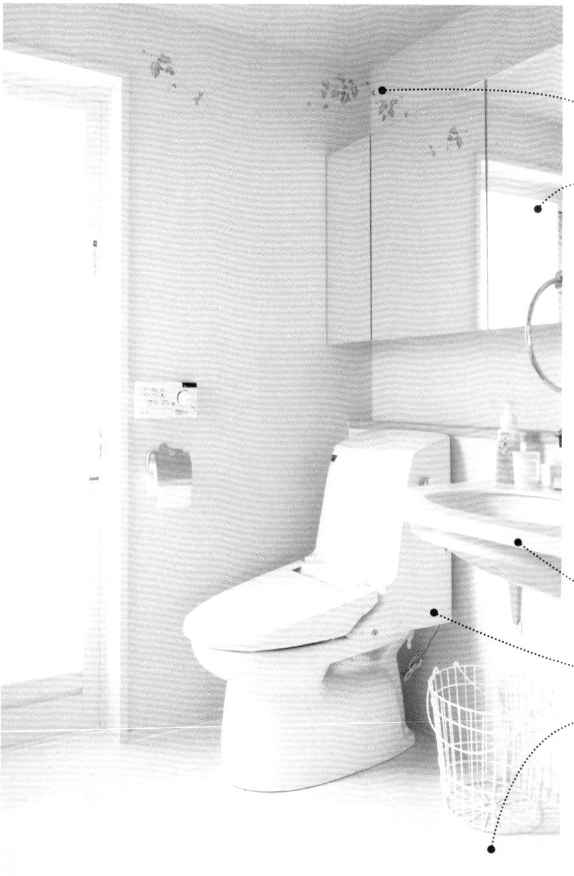

衛浴空間和LDK設置在同一樓層。在做家事的時候可以走過去看顧孩子們洗澡，非常方便。

Stencil
委託夏威夷型染藝術家貝田Yoshiko女士彩繪

Mirror
由木製門窗木工製作的鏡子

Counter
在「ABC商會」挑選的人造大理石洗手台

Toilet
「INAX」的產品

Tile
瓷磚及石材供應商「名古屋MOSAIC」的瓷質地磚

內部裝潢統一採用白色。在牆面加上了清爽的長春藤型染彩繪。

# Sanitary*

## 二樓的浴室與衛浴設備 是個陽光充足的明亮空間

為了讓室內感覺寬敞，而接受了建築師提議的懸吊式收納壁櫃。

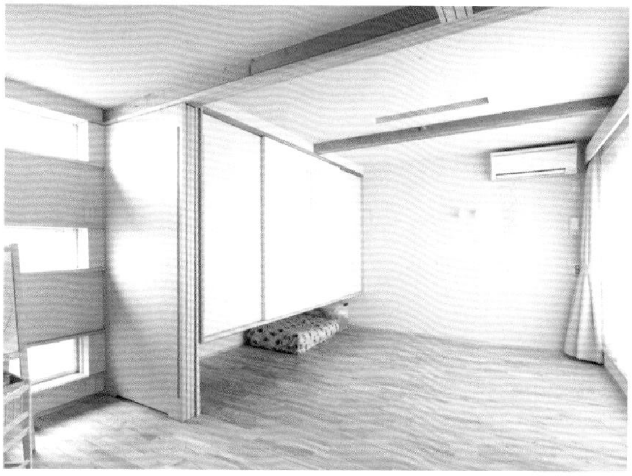

# Bed room*

## 採用可自由變換隔間的橫推式拉門。除了能夠靈活運用，通風上也有很好的效果

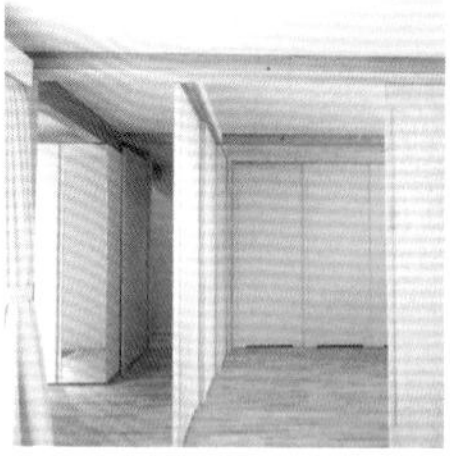

一樓的臥房因為可以用橫推式拉門來隔間，將來最裡面的房間預計要給兩兄妹之一使用。

## file 12…. 石橋家的 POINT

這個家
**最用心規劃的地方**

◆ 因為是都心的小面積建地，盡可能讓它不顯得狹小，並以明亮的房子為打造目標。接受了建築師瀨野先生設置中庭的提案，做出從中庭獲取光線與增進通風的隔間設計。

◆ 為了方便做家事及育兒，將起居室、餐廳及廚房，跟浴室安排在同一個樓層。

這個家
**最喜歡的地方**

◆ 多虧有了這個四周被牆壁圍住的中庭，即便在住宅稠密的地方也不用顧慮隔壁鄰居的視線，可以打開窗戶過著有開放感的生活。

◆ 室內裝飾方面，很高興能請到夏威夷型染藝術家的貝田小姐來繪製牆面，孩子想要的圖案他也都畫上去了。

### house data

| | |
|---|---|
| 家庭成員 | 夫妻＋小孩兩人 |
| 土地面積 | 66.07㎡（19.99坪） |
| 建築面積 | 38.54㎡（11.66坪） |
| 總樓地板面積 | 75.08㎡（22.71坪）<br>1F37.54㎡＋2F37.54㎡<br>（閣樓除外） |
| 構造・工法 | 木造兩層樓（梁柱架構式工法） |
| 設計 | 瀨野和廣＋設計工作室（瀨野和廣）<br>Tel 03-3310-4156<br>www1.odn.ne.jp/~aaj69100 |

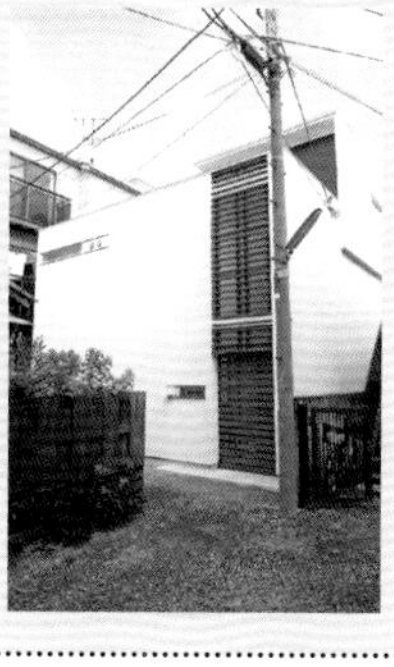

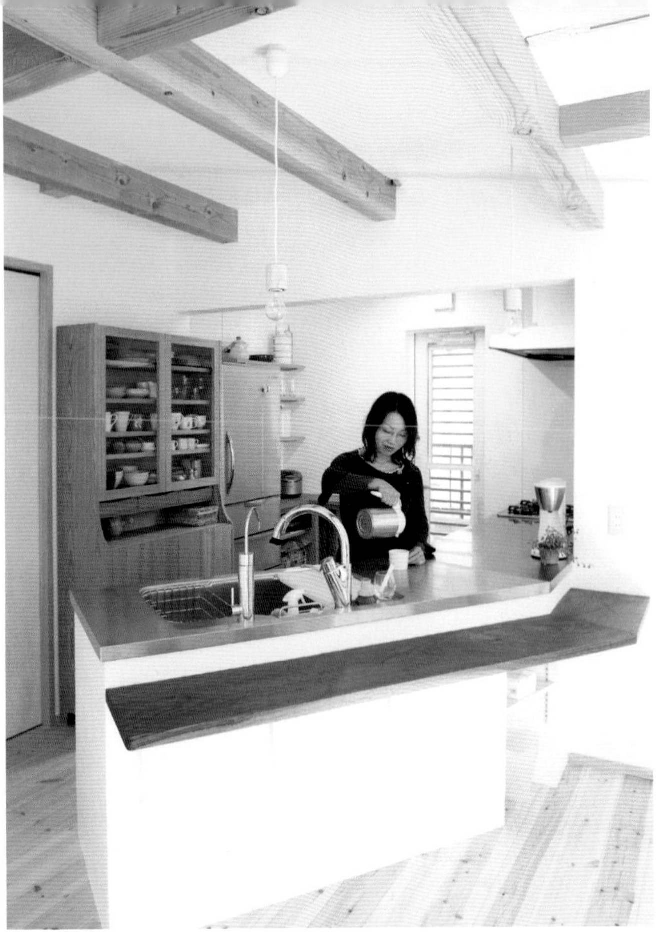

由於流理台配置成斜的，提高了和起居室及餐廳之間的整體感

# 在未經裝飾的素顏住宅裡 愉快地欣賞手作家具 纖細的造型

生活便利的房子

file 13

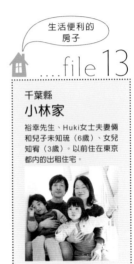

千葉縣
## 小林家

裕幸先生、Huki女士夫妻倆和兒子未知琉（6歲）、女兒知宥（3歲）。以前住在東京都內的出租住宅。

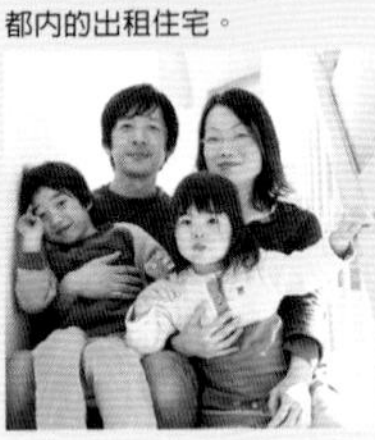

小林先生的新居隔壁，是綠意盎然的公園。從起居室和餐廳就可以望見樹木，空氣中飄散著住宅區想像不到的悠閒氣息，在挑高部份使用天窗及高處的側窗來採光，成為明亮與開放感滿分的住宅。親手設計這一切的是建築師宮地亘先生。「非常喜歡宮地先生作品溫馨的風格。正因為預算吃緊，一直很擔心沒辦法請到建築師，最後還是鼓起

## Kitchen*

以不鏽鋼和無垢材
實現了使用起來方便順手的
特別訂製廚房

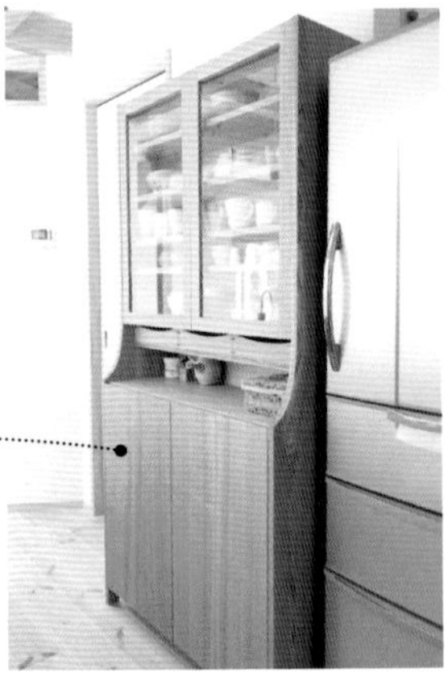

位在櫥櫃中央的淺抽屜，可以分別拉出來當托盤使用

Cupboard & shelf
兩圖的家具都是購自家具工房「Solnte」。材質是白蠟木

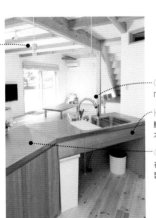

Light
選購自照明家飾用品店「DI CLASSE」

Cock
「INAX」的產品

Kitchen
購自家具工房「Solnte」。木頭部份的材質是白蠟木

Counter
在「SHIGERU工業」訂製的不鏽鋼流理台

配合要收納的物品及使用的便利性而特別訂做的廚房。水槽下方做成開放式

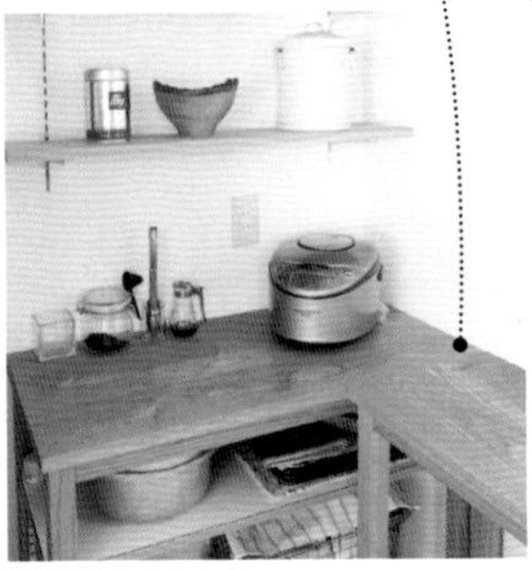

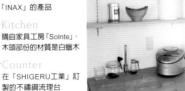

在廚房深處的是可以擺放雜貨的開放式小架子，以及也兼作工作台的櫃子

# Living-Dining*

## 從窗戶就能望見的豐沛綠意 提高了起居室的安樂休閒感

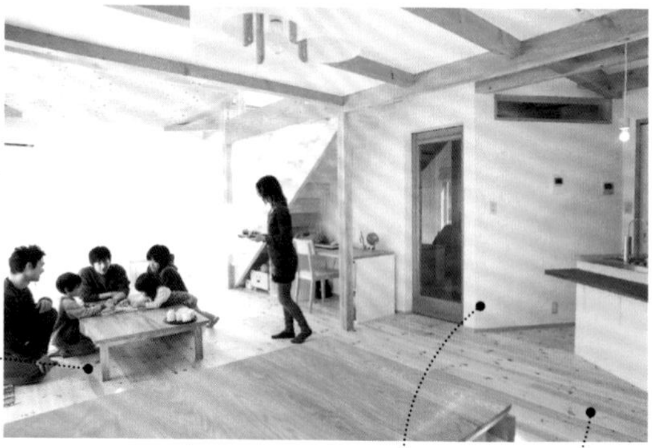

Low table
購自家具工房「Solnte」。材料是祖父收藏的樟木

Wall
表面塗上了珪藻土

Floor
在「SANTA通商」購入的松木材

因為只有一張桌子而覺得空間很寬大。這一天經營「Solnte」的妹妹夫妻來這裡玩

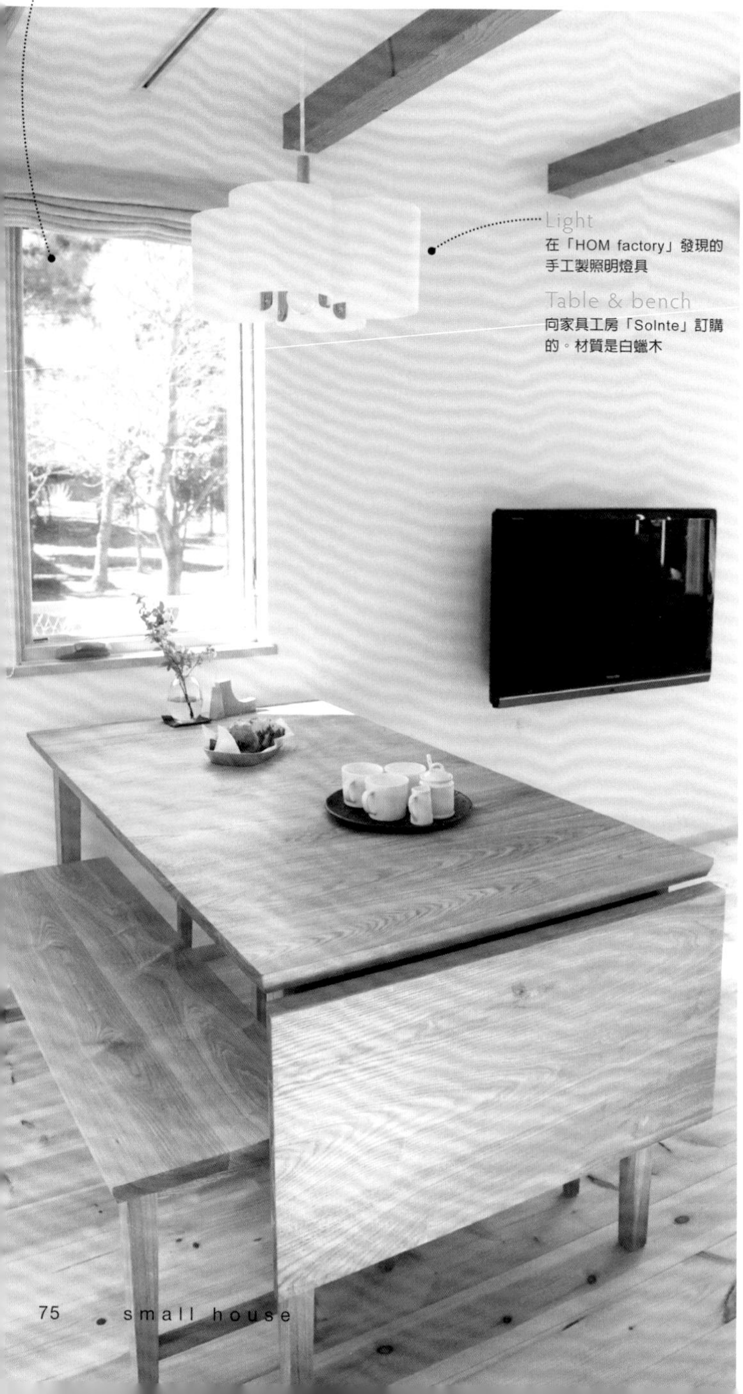

Window
在「SANTA通商」購買的“Marvin”的產品

Light
在「HOM factory」發現的手工製照明燈具

Table & bench
向家具工房「Solnte」訂購的。材質是白蠟木

餐廳採用木頭框的窗戶，就像把公園的綠意取景下來裱框一樣，令人相當喜歡

勇氣拜託宮地先生了。」

就在小林家剛開始建造房子的時候，小林太太的妹妹夫妻倆在長野縣開了名為「Solnte」的家具工房，於是廚房及主要家具都在那裡訂做。善用了無垢材的優點所做的手工家具，存在感十足；對營造小而舒暢的空間做出了很大的貢獻。

### house plan

可以在廚房～衛浴空間～玄關之間來回繞圈子的迴遊式動線設計。在料理與洗衣同時進行的時候，或有宅配之類的送抵玄關時，不必麻煩的繞過起居室的門，再到玄關。樓梯沒有設計成獨立空間，而是規劃在起居室之中。

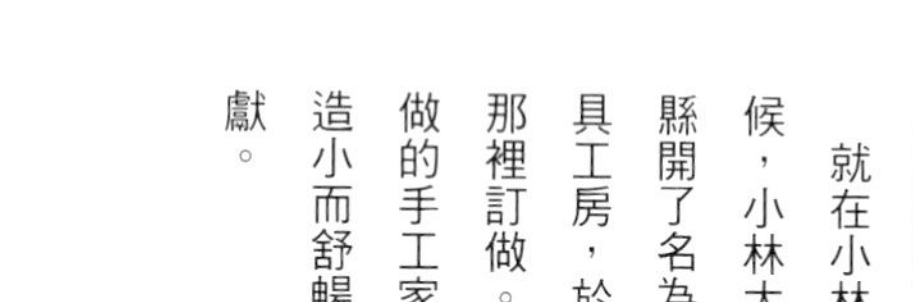

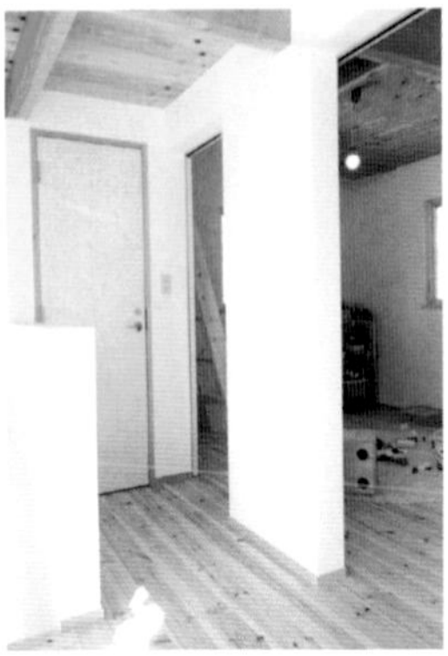

這裡是樓梯上來的走道。兒童房為了將來要隔成兩間房，所以做了兩個出入口。

只有兒童房內牆上的珪藻土是自己DIY塗抹上去的，也蓋上了紀念的手印與簽名。

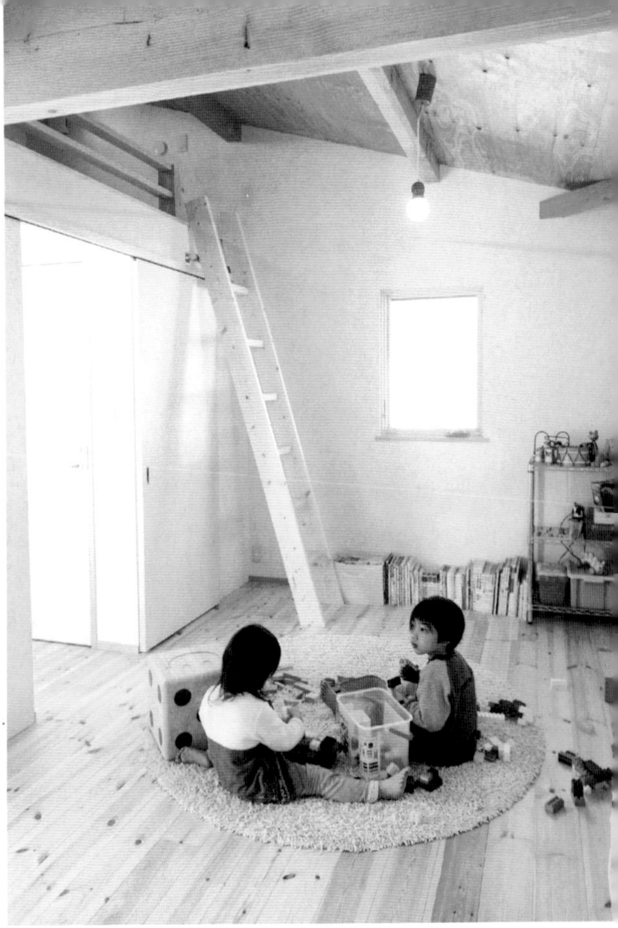

# Kids room*

## 內有閣樓且可以舒展身心的空間<br>最適合當作孩子們的遊樂場了

利用傾斜屋頂較高的部份做為閣樓，將來會變成放床鋪的空間

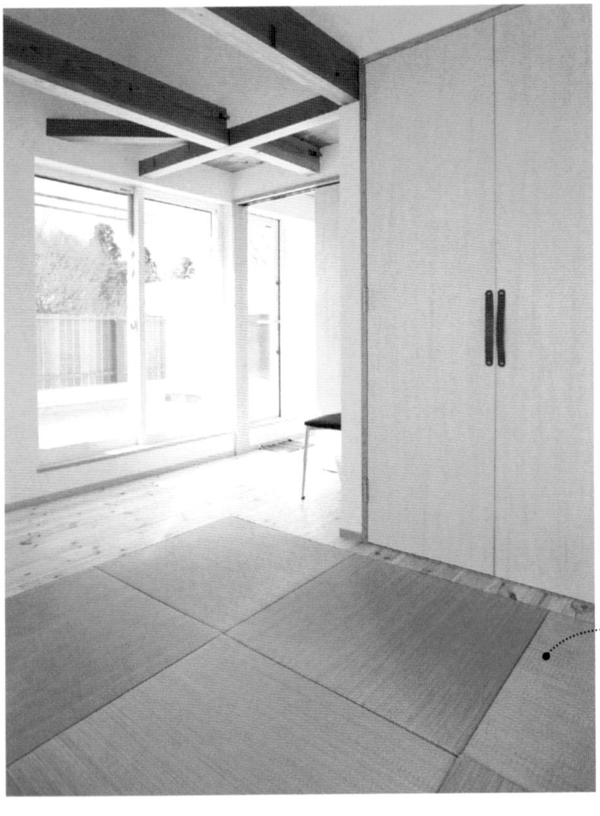

# Bed room*

## 為了一家人可以排成川字一同入睡<br>便在西式房裡鋪設榻榻米

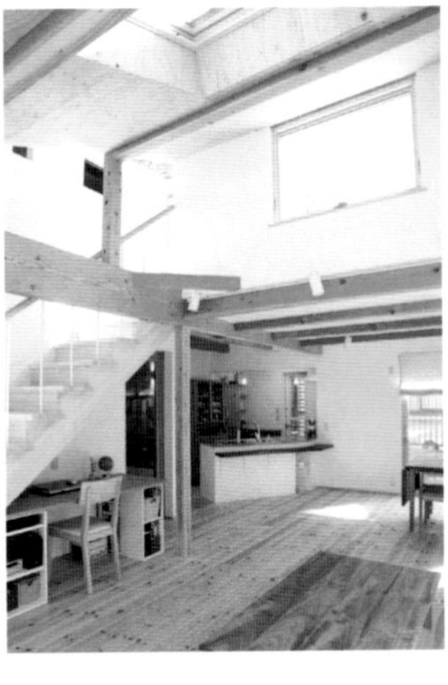

經由挑高以及起居室內的樓梯和二樓相連接的格局規劃。樓梯下方是使用電腦的空間。

Tatami

**在附近的DIY家居生活大賣場購買的**

現在是全家人鋪墊被並排在一起睡覺。孩子們的衣服也都是收納在這個衣櫥之中。

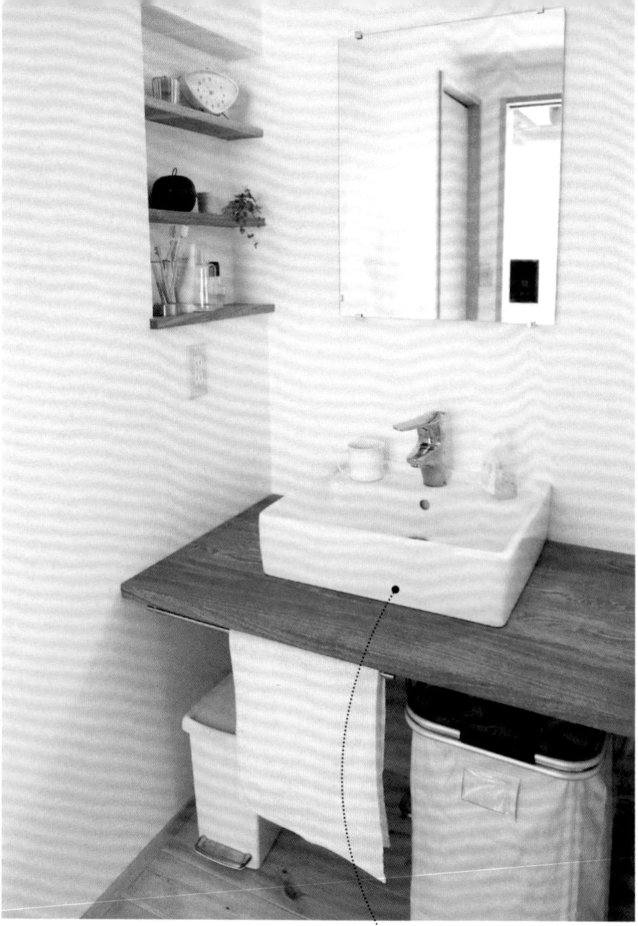

# Sanitary*

## 各項衛浴設備由小林家自行提供
## 一邊降低成本、一邊達成理想中的設計

在木板的壁桌上放置洗臉盆的簡單造型。零零碎碎的小東西放在壁龕裡

Bowl & Cock & Mirror
統一採用「INAX」的產品

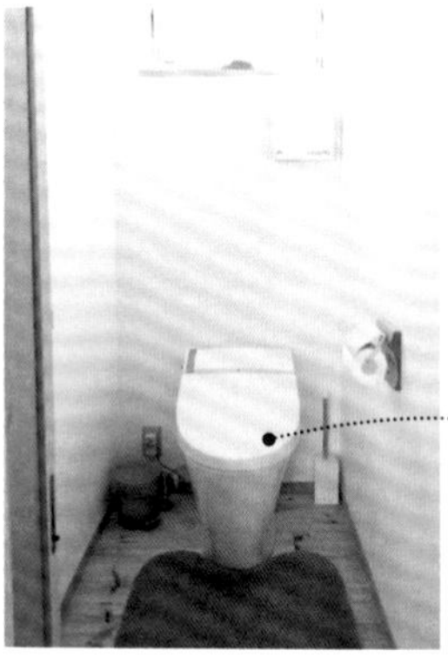

Toilet
「INAX」的產品

可以從玄關直接出入的廁所。採用無水箱式馬桶，因此雖然空間狹小卻沒有壓迫感。

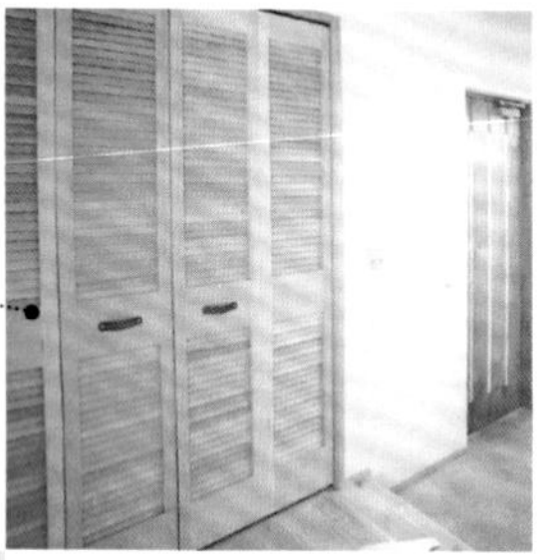

Closet
在「SANTA通商」購買的"Marvin"的產品

收納櫃使用了百葉門。兼具木頭的溫和質感與透氣性。

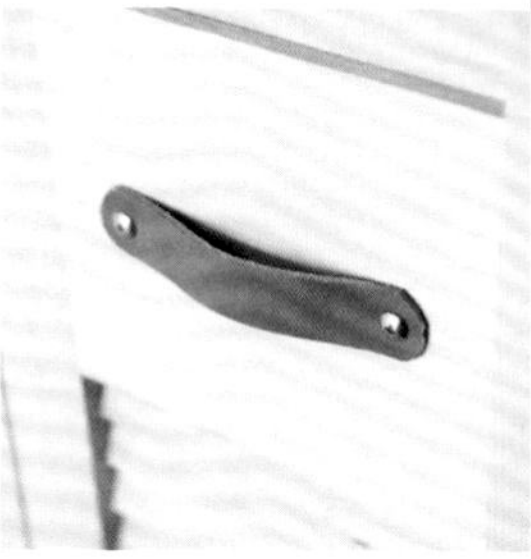

上圖所示折疊門片上裝的把手，是宮地先生使用皮革手工製作的。

Door
向家具工房「Solnte」訂購的。材質是白蠟木和玻璃

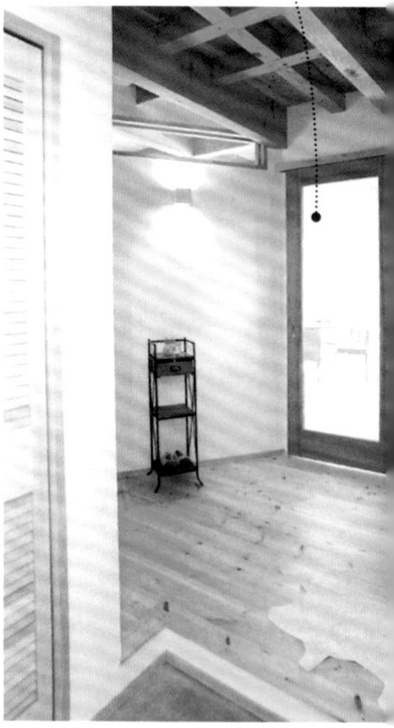

設計成可以從玄關通往LD、洗手間以及儲藏室的動線。玻璃的大門讓光線導入室內

# Entrance*

## 起居室的大門也是
## 採用玻璃及無垢材
## 並以手工製作的

## file 13… 小林家的 POINT

### 這個家 最用心規劃的地方

◆ 被天然素材的內部裝潢以及手工製作的家具圍繞，讓家人能快樂的在這裡生活。為了襯托家具的質感和造型，將房子整體設計得較簡單。可以從窗戶眺望到的公園景致，也替室內增添了色彩。

### 這個家 最喜歡的地方

◆ 雖然隔間相當簡單，但是生活機能上非常便利。因為可以往返於廚房與衛浴空間及玄關之間，生活及家事的動線都很優良。二樓的個別房間規劃也絲毫沒有浪費。

### house data

| | |
|---|---|
| 家庭成員 | 夫妻＋小孩兩人 |
| 土地面積 | 135.26㎡（40.92坪） |
| 建築面積 | 61.27㎡（18.53坪） |
| 總樓地板面積 | 95.22㎡（28.80坪）<br>1F57.96㎡＋2F37.26㎡ |
| 本體工程費 | 1850萬日元 |
| 3.3㎡單價 | 約64萬日元 |
| 構造・工法 | 木造兩層樓（梁柱架構式工法） |
| 設計 | 宮地亘設計事務所（宮地亘）<br>Tel 043-242-8841<br>「Ouchiya」<br>web.mac.com/ouchiya/ |

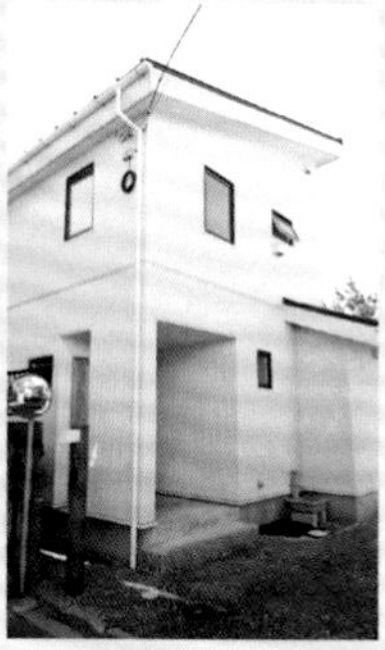

# 玄關與LDK一體化！以極致的開放式格局設計創造寬廣的生活空間

## Entrance*

將玄關前走道兼做露台，同時也是孩子們的遊戲場所。從室內就能一覽無遺讓人很放心！

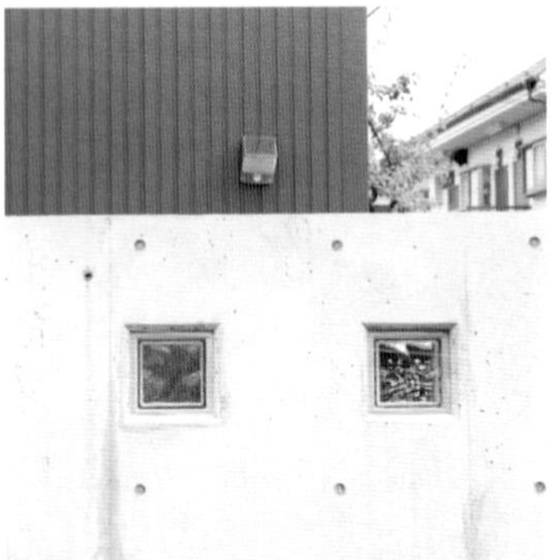

在圍牆鑲上透明的玻璃磚，做為裝飾

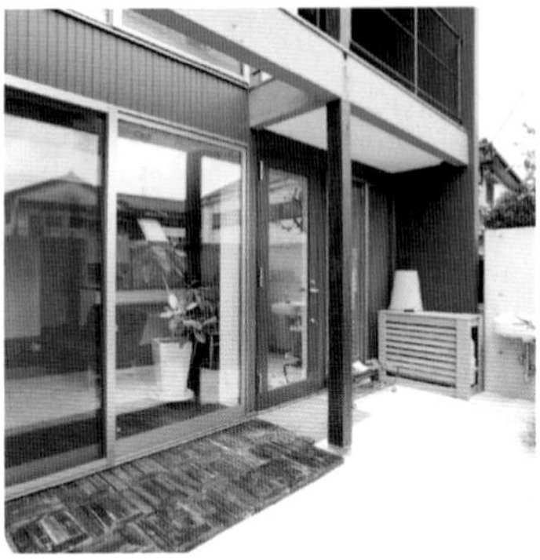

在朝露台這側裝設了大面窗。黑色外框的玻璃門就是玄關。

生活便利的房子

file 14

東京都
**加藤家**

加藤家：「雖然是受限頗多的建地，還是完成了居住起來感覺寬敞舒適的房子，覺得大大的滿足。」

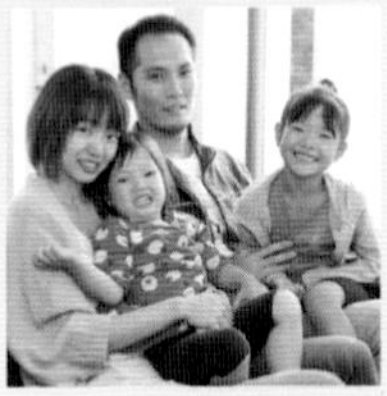

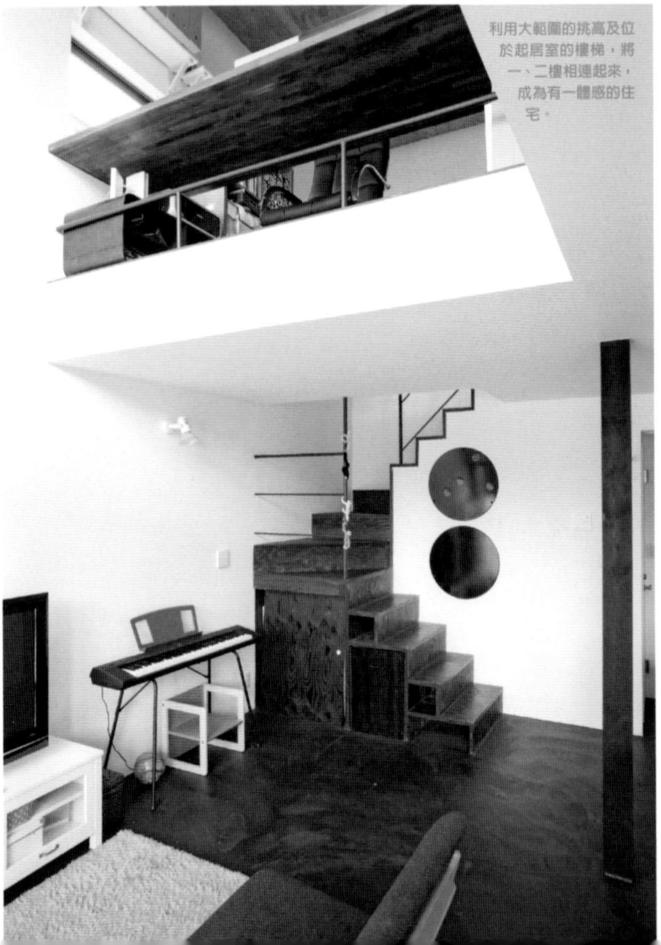

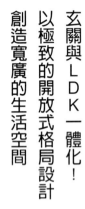

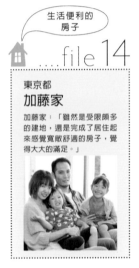

利用大範圍的挑高及位於起居室的樓梯，將一、二樓相連起來，成為有一體感的住宅。

面積約26・5坪、建蔽率40%，加藤先生克服這樣嚴苛的建地條件，得到了開放感十足的住家。成功打造這個房子的秘密，在於大膽且簡潔的設計。

「由於大小非常有限，一、二樓都採取極力節省隔間牆的開放式平面格局，以爭取更寬闊的使用空間。」

並且，將不同機能的空間合併在一起，多擠出一點空間也是重點之一。舉例來說，玄關一般都做成獨立存在的空間，而加藤家則將玄關規劃為LDK的一部份；至於露台，同樣也擔任了玄關前走道的角色。像這些地方所花的工夫，不僅有效利用了建地，連帶也降低建築的成本。「開放式的格局，看起來大氣、明亮，又有極好的通風效果。不管身在哪裡都感覺得到家人的氣息，這點也讓人很滿意！」

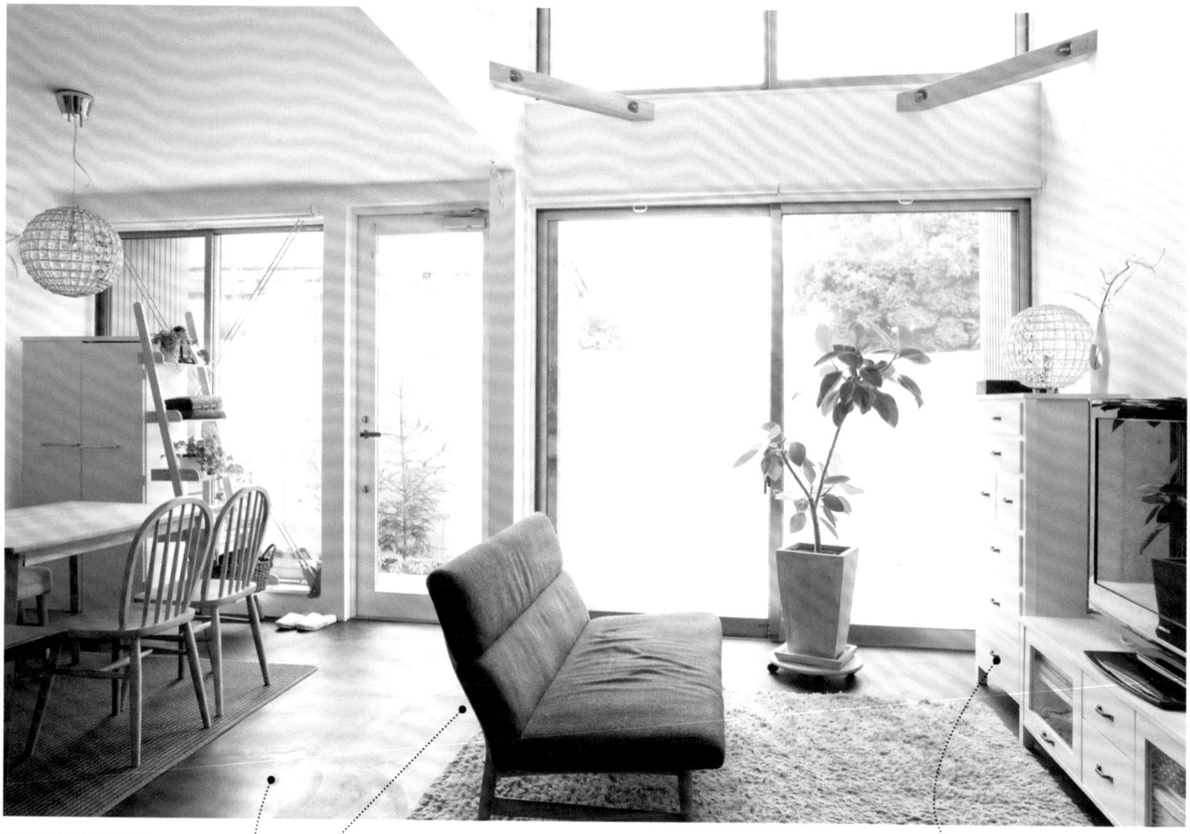

因為廚房的正面朝向玄關，可以一邊下廚一邊迎接家人歸來

**Sofa**
放低高度的無扶手精簡型設計。
在三鷹的「DAILIES」店内購得

**Floor**
地板上塗的是夏天可以降溫，感覺很舒服的墨色砂漿灰泥。冬天因為裝有地下暖氣也很舒適。

**Chest & TV board**
「MOMO NATURAL」的商品。
因為孩子們的希望所以選擇了白色

# Living-Dining*

## 因為在南面裝設了大面窗與挑高空間，房子整體採光明亮，空間寬闊舒暢

廚房的後面就是衛浴空間，將這些用水的空間全部集中在一起，處理家事更輕鬆方便

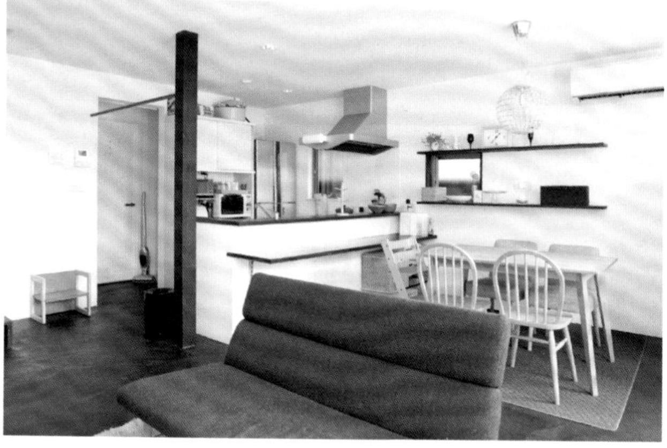

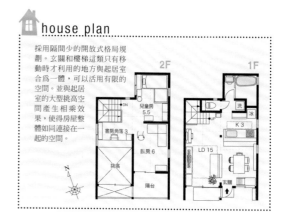

### house plan

採用隔間少的開放式格局規劃。玄關和樓梯這類只有移動時才利用的地方與起居室合爲一體，可以活用有限的空間。並與起居室的大型挑高空間產生相乘效果，使得房屋整體如同連接在一起的空間。

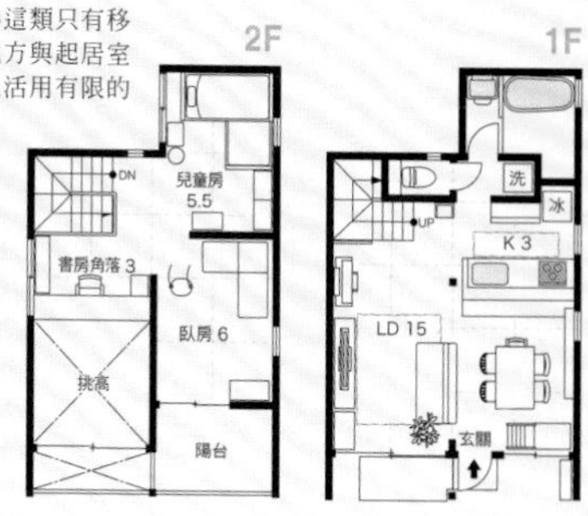

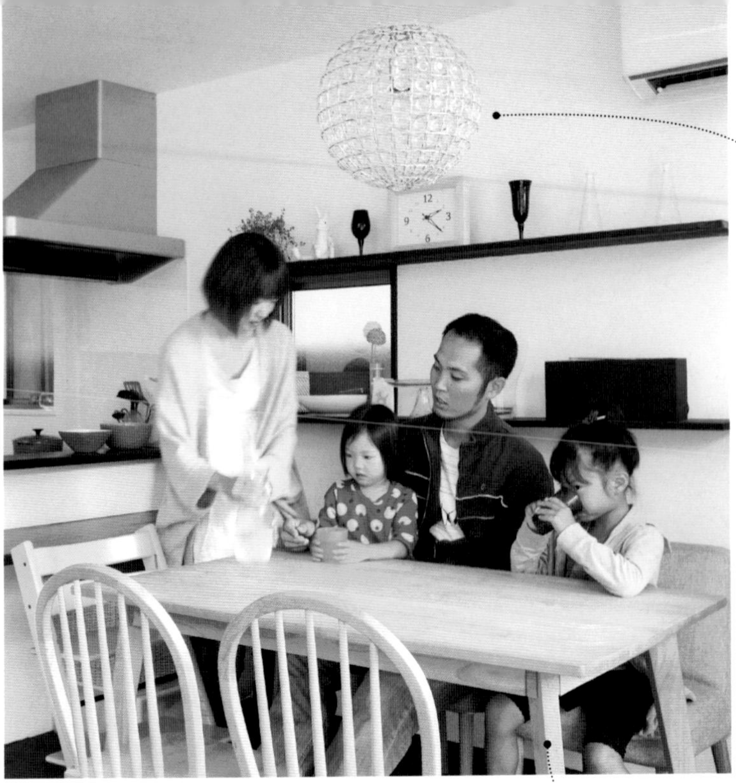

Light
帶有飄浮感的材質，在吉祥寺的「DOUBLEDAY」購得

# Dining Kitchen*

能夠愉快地與家人對話，
準備餐點也很省時。
夢想中的面對式廚房終於實現了！

牆上的開放式層架，有時候會更換擺飾小物來改變視覺印象。

Table & chair
中意它們自然的質感與設計風格，在「MOMO NATURAL」購入

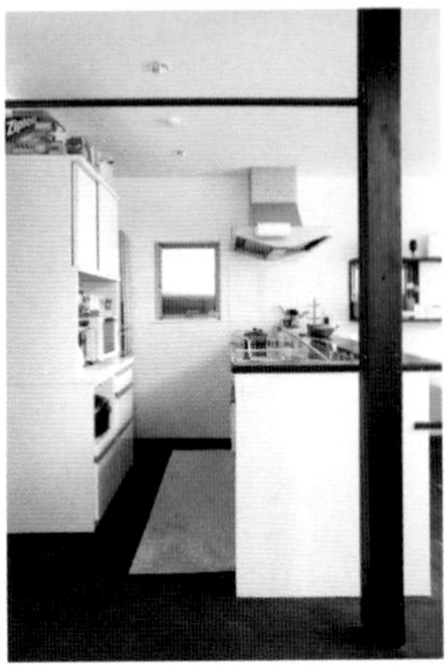

廚房的出入口裝設了一條鐵桿。親子可利用它提昇肌力與伸展筋骨！

採用白色系的簡單設計。內部為了壓低預算而使用FRP防水塗料來粉刷。

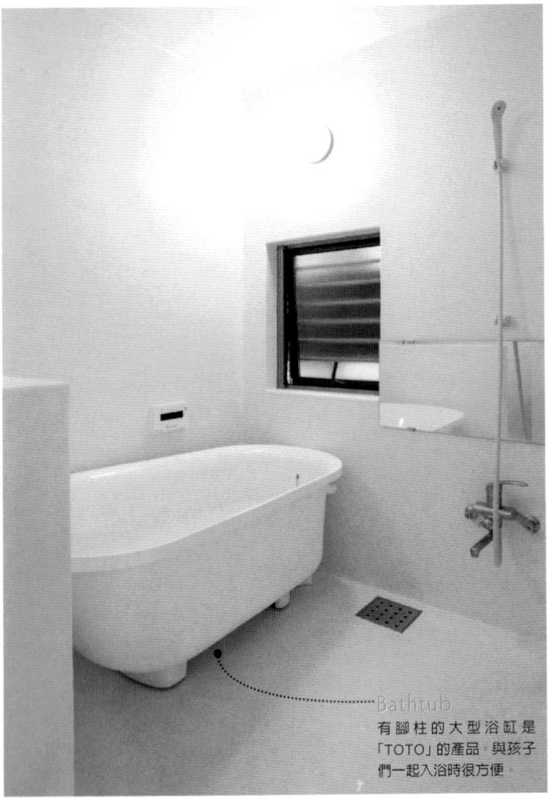

Bathtub
有腳柱的大型浴缸是「TOTO」的產品。與孩子們一起入浴時很方便。

# Sanitary*

將浴室與洗手間合而為一
因而拓展了空間，通風性也佳！

Bowl & Mirror
洗臉盆用的是「TOTO」的理工實驗用水槽。化妝鏡則是「INAX」的產品

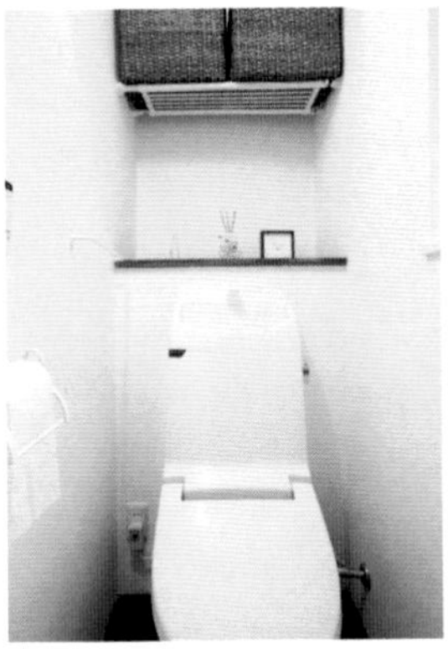

為了享受裝飾小物的樂趣，在水箱的後方裝設小架子

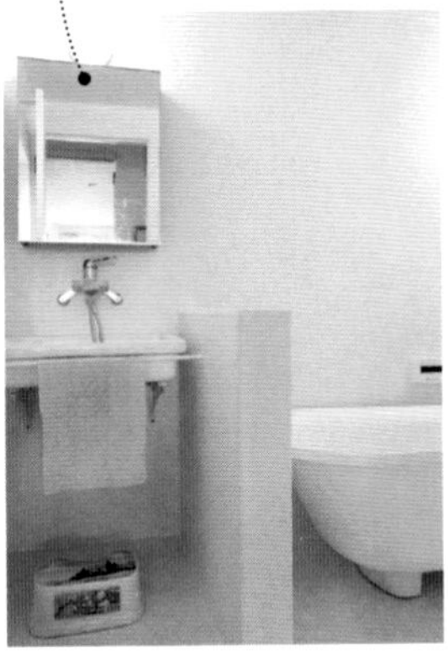

洗臉盆這一邊的地板比浴室高出一階，兩者之間以半腰壁來區隔。

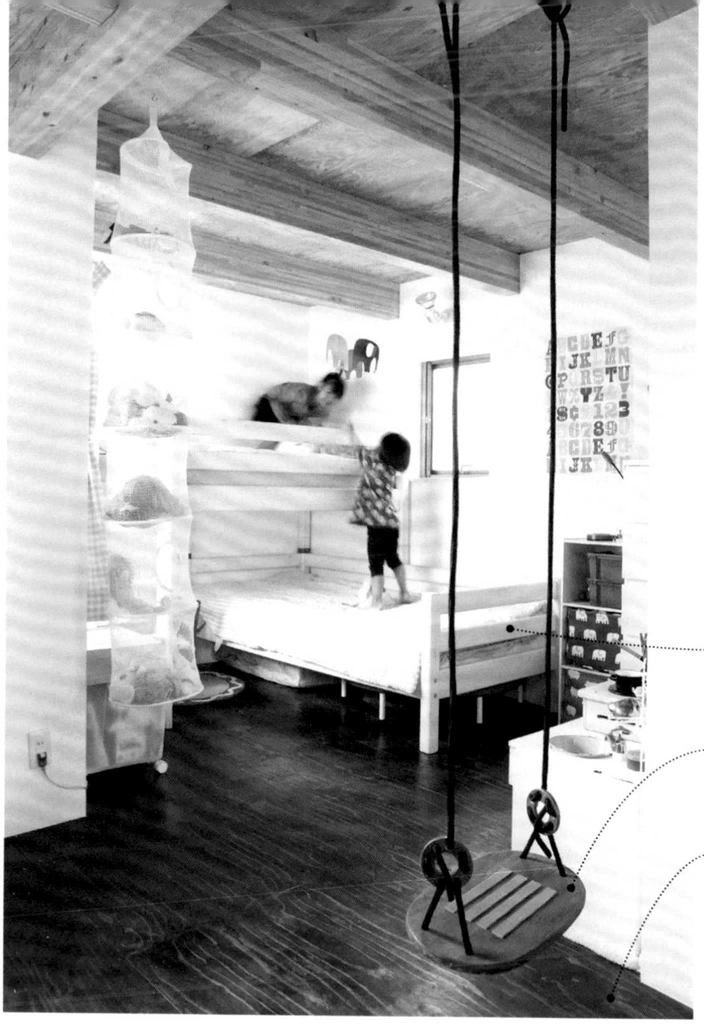

# Kids room*

**兒童房與書房及臥房彼此連接著**
**在房間就能玩盪鞦韆**
**引以為傲的家！**

省去了房門的開放式兒童房，給感情和睦的姊妹倆使用。

盪鞦韆時不用擔心會碰撞到，在朋友之間也大受好評！

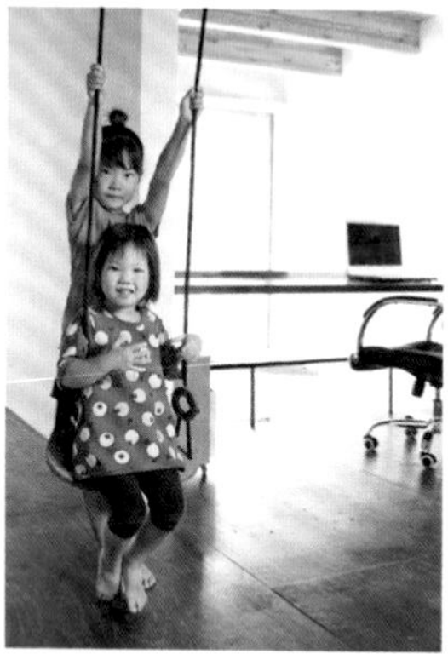

Bed
丹麥的FLEXA的商品，在「MOMO NATURAL」購得

Branco
很喜歡它雖然簡單卻可愛的設計，在「IKEA」看到就馬上買了

Floor
為了控制成本，表面使用結構用合板，再用DIY的方式將它塗黑

# Work space*

**面向挑高空間的書房角落，**
**視線可以延伸到屋外，具有壓倒性的開放感**

## file 14…… 加藤家的 POINT

這個家
### 最用心規劃的地方

◆ 為了在有限的面積內也能感覺寬敞，採行了減少隔間牆的設計。浴室與洗手間合併、將玄關設置在LDK當中，把機能不同的空間歸納在一起，下了工夫讓空間沒有任何的浪費。
◆ 即使是狹小的起居室，利用挑高的設計，也可以製造出寬敞的視覺效果。

這個家
### 最喜歡的地方

◆ 因為房門及隔間都很少的緣故，在房子裡可以獲得良好的採光與通風，感覺很舒適。連帶也降低了成本，大大的得到滿足。
◆ 家人間總是聚在一起交流，冷暖氣的費用也因此降低，這是小房子才有的優點。

### house data

| | |
|---|---|
| 家庭成員 | 夫妻＋小孩兩人 |
| 土地面積 | 87.65m²（26.51坪） |
| 建築面積 | 8.52m²（11.65坪） |
| 總樓地板面積 | 67.32m²（20.36坪）<br>1F38.52m²＋2F28.80m² |
| 本體工程費 | 約1450萬日元 |
| 3.3m²單價 | 約71萬日元 |
| 構造・工法 | 木造兩層樓（梁柱架構式工法） |
| 設計 | 設計工房／Arch-Plannig Atelier（久保宗一）<br>Tel 03-3440-2526<br>www5e.biglobe.ne.jp/~apa/ |

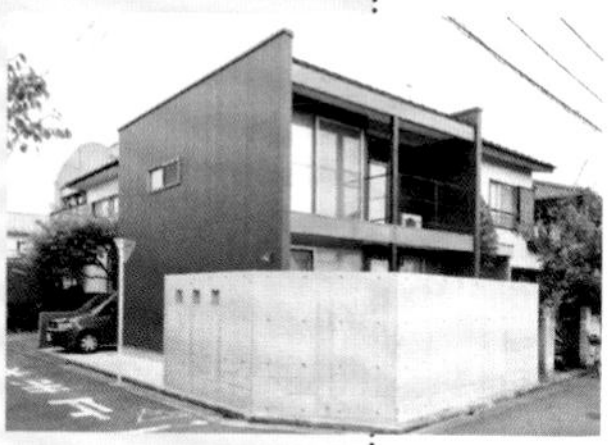

二樓直接將建築物結構體顯露出來，讓天花板看起來比較高。

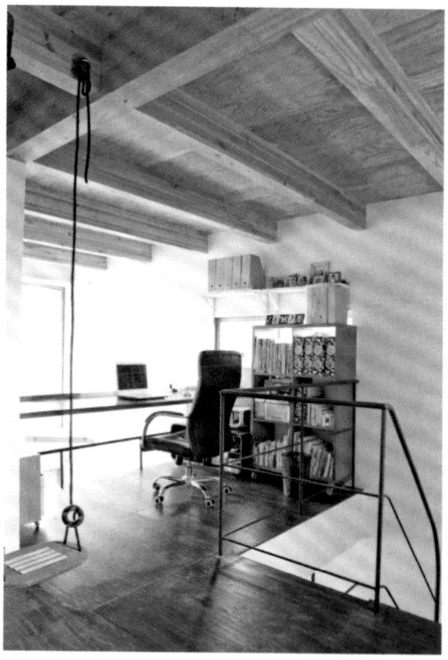

小小的

# Part 3* 帶來快樂的房子

small house

# 與客廳相連的露台
# 以及無隔間的格局設計
# 成為了使人感覺寬敞的關鍵

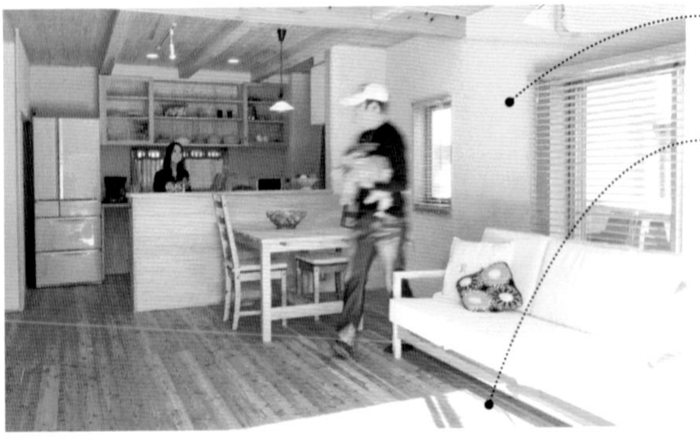

Wall
牆壁上塗的是珪藻土，沒有刺鼻的臭味，感覺很舒服。由「Kinoheso工房」處理

Floor
地板材也是由「Kinoheso工房」配置，採用落葉松無垢材，赤腳踩上去觸感很舒服

為了讓家人及友人覺得寬敞不拘束而採用開放式的LDK

帶來快樂的房子

...file 15

和歌山縣
## 戶田家
從事個人助理的惠介先生與訪問介護員的佳子女士。假日時兩個人希望盡可能一起度過。

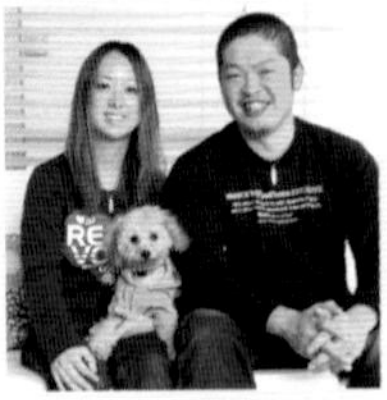

為了享受喜歡的海上運動，戶田夫妻下定決心從京都搬到和歌山縣的海邊城鎮。搬家以前兩人就固定每年多次造訪此地。「當初其實要找可以看到海的大樓，但是看到朋友家新蓋好的房子後，就被獨棟的建築給迷住了。」

看到朋友家與生活節奏相合的隔間設計，以及充分使用天然建材的房子，戶田夫妻興起了也想住在這樣的房子的念頭。想像著同事和衝浪同好們可以常來造訪的快樂住家，便立刻著手進行打造住家計劃。

## house plan
一樓採開放式、二樓設置個別房間，採用節奏分明的隔間配置。因爲想使用天然能源而採用OM太陽能系統。爲了讓空氣對流順暢，設計了挑高空間及室內窗。

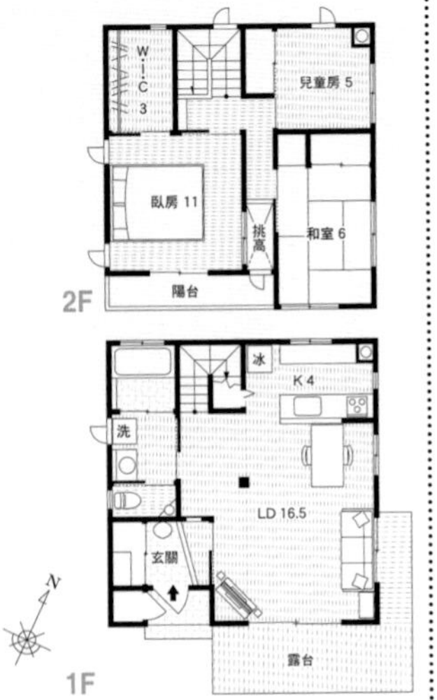

W.I.C 3
兒童房 5
臥房 11
挑高
和室 6
陽台
2F
冰
K 4
洗
LD 16.5
玄關
露台
N
1F


在門口迎接的是愛用的衝浪板。方格玻璃的橫推式拉門裡面就是LDK

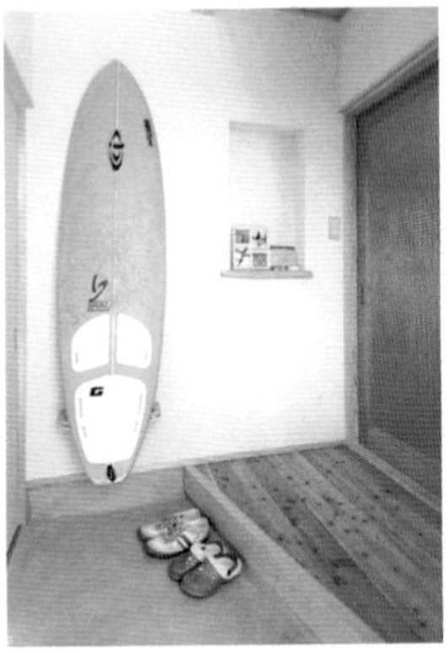

## Entrance*
從外面衝浪回來的時候
就可以馬上使用設在戶外的淋浴設備
非常便利！

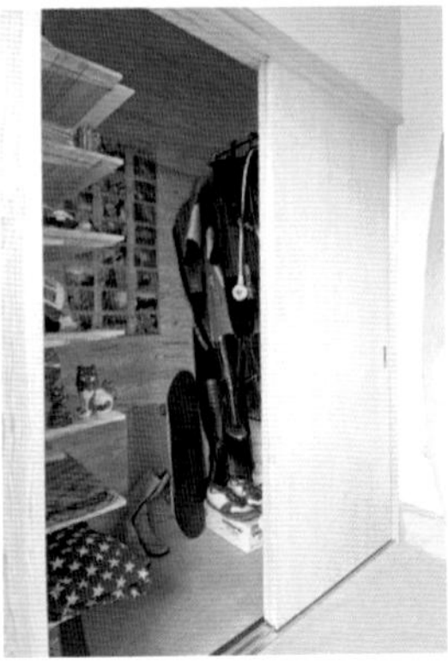

一進入玄關，左手邊就是鞋子收納間兼儲藏室。薄型的層架用於收納小東西

籬笆內設置了蓮蓬頭。夫妻倆一整年都享受著衝浪的樂趣

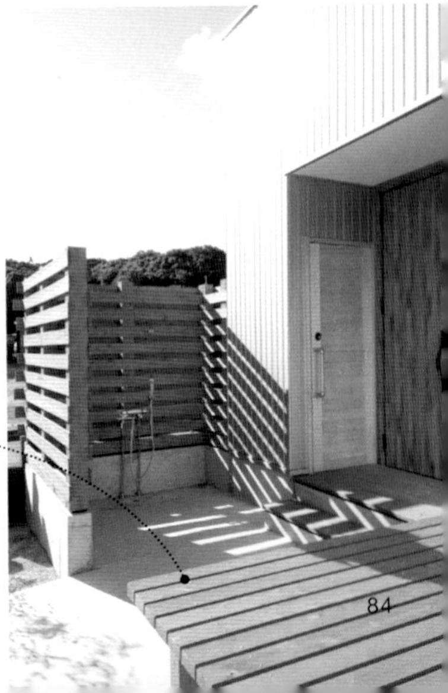

Deck
用檜木條釘出的露台。在BBQ烤肉時可以開心的享受

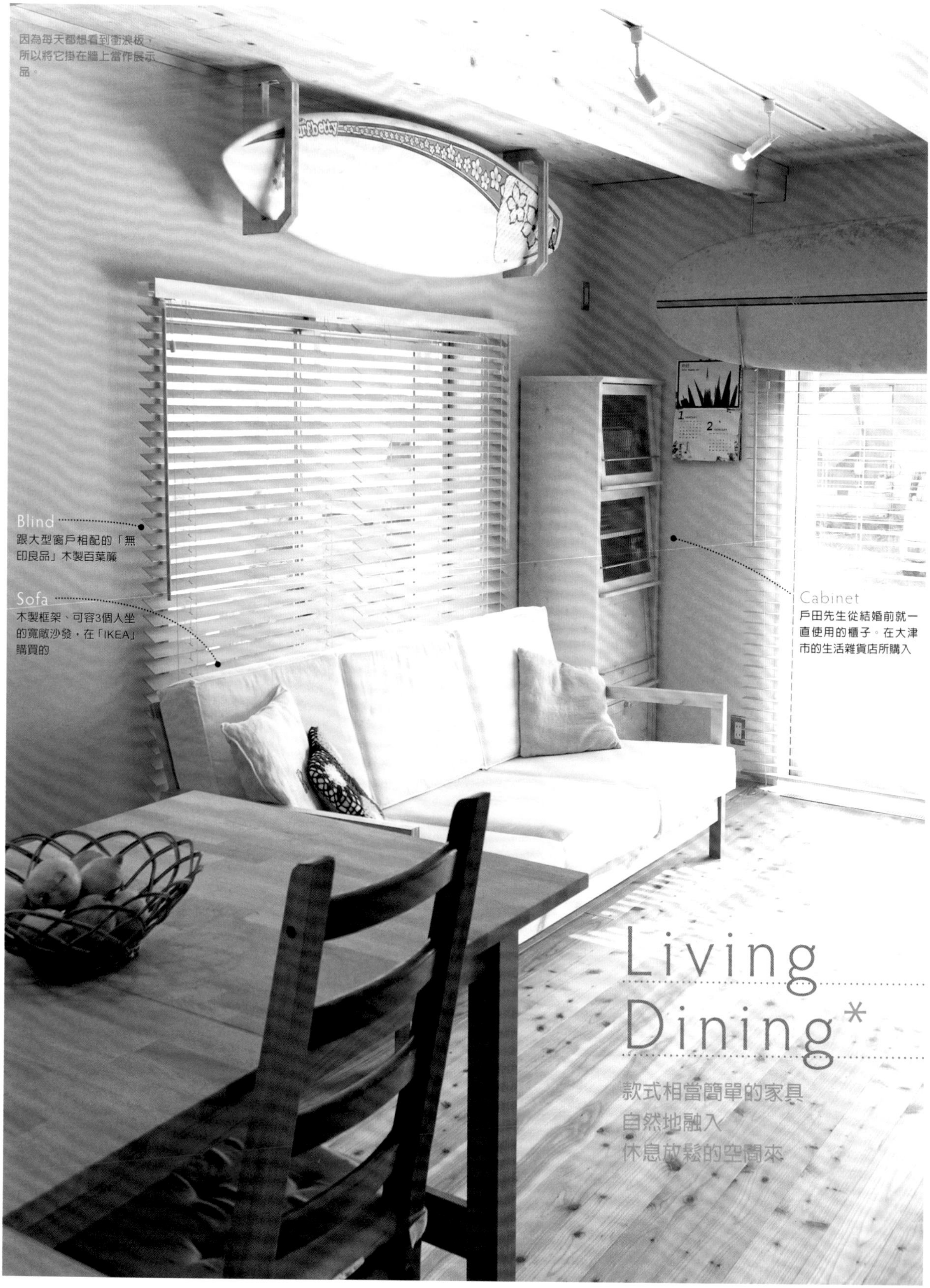

因為每天都想看到衝浪板，所以將它掛在牆上當作展示品。

Blind
跟大型窗戶相配的「無印良品」木製百葉簾

Sofa
木製框架、可容3個人坐的寬敞沙發，在「IKEA」購買的

Cabinet
戶田先生從結婚前就一直使用的櫃子。在大津市的生活雜貨店所購入

# Living Dining*

款式相當簡單的家具
自然地融入
休息放鬆的空間來

由於流理台前有做高出的背板，因此從起居室不會看到流理台內的情形。

# Kitchen*

## 上方鋪了瓷磚的流理台
## 和琺瑯製的白色洗碗槽
## 是戶田夫妻一直憧憬的廚房

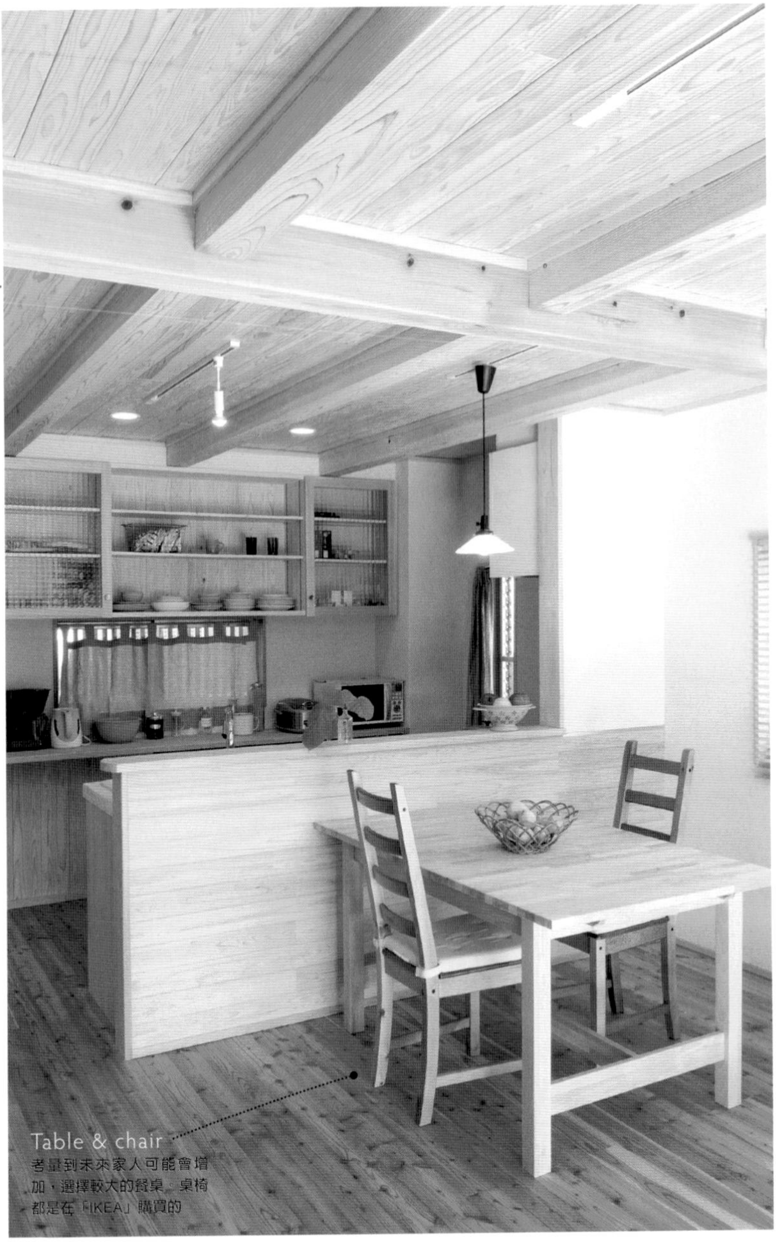

Table & chair
考量到未來家人可能會增加，選擇較大的餐桌。桌椅都是在「IKEA」購買的

流理台對面也設置了櫃子，使得廚房作業進行順暢。

Shelf
中間櫃子是開放式，左右兩邊使用鑲了方格玻璃的橫拉式門片

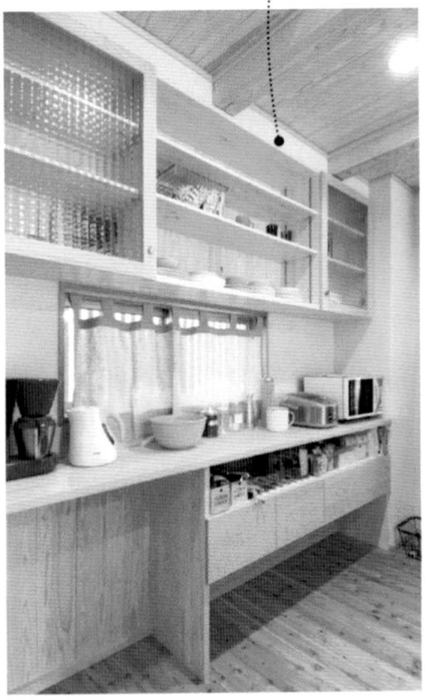

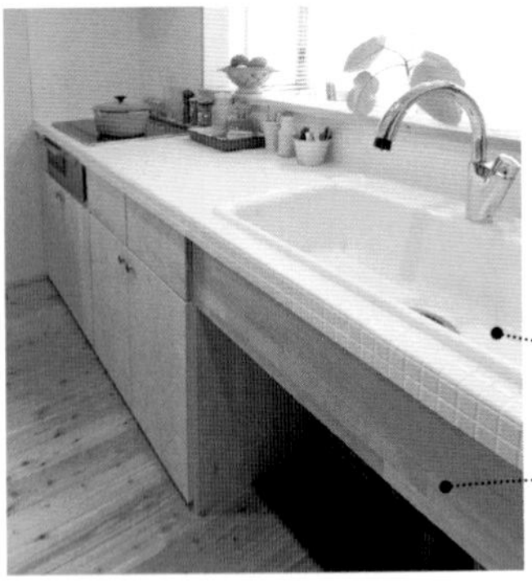

水槽下方不裝設門，做為垃圾筒的放置處；左邊是有門的廚櫃，可以將想隱藏的東西收納在其中

Cock
喜歡簡單設計而選擇「INAX」的水龍頭

Sink
又大又具清潔感的琺瑯製洗碗槽，為「TOTO」的產品

Kitchen
「Kinoheso工房」原創設計的自然風格廚房

由於預算等限制，只能蓋成總樓地板面積不到30坪的狹小住宅，不過因為有了寬闊的LDK，以及與起居室相連在一起的戶外露台，確實照著戶田夫妻的希望，實現了具有開放感、量身打造的住家。夫妻倆充滿喜悅地說：「雖然在規劃格局時，經常下班之後還討論到深夜，但是最後能得到這樣舒適的房子，所有的辛苦都一筆勾銷了。」

# Bed room*

## 用檜木的板材來鋪設半腰壁板，散發出溫暖的氛圍

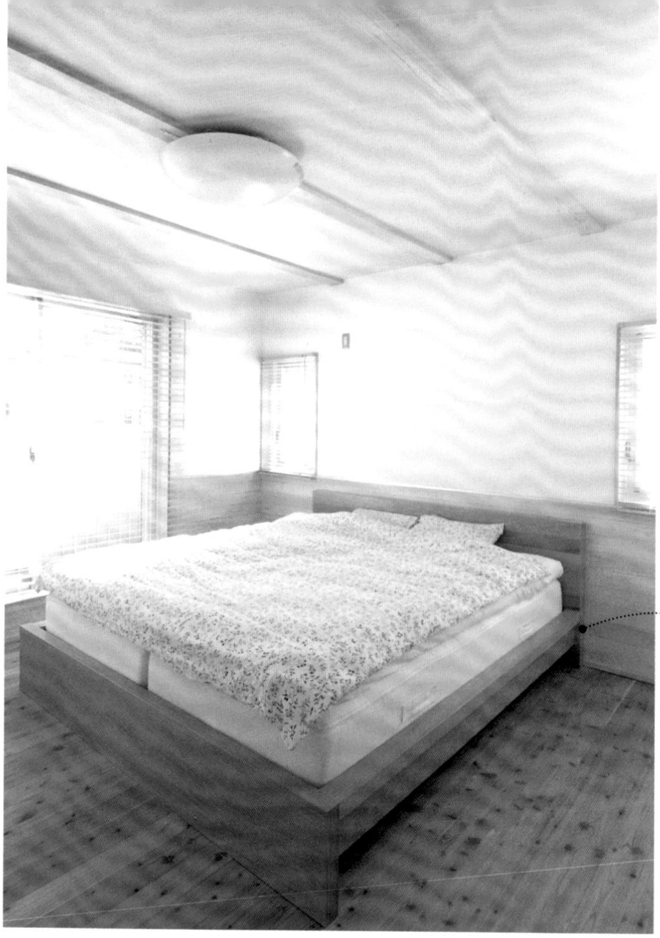

落地窗外面就是陽台，可以用來曬棉被

Bed
選擇與室內裝潢相搭配的「IKEA」木製框架床鋪

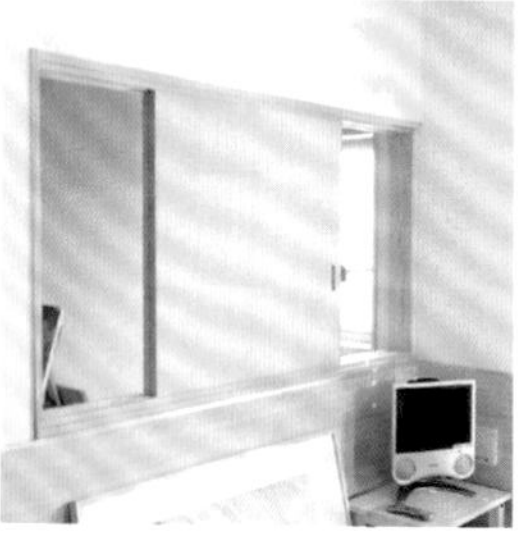

為了讓空氣流通順暢，在面向挑高的地方設置了室內窗

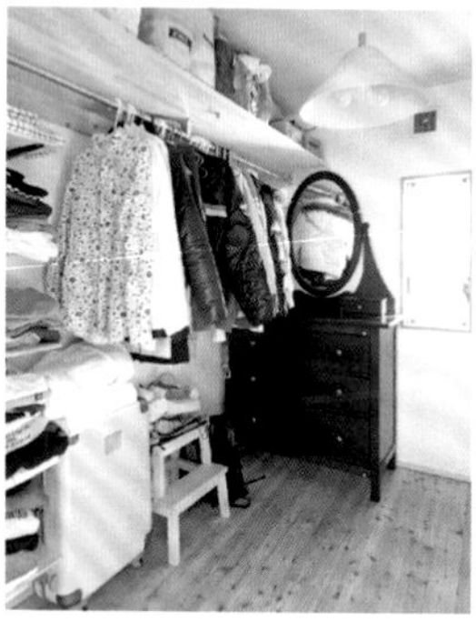

有約三個榻榻米大的空間，夫妻倆的衣服與梳妝台都放在這裡

# Sanitary*

## 肥厚造型的洗臉盆營造出愉快舒適的氣氛

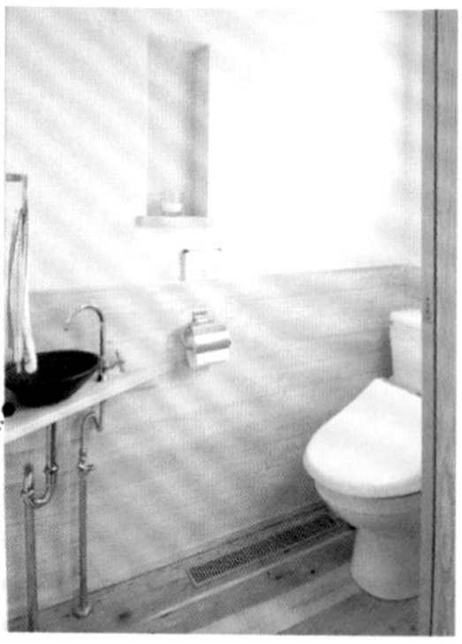

因為這裡也提供客人使用，所以在壁龕裡裝飾了漂亮的雜貨

Bowl
黑色的洗臉盆是「Maruichi奧田陶器」的信樂燒商品

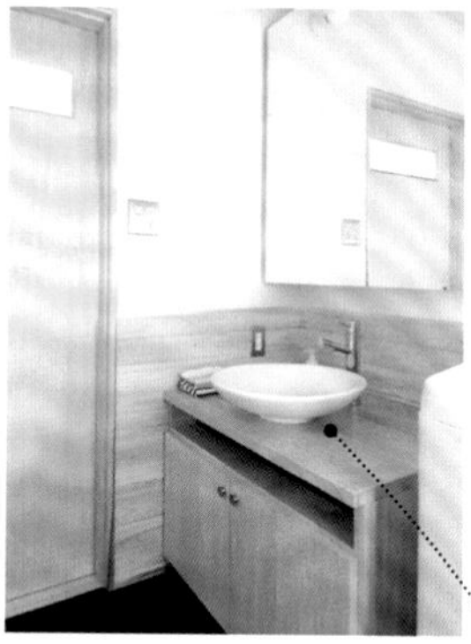

洗手台的下方容易有濕氣，因此在門片上方設置了通風用的縫隙

Bowl
碟型的洗臉盆是義大利製。
在「Sanwa Company」購得

## file15…
## 戶田家的 POINT

### 這個家 最用心規劃的地方

◆ 因為有樓梯間將一樓與二樓連接起來，不管在家中何處都可以感覺到家人的氣息。

◆ 洗手台的櫃子，門片留有通氣用的縫隙，因此不會積存濕氣。

◆ 在面積有限的衛浴空間中，採用了拉門，開關門時不會占用室內空間。

### 這個家 最喜歡的地方

◆ 由於LDK是沒有隔間牆的開放式格局，所以，雖然是小坪數的家卻不感覺狹窄。

◆ 廚房吊櫃的中間設計成開放式的櫃子，上面裝飾了喜歡的雜貨而覺得很開心。兩邊的玻璃門片也很重要，不想讓人看到的東西就可以收納其中。

### house data

| | |
|---|---|
| 家庭成員 | 夫妻 |
| 土地面積 | 160.36㎡（48.51坪） |
| 建築面積 | 53.00㎡（16.03坪） |
| 總樓地板面積 | 98.53㎡（29.81坪）<br>1F51.34㎡＋2F47.19㎡ |
| 本體工程費 | 約2000萬日元（含OM太陽能、訂製家具、露台、照明、外圍構造工程） |
| 3.3㎡單價 | 約67萬日元 |
| 構造．工法 | 木造兩層樓（梁柱架構式工法） |
| 設計．施工 | Kinoheso工房．<br>（股）西峰工務店<br>Tel 0120-423-022<br>www.nisimine.com |

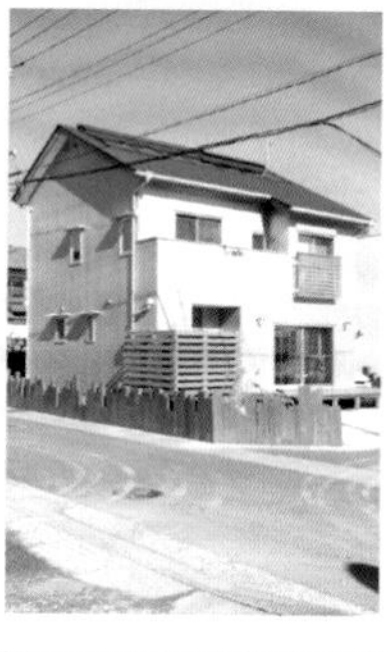

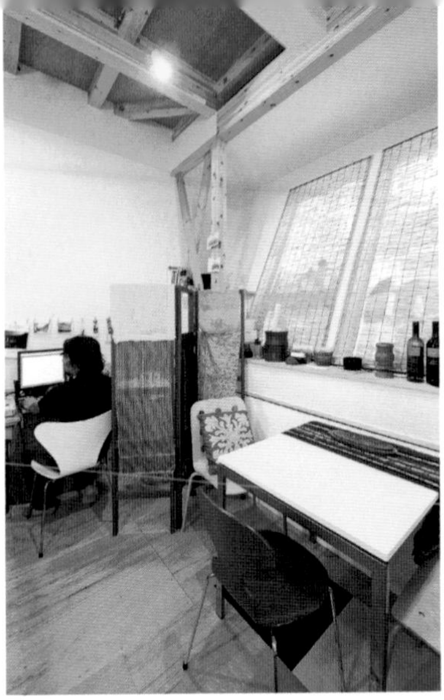

# Work space*

夫妻倆的工作室，為了能輕鬆地
接待客人，因而規劃在玄關旁邊

從梯廳向下走幾階就是工作室了。從設計到會談都在這裡進行。

# 格局規劃和裝潢都是未完成狀態
# 與家人一同成長
# 慢慢孕育中的小小房子

帶來快樂的房子

...file 16

東京都
## 山下家

晃久先生與兒子Kaito（3歲）。曾與太太Youko三個人一起去亞洲和非洲等地方旅行。

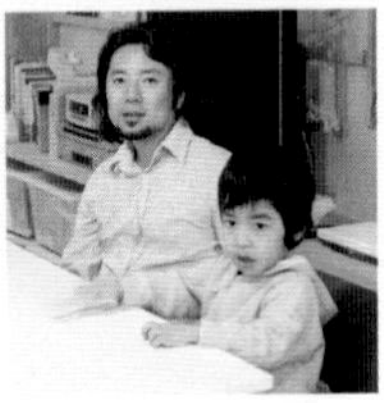

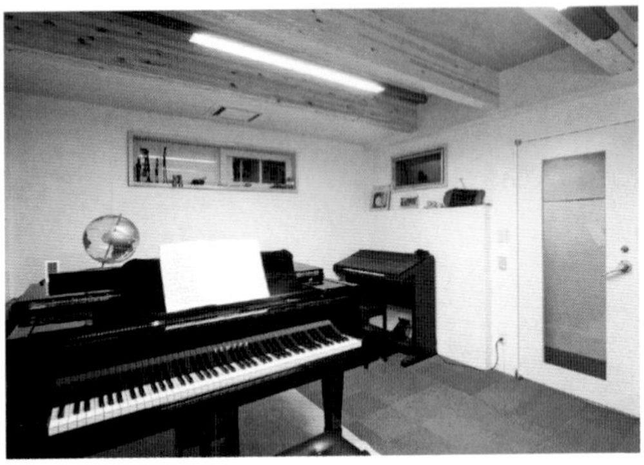

鋼琴室因為也兼做學生的教室，做成從玄關可以直達的隔間設計

建築師山下晃久先生蓋好的住家，就位在都心的住宅稠密區；他規畫出能讓家中三人舒暢度日的房子。平面圖將LDK規劃在二樓，從窗戶能望見天空及樹木的綠意；又高又大方的天花板，讓人忘卻了身在都市的中心。「不管多小的房子，也一定要留出必要的空間，讓家人和朋友相聚時不會感到拘束。」山下先生表示。此外，為了能與前來遊玩的人一起開心地製作料理，在DK空間的中心配置了中

# Entrance*

將玄關走廊也
規劃成讓孩子在
遊戲中學習的場所

孩子畫畫塗鴉的地方，就是鞋子收納櫃的門片。門上塗了黑板用的塗料。

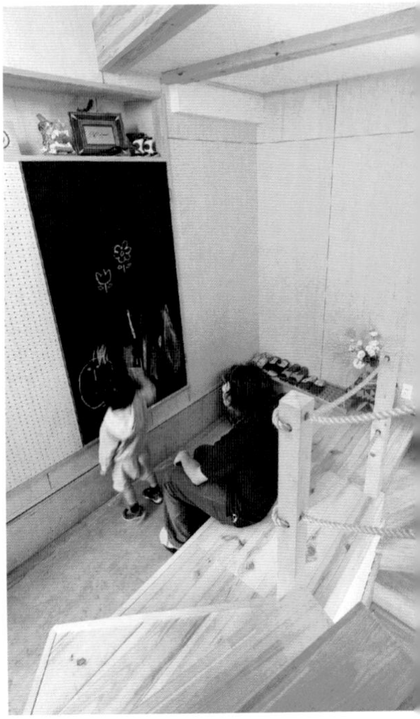

梯廳的牆上貼了軟木塞板。除了孩子的畫作，上學的書包也掛在這裡。

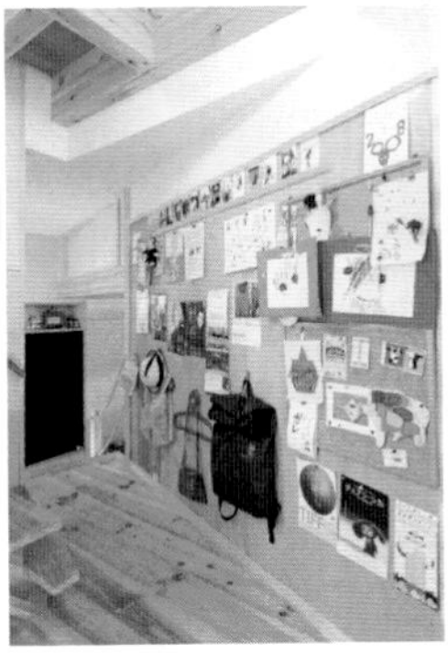

## house plan

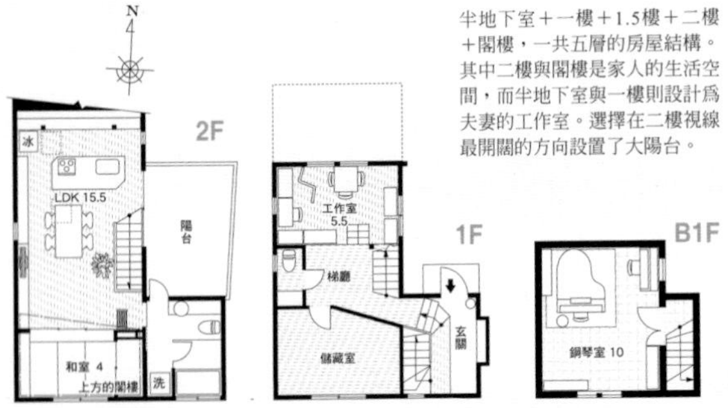


半地下室＋一樓＋1.5樓＋二樓＋閣樓，一共五層的房屋結構。其中二樓與閣樓是家人的生活空間，而半地下室與一樓則設計爲夫妻的工作室。選擇在二樓視線最開闊的方向設置了大陽台。

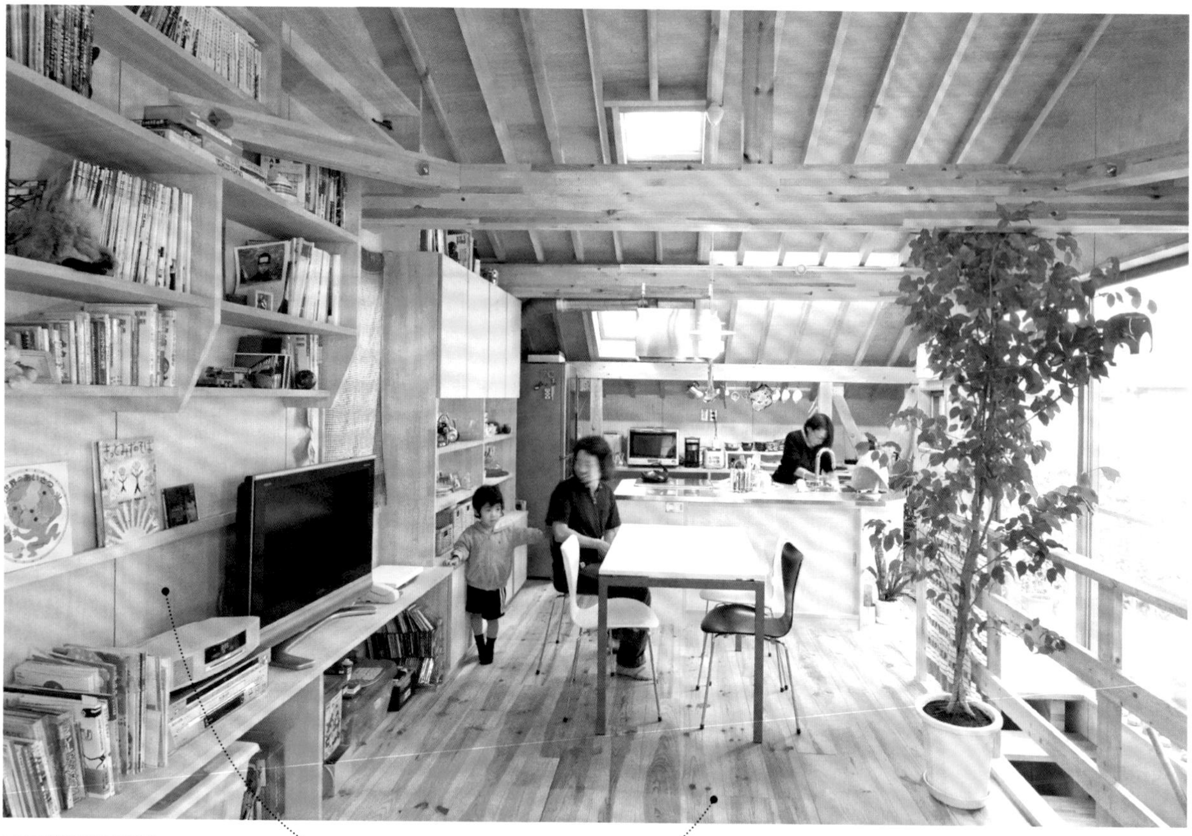

LD的牆壁設置了高到天花板的書架。在矮櫃下方有好多小孩子的玩具！

Wall
採用德國製會呼吸的壁紙「Ougahfaser」與三合板

Floor
選擇價錢合理的進口松木材

島型廚房。

「兒童房沒有特別決定放在哪裡。等兒子長大，找到他待著會心情愉快的場所後，就把那個地方打造成他的房間。在那之前家庭成員在一個大致完成的形體中生活就好了，我是這樣想的。」內部裝潢也故意沒有修飾完全，未來打算跟孩子一起粉刷上漆、一起製作櫃子。在對育兒的態度上，也是一間值得參考的房子。

# Dining*

## 樸素的屋內裝潢使用大量木材 即使被孩子弄傷了也沒關係

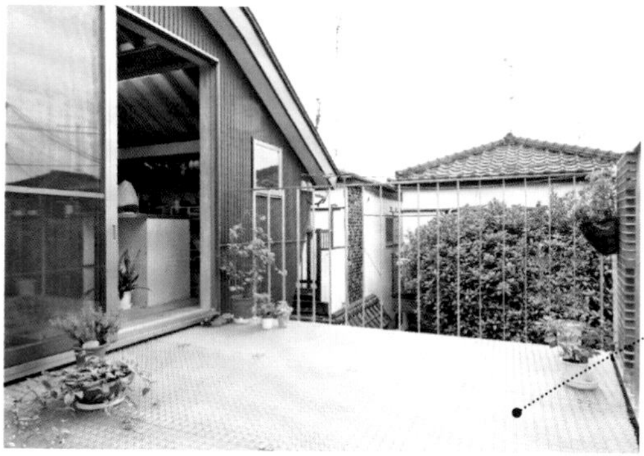

在二樓與鄰家之間的空位建造陽台。可以看見大片天空，是個讓人心情愉悅的極佳空間。

Floor
「旭硝子」的FRP格柵板。優點是光線可以通到下面的玄關外走道。

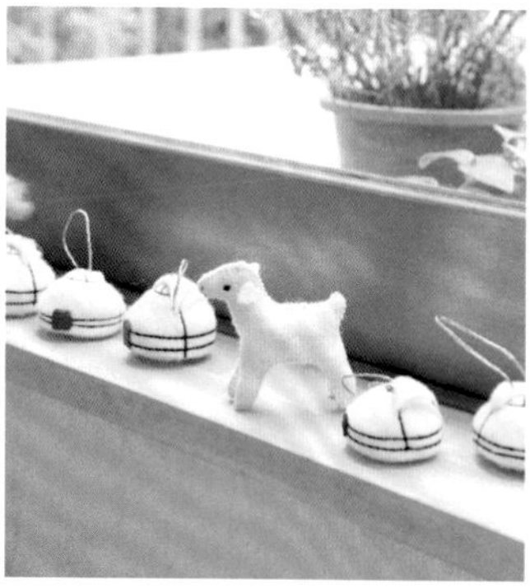

在窗邊裝飾著羊毛製的小吊飾，是在蒙古旅行時買回來的東西

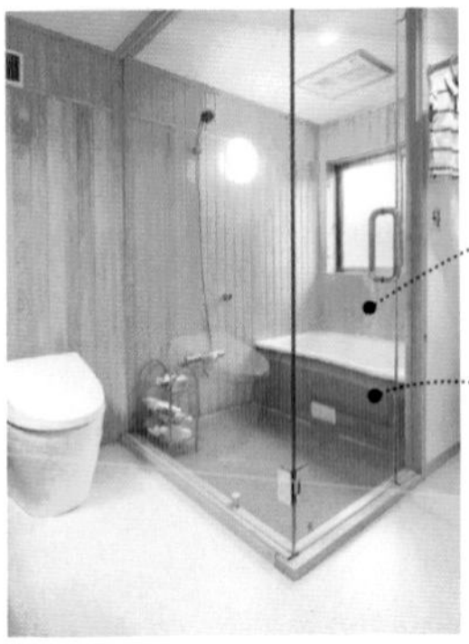

為了盡可能不讓人感到狹窄，衛浴設備的隔間採用了玻璃。

Wall
採用耐水性強的檜木無垢材

Bathtub & floor
「TOTO」的產品

Toilet
造型流暢的「TOTO」無水箱馬桶

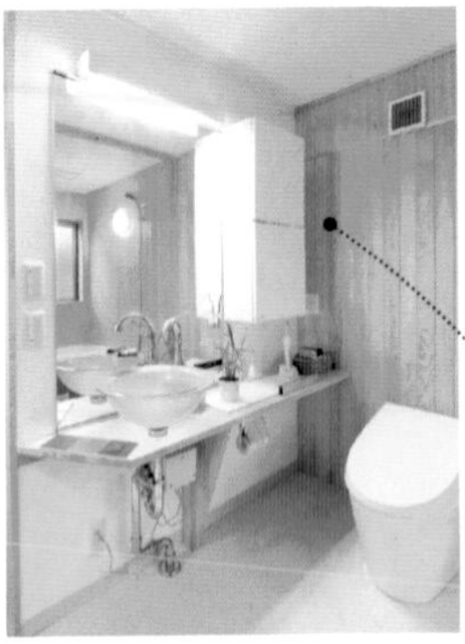

# Sanitary*

## LDK與衛浴設備位於同一層樓 生活和做家事都方便的格局

Shelf
「IKEA」的收納櫃

除了衛浴設備與LDK，臥房也位在二樓，此樓層就可以滿足基本的生活所需。

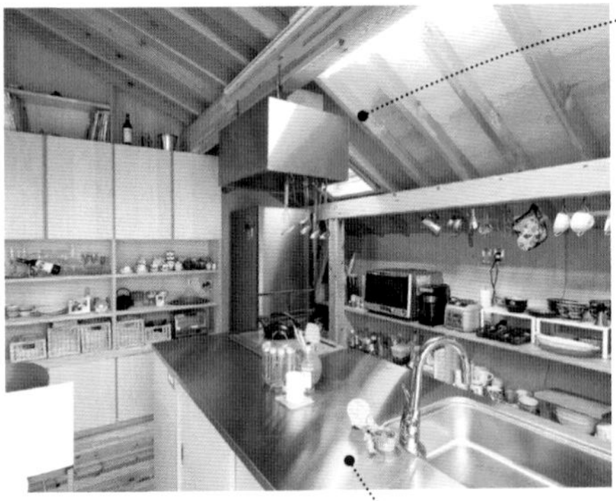

Hood
用不鏽鋼製作的抽油煙機

中島型廚房最適合與朋友開聚會派對。台面選用的是保養起來較簡單的不鏽鋼材質。

Kitchen
用不鏽鋼＋三合板製作的流理台

Light
louis poulsen的設計。從網路購入

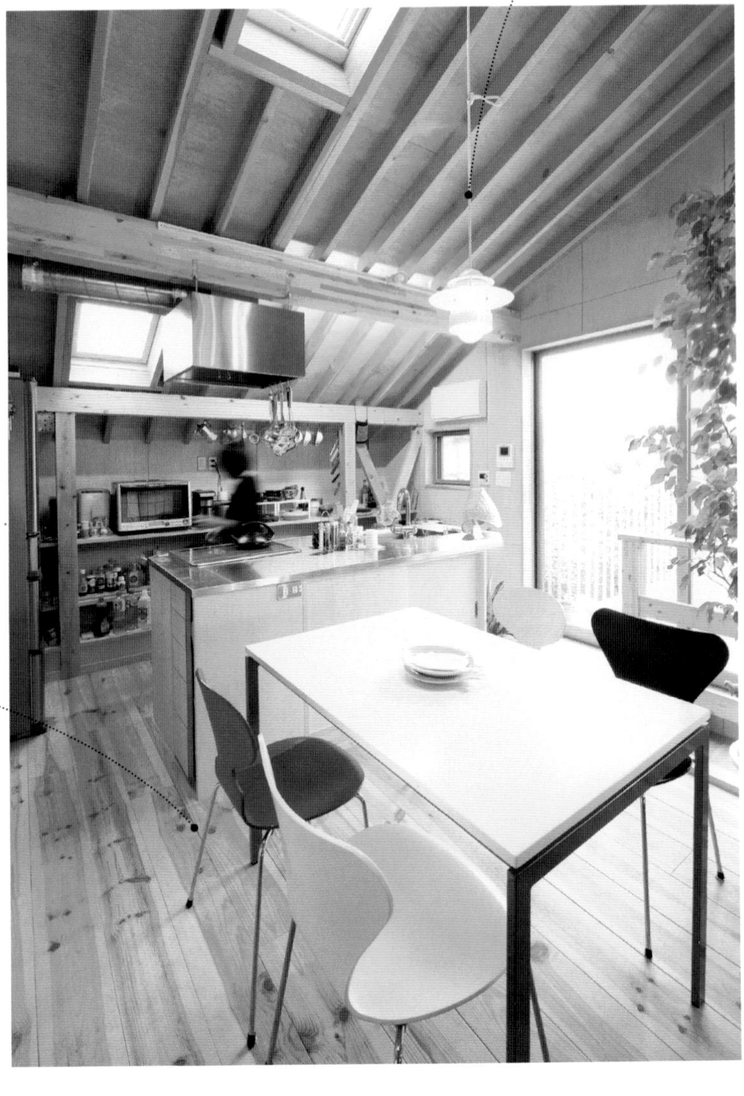

# Kitchen*

## 因為有了生動的 斜面屋頂 創造出無拘無束的寬裕空間

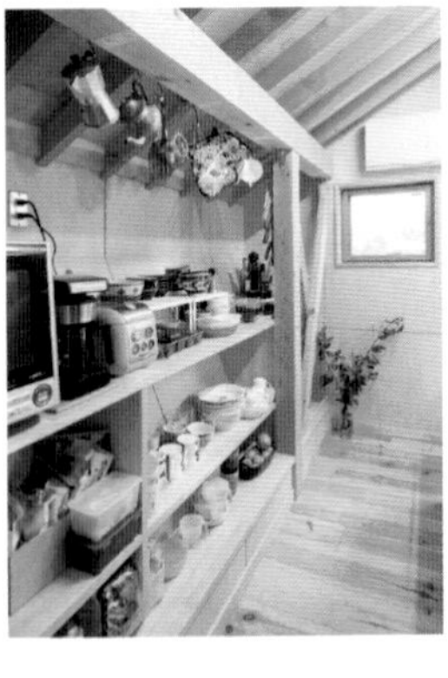

Table & chair
購自家具家飾用品店「ILLUMS」。螞蟻椅及七系列椅都是丹麥設計師阿納·雅各布森（Arne Emil Jacobsen）的設計

由於房子朝北，除了窗戶以外，從屋頂的兩個天窗也能獲得光線。

背面的收納櫃採開放式設計。不論是烹調用具或餐具，只要轉過身去就可以很快地拿到手

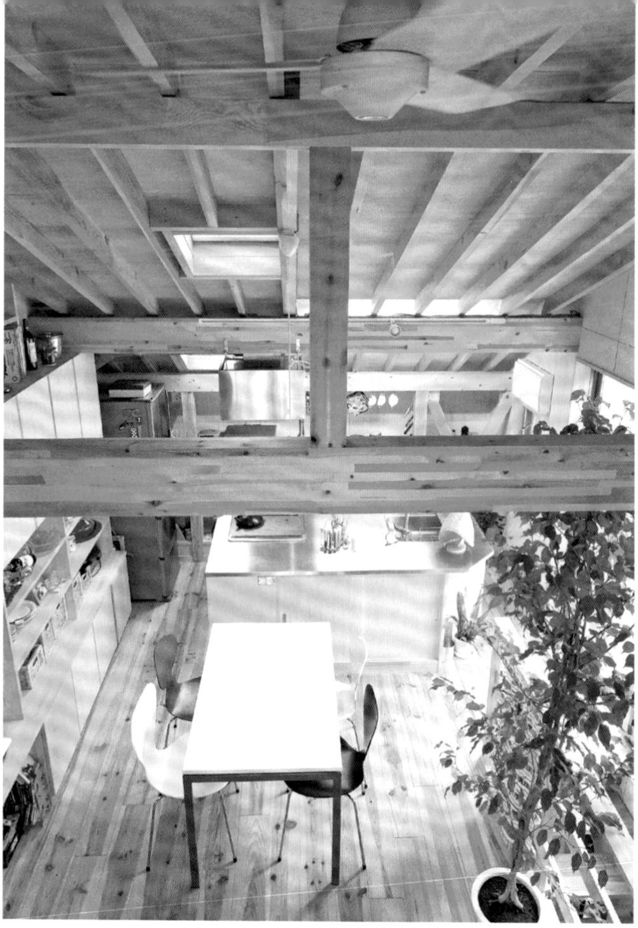

天花板設計是將構造用合板直接以原貌呈現 椽子與梁柱就這樣顯露在外，展現出大方與立體感

# Japanese room & Loft*

## 將可以彈性使用的兩個空間和LD連結在一起

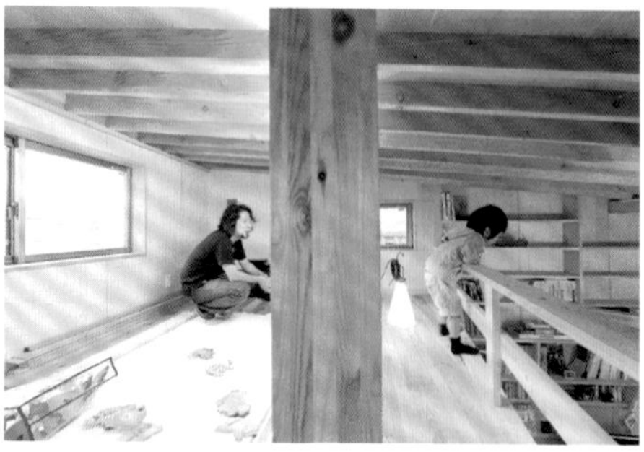

和室上方的閣樓，恰好變成孩子的遊樂場 是能夠傳達木頭溫潤質感的快樂空間

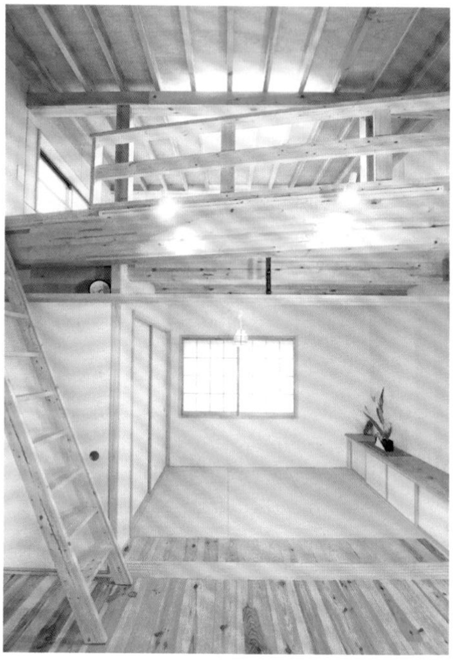

連著LD的和室 現在把這裡當作臥房使用，平時不把門拉上，保持開放的空間

## file 16…. POINT

這個家

### 最用心規劃的地方

◆設置了一個大方的寬敞空間。在二樓打造出一個集結LDK＋和室＋閣樓的一大房空間，並且只採用無垢材、紙、繩索之類有親切感、能夠感受歲月變化的材料；成為了一個大人小孩都能愉快生活的房子。

這個家

### 最喜歡的地方

◆與室外連接起來，可以不受拘束生活的二樓空間。陽台不拘泥於南側，而是選擇視線可以延伸到遠處的方向來設置，因此為餐廳與廚房帶來明亮及開放感。還有最喜歡在室內的時候就可以看到天空與鄰近的樹木。

### house data

| | |
|---|---|
| 家庭成員 | 夫妻＋小孩一人 |
| 土地面積 | 80.61m²（24.38坪） |
| 建築面積 | 43.04m²（13.02坪） |
| 總樓地板面積 | 99.98m²（30.24坪）<br>※閣樓除外<br>B1F18.88m²＋1F39.18m²＋2F41.92m² |
| 本體工程費 | 2000萬日元<br>※包含山下家自行採購材料及設備的費用 |
| 3.3m²單價 | 約66萬日元 |
| 構造・工法 | B1FRC造＋1・2F木造 |
| 設計 | Grifoarchitectstudio一級建築士事務所（山下晃久）<br>Tel 03-6431-8831<br>www14.ocn.ne.jp/grifoarc |

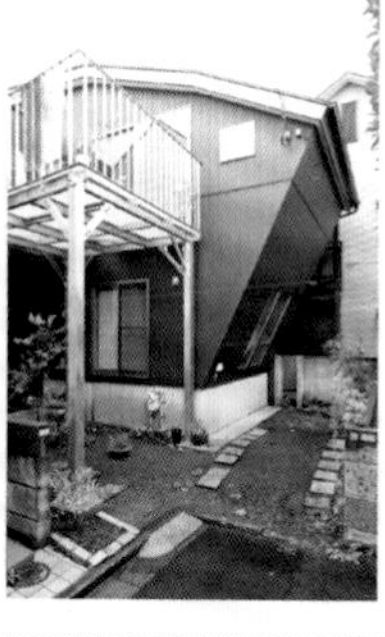

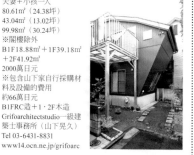

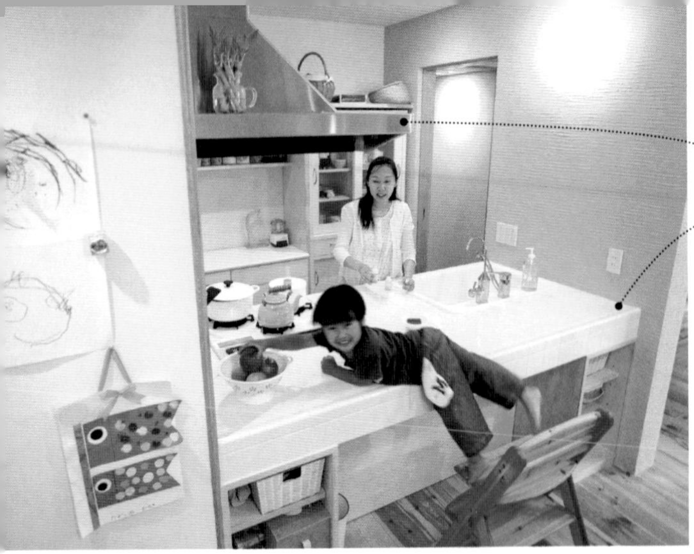

Hood
抽油煙機製造商「富士工業」的產品

Tile
「TOTO」的白色方型瓷磚

餐廳牆壁貼的是壁紙，可以用圖釘將孩子的作品釘上去，打造出小小藝廊的風格

# 客廳和庭園都是孩子的遊樂場 如果全身沾滿了泥巴 就從露台直接到浴室清洗吧！

帶來快樂的房子

## ....file 17

**千葉縣**

**T家**

先生喜歡園藝，太太喜歡室內設計的T家。長男Hiroki就快要變成哥哥了。

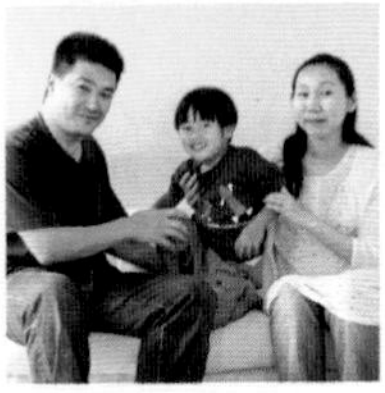

T家夫妻有個正值最調皮年齡的4歲小男孩。「一到外面就光著腳，到處跑來跑去的玩，相當的頑皮（笑）。小孩子在外面玩是不可能不弄髒的，於是我想要建造一個讓孩子盡情玩耍的房子。」

他們向負責設計的建築師明野先生提出想要木製露台，以及從庭院可以直接進入到浴室之類的要求。明野先生所提出的方案是，將浴室、洗手間及廁所排成一列，安置在突出於建築物的長型空間，同時阻斷路人從道路看進屋內的視線，是個可以從露台直接進入衛浴空間的格局規劃。「跟想像中的一樣，孩子從客廳飛奔出去然後回來帶了一身泥，接著就直接進去浴室洗澡了。從廚房就能看到他在露台或起居室玩遊戲，所以也十分安心。這是一間讓親子都很滿足的住家。」

### house plan

建築物規劃成L型的格局，阻斷了路人看進來的視線。將衛浴設備空間配置於突出的部份。爲了能配合家中成員的變化來改變隔間，二樓的兒童房完成大致的結構後就先停下來了。

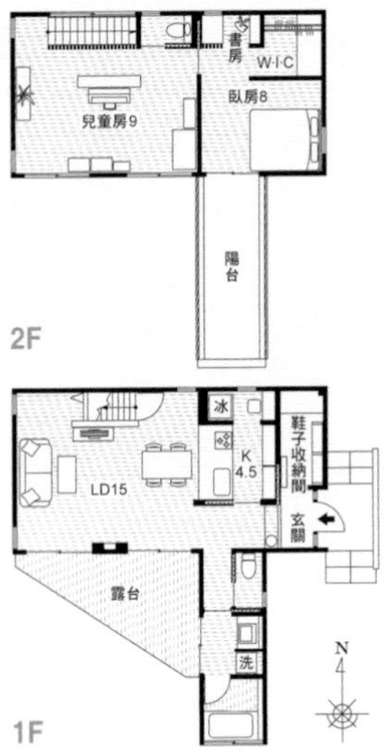


## Kitchen*

### 鋪了瓷磚的寬大流理台上 親子間相互交流 一邊吃點心、一邊畫著圖畫

為了讓市售的收納櫃可以剛好放進去所做的設計。廚房深處放置了傳真機等物品，是處理家務的空間

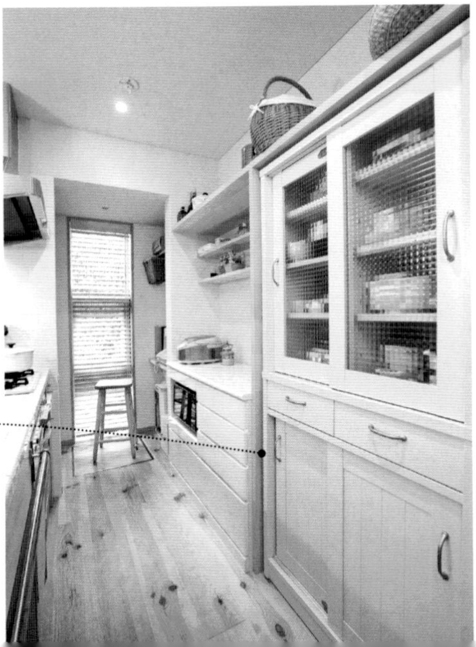

Cupboard
郵購買到的

# Living Dining*

對肌膚很溫和
松木無垢材的地板
總是四散著好多的玩具！

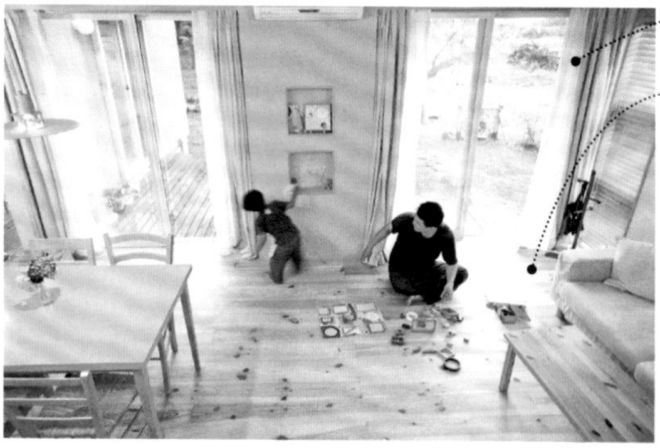

Curtain
在「無印良品」挑選的

Floor
質感清爽大方的松木地板

在南面設置了兩個落地窗，與外面的露台相連，可直接通向庭院。

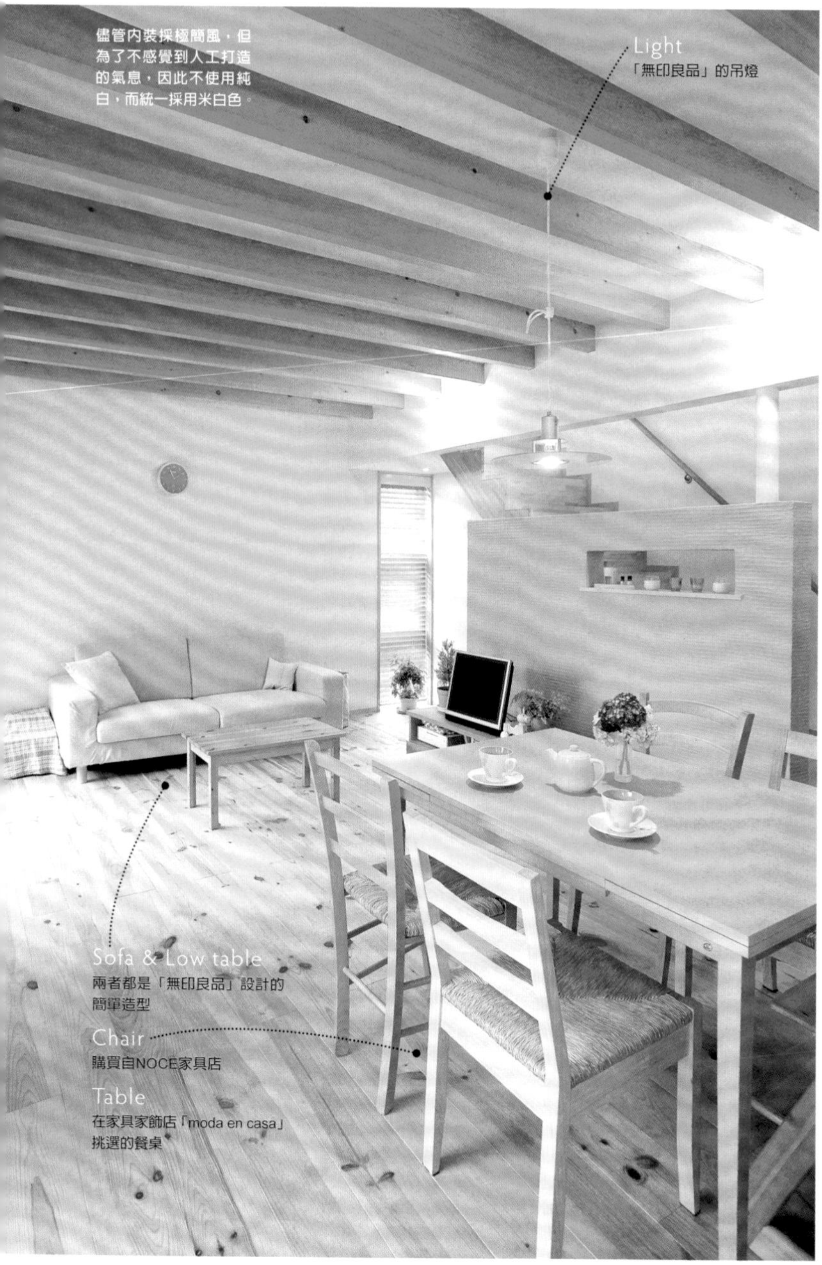

儘管內裝採極簡風，但為了不感覺到人工打造的氣息，因此不使用純白，而統一採用米白色。

Light
「無印良品」的吊燈

Sofa & Low table
兩者都是「無印良品」設計的簡單造型

Chair
購買自NOCE家具店

Table
在家具家飾店「moda en casa」挑選的餐桌

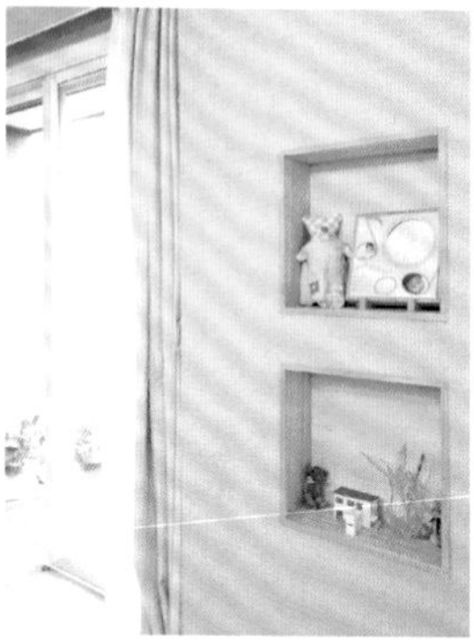

窗戶那面的壁龕裡，用家人的照片、這個家的模型等等，帶著深刻回憶的小東西來裝飾

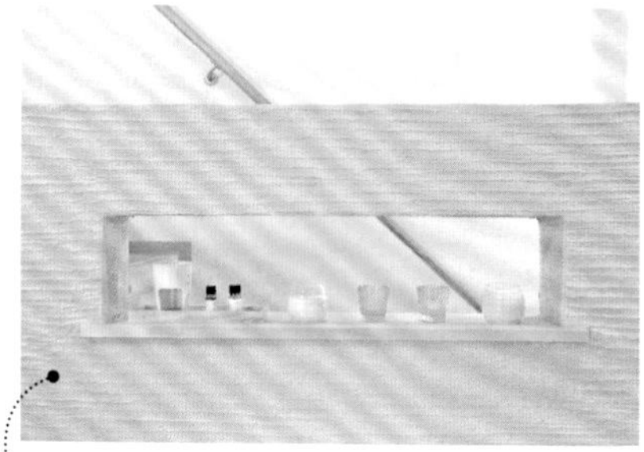

Wall
裝潢重點之一的牆壁表面採用珪藻土

樓梯周圍的牆壁充滿了塗壁材才有的魅力。將芳香療法的用品拿來作展示。

使用換洗衣物籃來收拾玩具。就算玩具的形狀和大小相差很多也容易收拾

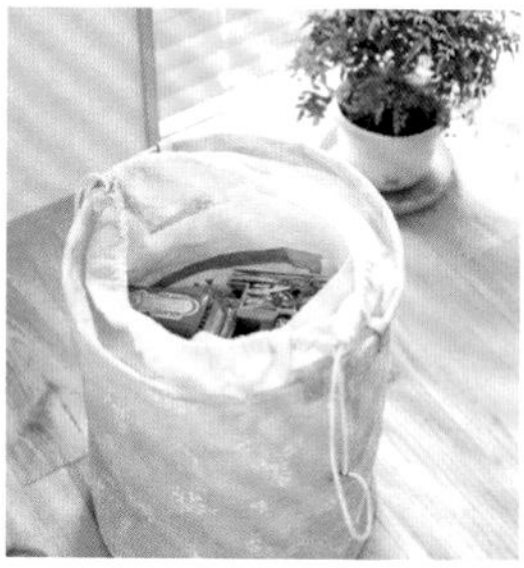

# Sanitary*

## 從戶外就能進入衛浴空間，家事動線也極佳
## 成為大人與小孩都喜歡的空間

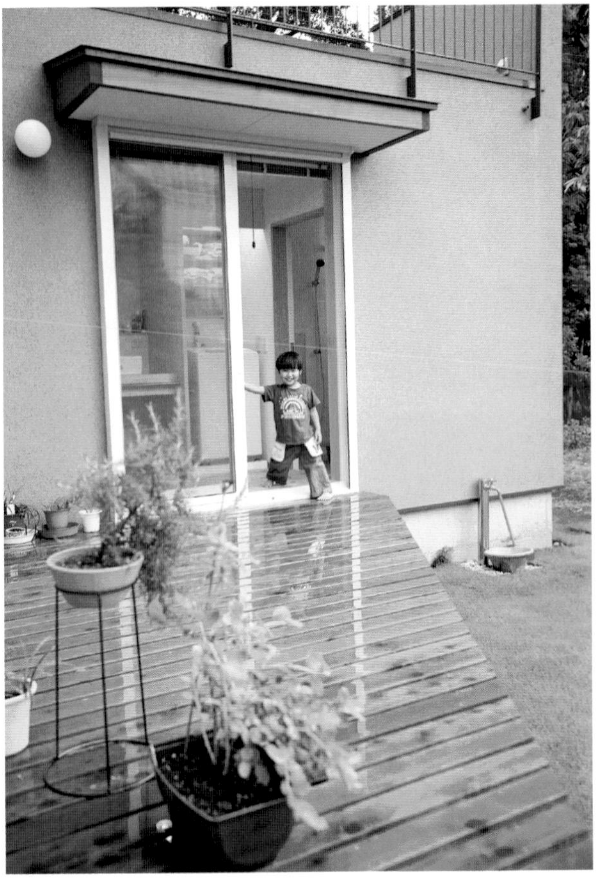

從露台經過洗手間再到浴室。在露台前面也準備了洗腳用的水龍頭。

只在壁桌上放置洗臉盆，正如想像那樣簡單的洗手台。

Mirror
在家具家飾用品店「MOMO NATURAL」選購的

Bowl
選擇「INAX」方形設計款洗臉盆

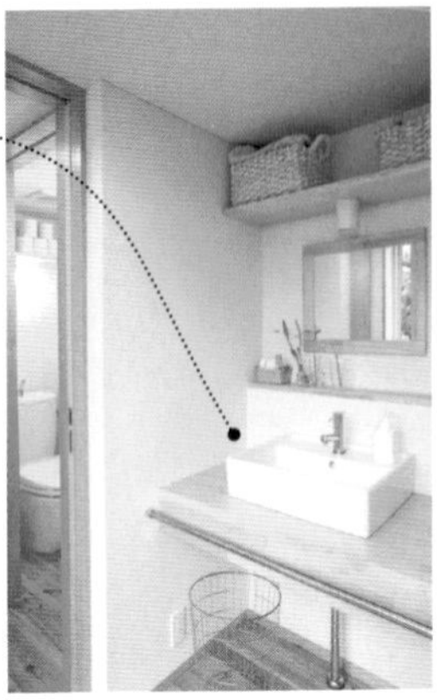

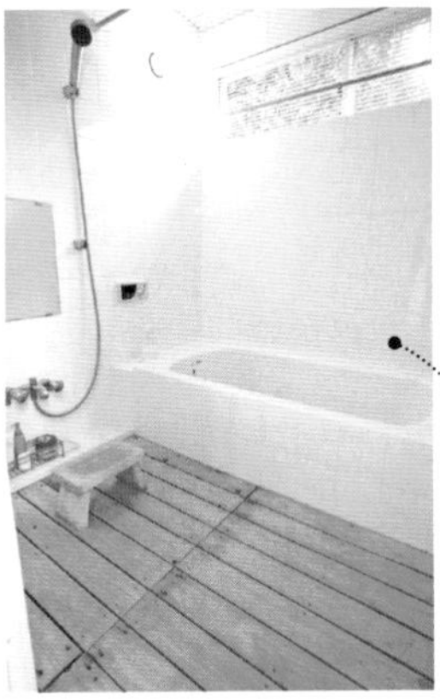

Tile & Bathtub
統一使用「TOTO」的產品

將竹板裁切成剛剛好的尺寸，用來墊在地板上，拿到露台上晾乾也很輕鬆

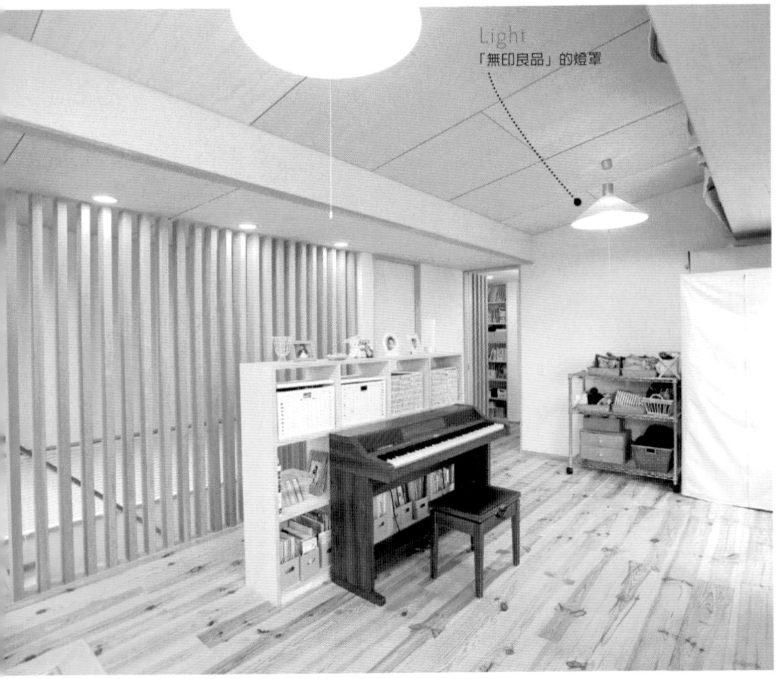

Light
「無印良品」的燈罩

# Kids room*

## 設計兒童房時
## 也計畫如果家人關係或生活方式改變時
## 能夠變化格局

一樓的聲音可以傳到這裡，是開放式的兒童房。以後如果孩子想要個別的房間，會加上牆壁。

活用天花板的高度，設置了閣樓風的收納櫃。將來從正中間可以分隔成兩個房間。

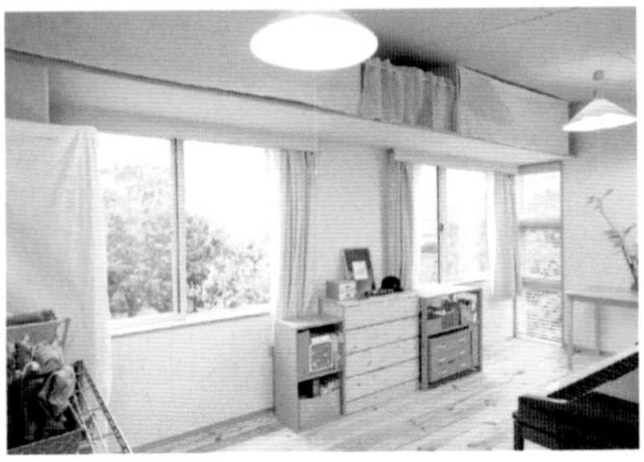

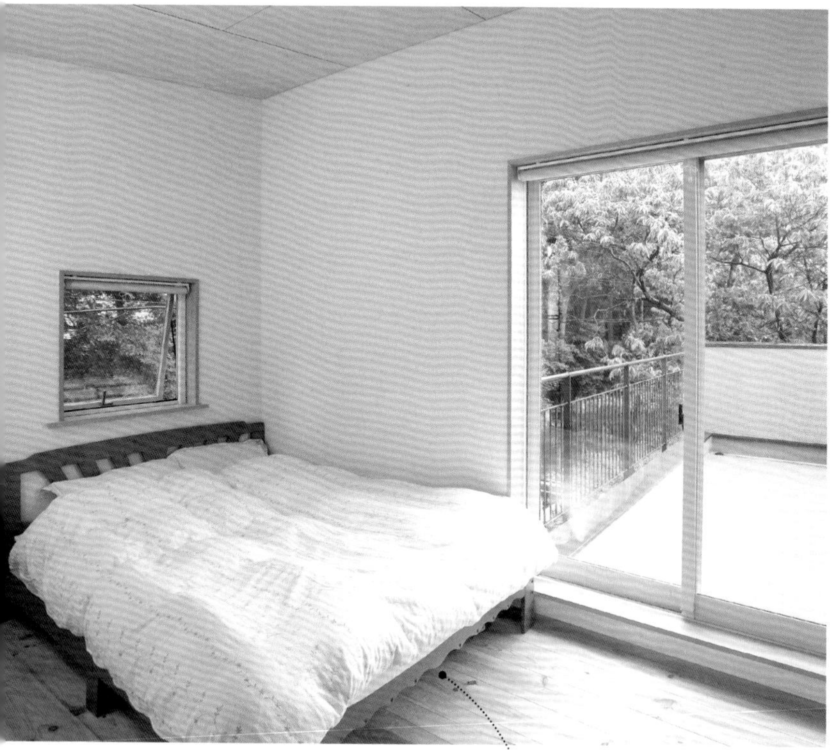

臥房外面就是做為樓下屋頂的陽台。正好位在浴室及衛浴設備的上面。

Bed
購買自郵購型錄的床鋪

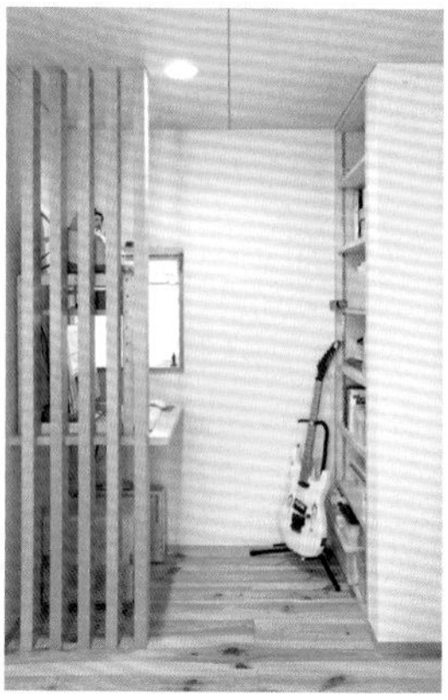

在臥房的一角設置了書房。很喜歡這種小空間獨特的「閉門獨處的感覺」。

# Bed room*

視線向落地窗外面延伸
陶醉在樹木的綠蔭中
而感到放鬆與身心舒緩

## file17…. T家的 POINT

**這個家 最用心規劃的地方**

◆ 孩子從庭院就可直接進浴室的動線設計。因為正值活潑調皮的年齡，常常在外面玩得髒兮兮的回來，這樣子不必經過屋內就可以把身體清洗乾淨了。

◆ 位在二樓的開放式兒童房間。將來可以配合孩子的成長再做牆壁來隔間。

**這個家 最喜歡的地方**

◆ 樓梯邊的牆面塗了珪藻土，並且設置凹進去的壁龕。其它牆壁用的是可用水擦拭且能替換張貼的壁紙，只有在空間的裝飾重點處使用珪藻土。視覺上的效果或觸摸時都能感受到暖和的氛圍，是最喜歡的空間。

### house data

| | |
|---|---|
| 家庭成員 | 夫妻＋小孩一人 |
| 土地面積 | 199.00㎡（60.20坪） |
| 建築面積 | 53.27㎡（16.11坪） |
| 總樓地板面積 | 92.21㎡（27.89坪） 1F50.80㎡＋2F41.41㎡ |
| 本體工程費 | 2118萬日元（外圍構造、淨化槽、冷暖氣設備、自來水接管另計） |
| 3.3㎡單價 | 約76萬日元 |
| 構造．工法 | 木造兩層樓（梁柱架構式工法） |
| 設計 | 明野設計室一級建築士事務所（明野岳司、美佐子） Tel 044-952-9559 www.16.ocn.ne.jp/~tmb-hp/ |

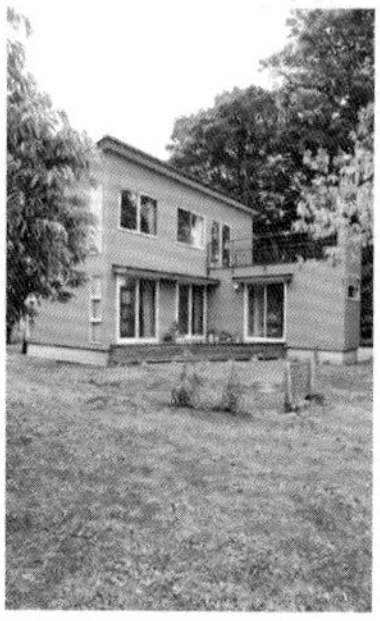

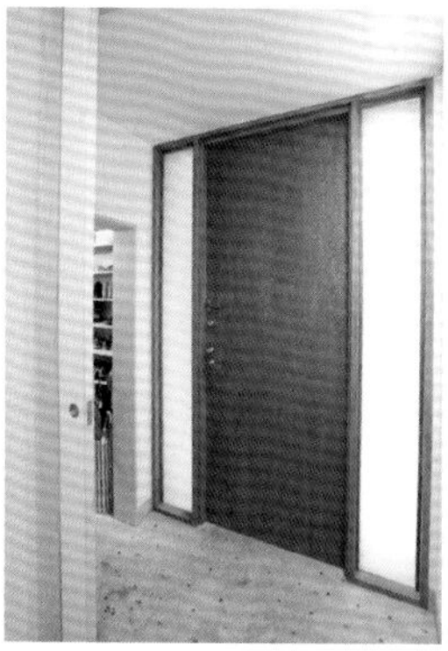

在門的左右鑲嵌霧玻璃，既可以遮住路人的視線，又能獲得採光。

使用水泥砂漿鋪設水泥地與玄關，再把彈珠埋進去當做點綴。

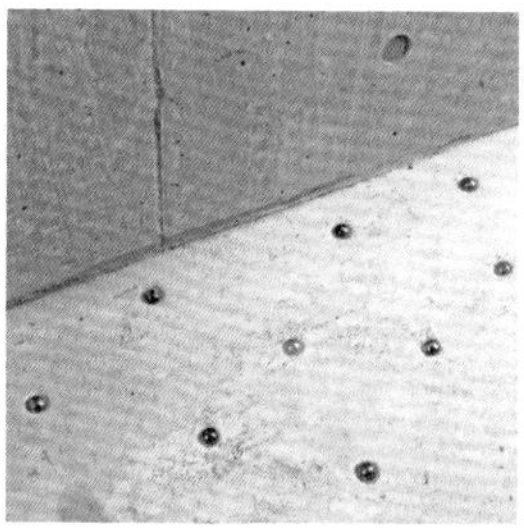

與玄關相連接的鞋子收納間。裡面的市售衣帽架組合使用起來非常便利。

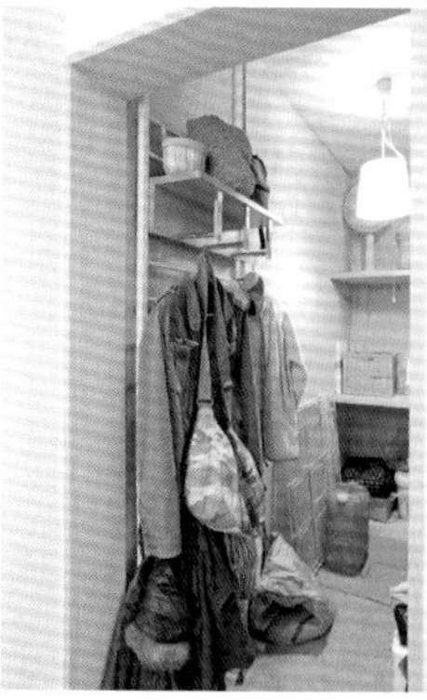

# Entrance*

充實了收納的空間
運用巧思讓鞋子到上衣
都能收納進去

# Kitchen*

雖然預算不多
還是用松木和瓷磚
成功打造出溫馨的空間

## 全部能使用的空間都沒有浪費這就是小房子的優點喔！

帶來快樂的房子

……file 18

東京都
**水島家**

崇將先生、實都江女士與兒子魁（9歲）。「在陽台上搭設帳篷，露營過夜時真是快樂！」

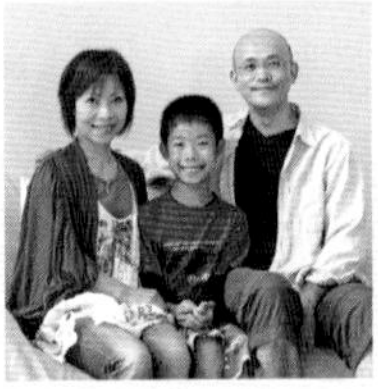

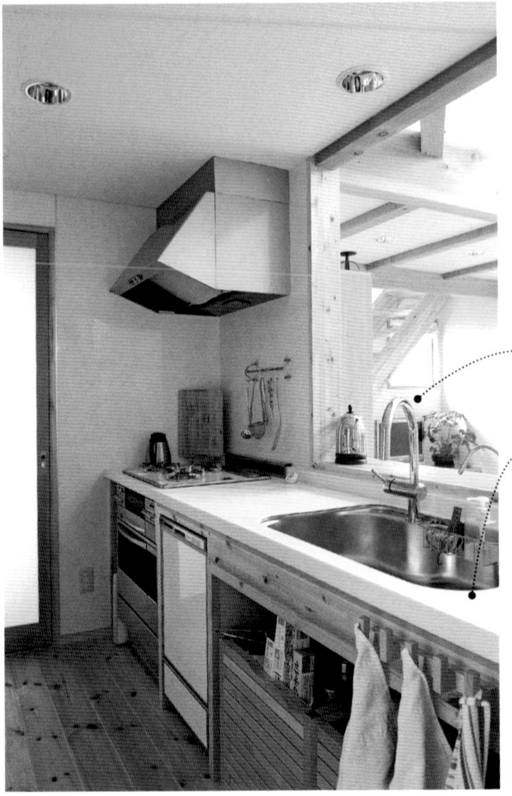

Cock
德國的水龍頭製造商「GROHE」的產品

Counter
選擇「NORITZ」價格合宜的款式

在松木製的櫃子上方裝設現成的台面和洗碗槽，做出低成本流理台。

水島家的房子，在起居室兼餐廳的南面有著大片的豐富綠意。就是因為如此優美的景色而決定買下這塊土地。為了能夠眺望景色而在南邊設置了露台，然後在面向露台的地方配置了挑高的起居室兼餐廳。這樣的格局安排可以讓視線向外及頭頂上延伸出去，讓人處於暢快的開放感中。

「獨立房間只有一樓的工作室以及二樓的臥房而已。沒有多餘的房間、能夠充分活用全部的空間這點相當好。孩子遲早也會獨立而搬出去住，考慮到將來變成夫妻兩人生活的時候，我覺得這樣的大小就很足夠了。」與簡單的生活型態相符，水島先生建造了不會過與不及的適當住家。現在在這一大房形式的屋子裡，相當地享受親子三人和樂融融的生活。

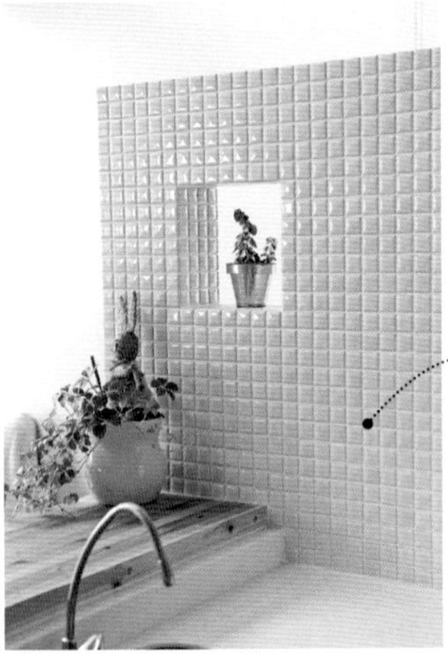

Tile
「轟Tile」的馬賽克瓷磚

在洗碗槽旁邊使用了一直想要的馬賽克瓷磚。它的背面有對講機及電燈開關。

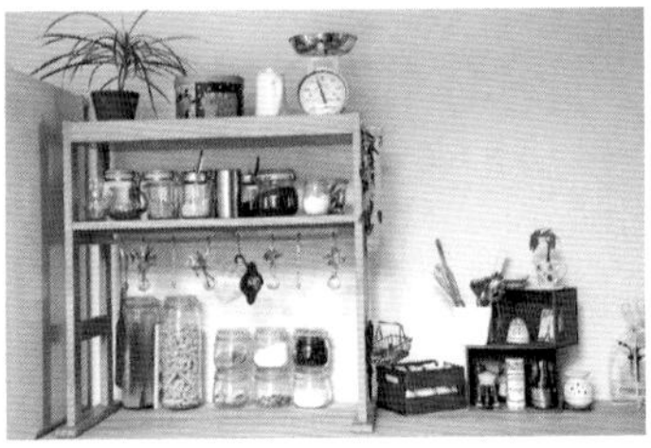

Shelf
在家具家飾用品店「MOMO NATURAL」選購

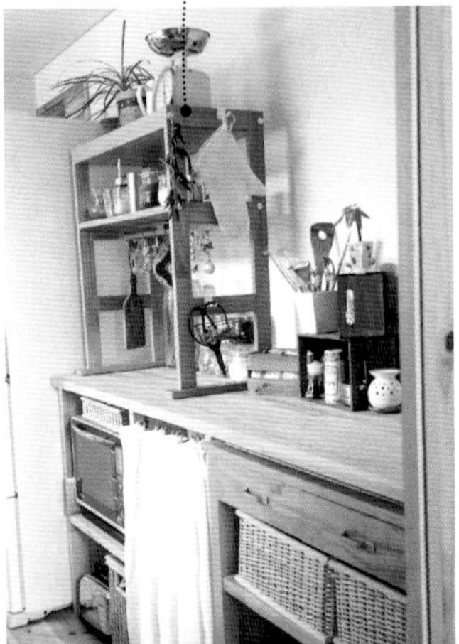

櫃子下方是收納烹調用家電的空間，再裝上遮擋用的布簾。

朝露台那側的挑高部份也設置窗戶，無論從一樓或是二樓都能享受眺望風景的樂趣。

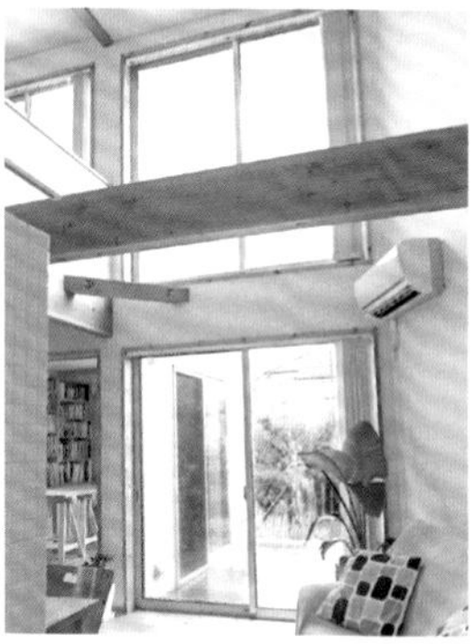

能夠縱覽LD及露台的面對式廚房。很喜歡牆角的仿燒柴暖爐風格暖氣。

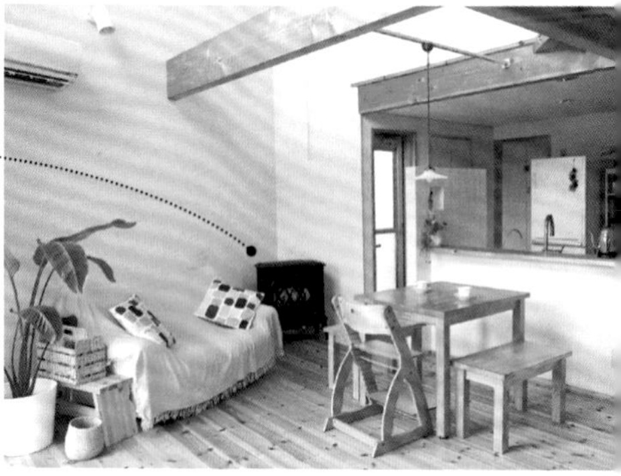

Heater
「DANROX」仿燒柴暖爐風格暖氣。鑄鐵打造的正統製品

Table, Bench, Light & Cupboard
統一採用家具家飾用品店「MOMO NATURAL」的松木系列商品

挑高空間的開放感讓人倍感舒適的LD。內部裝潢的材料全部只選擇天然素材

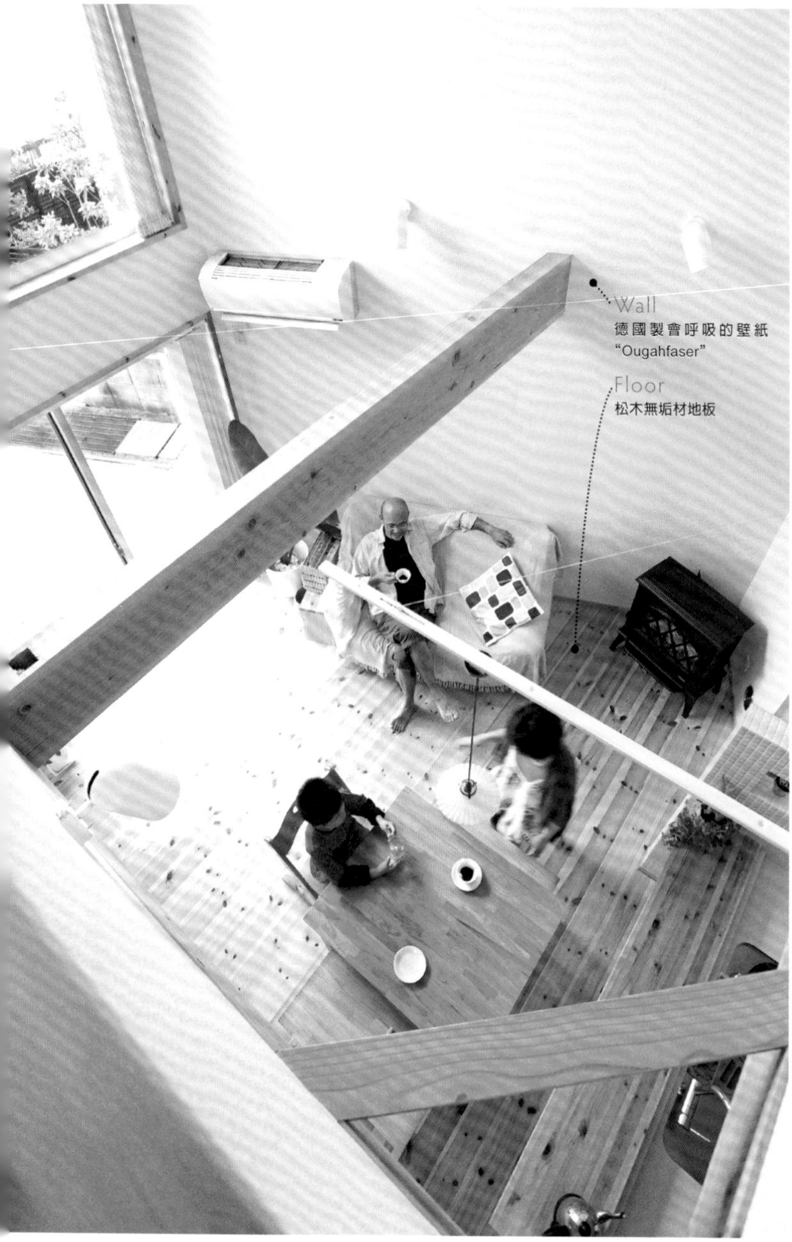

Wall
德國製會呼吸的壁紙 "Ougahfaser"

Floor
松木無垢材地板

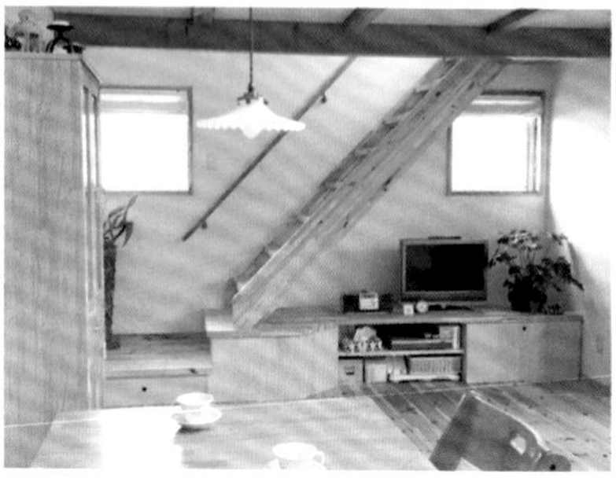

僅有11階的樓梯。因為降低了樓層的高度，而提昇了一、二樓的一體感。

# Living Dining*

## 充足的日照以及綠意盎然的眺望景觀愜意的感覺油然而生

### house plan

順著梯形建地而設計的平面圖。從廚房進入衛浴空間的動線設計，使得家事的效率得到提昇。回家後家人可以從玄關經過廚房，再進到洗手間洗手。將二樓的走道設計得比較寬，在二樓如願建造了一個工作室。

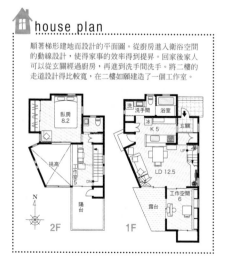

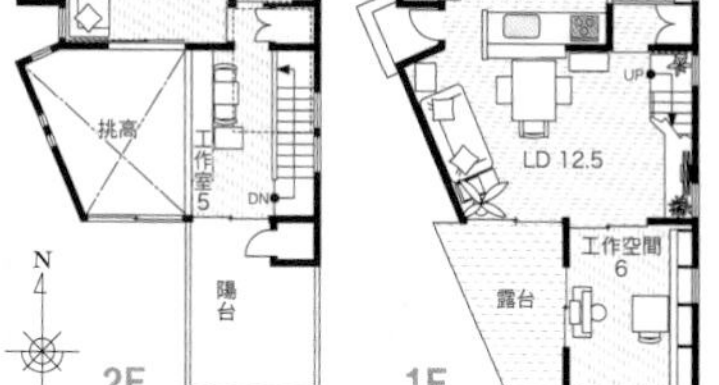

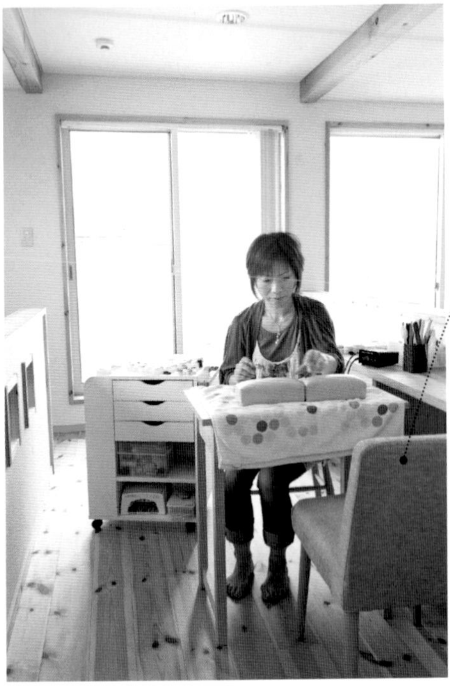

水島太太在二樓開設的指甲彩繪沙龍。「光線很明亮，覺得很舒適！」廣受客人好評。

Table & chair
**統一採用家具家飾用品店「MOMO NATURAL」的桌椅**

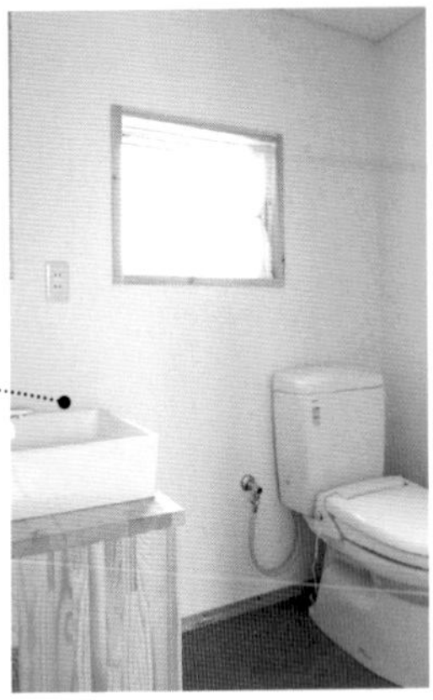

指甲彩繪的工作需要使用水，因此也在二樓裝設衛浴設備。從窗戶就能看到返家的家人。

Toilet & bowl
**都是「INAX」的產品**

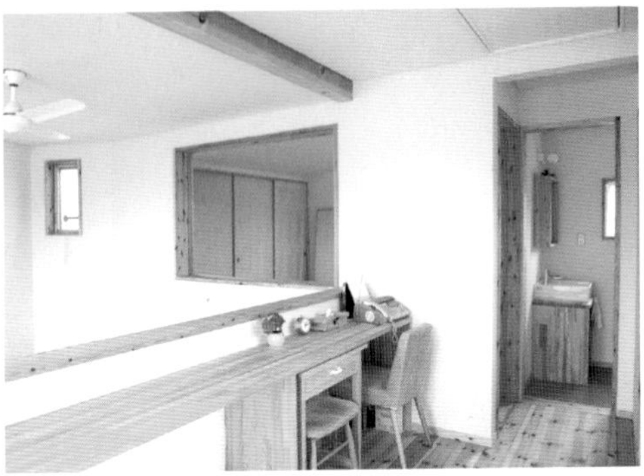

在面朝挑高區域的走廊上訂做了木製壁桌，成為通道兼工作室。

# Atelier*

開放感十足的二樓走廊
作為指甲彩繪沙龍活躍著

# Work room*

全家人都可以使用
多用途的工作空間
與起居室相連在一起

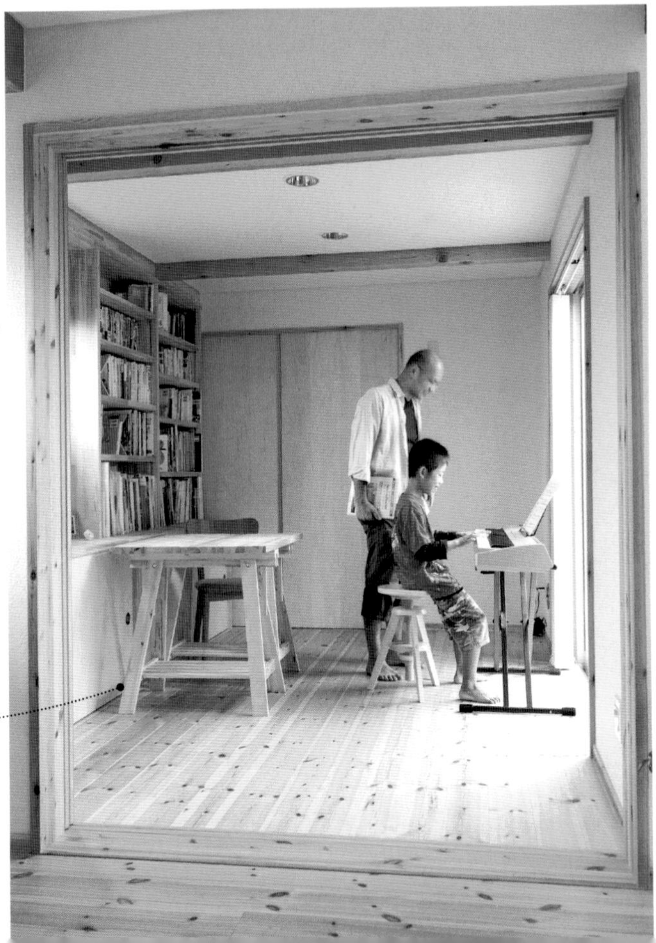

藉由橫推式拉門與起居室及餐廳相連的西式房間，也兼作鋼琴房、電腦室及圖書室。

Table
**從「IKEA」購買木製腳架之後再自行加上桌面板子**

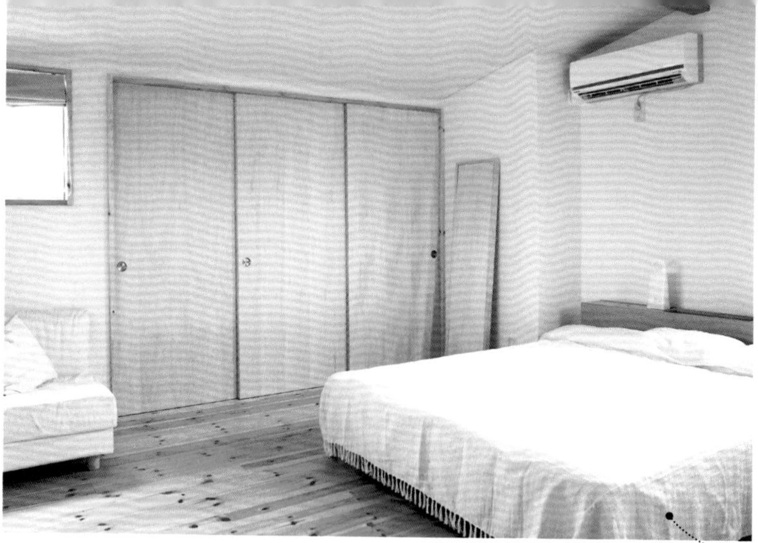

# Bed room*

## 經室內窗與挑高部份
## 相連接的臥房
## 收納的空間也相當充足

目前親子三人都是在這間睡覺，在牆面規劃了大容量的衣櫥。

Sofa
「無印良品」的角落沙發

Bed
床鋪廠牌「Simmons」的產品

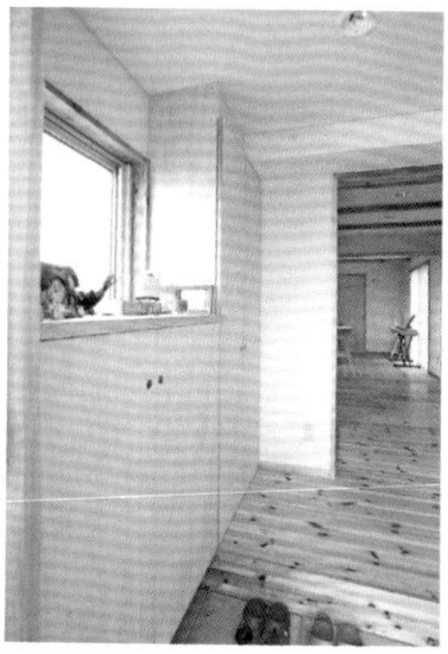

大門一打開正面就是起居室了。將玄關的走廊面積盡可能縮到最小。

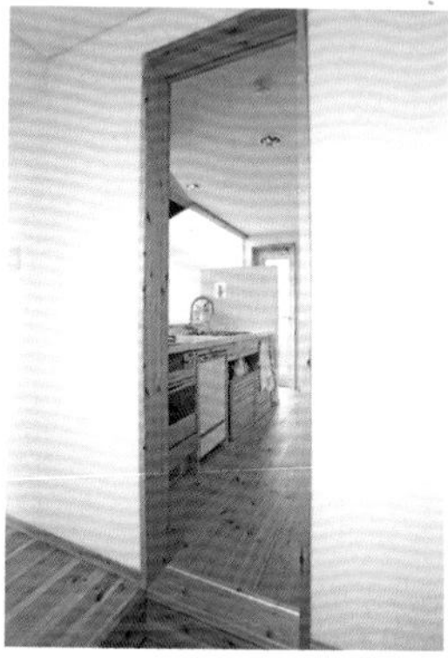

從玄關可以直接進入廚房的動線設計。這樣在購物返家的時候，把大包小包的東西搬運進來就輕鬆多了。

# Entrance*

## 從玄關就能進入廚房的隔間規劃
## 提出這樣的要求真是太正確了

在出入口的旁邊，設置毛巾與內衣收納用的開放式櫥櫃。

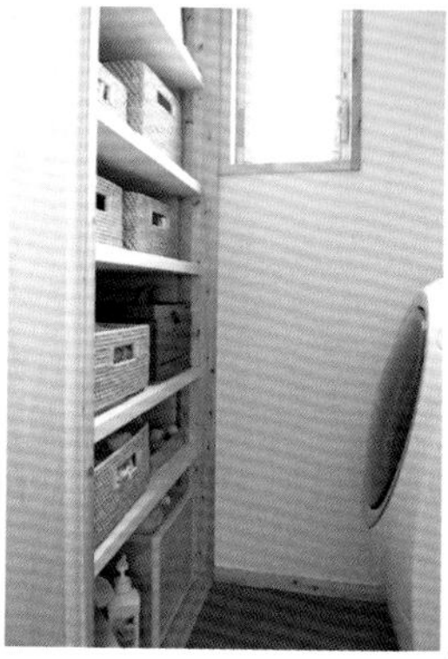

Bowl
和二樓的衛浴空間同樣使用「INAX」的產品

Tile
和廚房一樣使用「轟Tile」的馬賽克瓷磚

Toilet
「INAX」的產品

Mirror
在「IKEA」挑選的，有木製外框的鏡子

## file 18… 水島家的 POINT

這個家
**最用心規劃的地方**

◆ 打造通風良好、採光又明亮的居家格局，堅持使用沒有經過塗裝的無垢材地板，同時降低成本花費。

◆ 說到細部的方面，就是瓦斯烤箱與燒柴暖爐風格的暖氣。考量到維護費及運轉開支，沒有使用真正燒柴火的暖爐就是了…。

這個家
**最喜歡的地方**

◆ 沒有浪費空間，每個房間都能充分的活用。如此生活起來容易許多，心情也會愉快。

◆ 靠露台那側與挑高空間裝設大面窗。從餐廳及廚房看出去的景觀很好，加上大量照入的光線讓屋子很暖和，令人非常喜歡。

### house data

| | |
|---|---|
| 家庭成員 | 夫妻＋小孩一人 |
| 土地面積 | 135.89㎡（41.11坪） |
| 建築面積 | 53.51㎡（16.19坪） |
| 總樓地板面積 | 85.80㎡（25.95坪）<br>1F53.51㎡＋2F32.29㎡ |
| 本體工程費 | 1670萬日元（含消費稅） |
| 3.3㎡單價 | 約64萬日元 |
| 構造・工法 | 木造兩層樓（梁柱架構式工法） |
| 設計 | MONO設計工房一級建築士事務所（菊地一幸）<br>Tel 0463-76-7113<br>www.mono-arc.com |

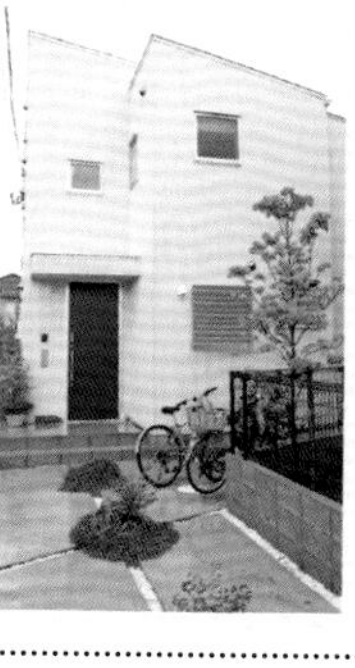

將洗手間、脫衣室和廁所全部歸在一處的三合一衛浴空間，有效利用了現有的面積。

# Sanitary*

## 用木頭、陶器、瓷磚營造出
## 帶著自然風印象的衛浴空間

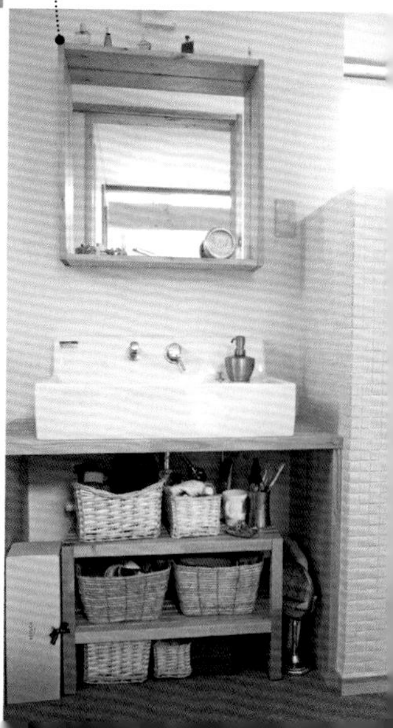

正因為小，
所以能夠看到真正需要的東西，
多餘的東西就捨棄掉吧！
如此一來，
就會逐漸了解自己的價值觀，
接著，就能看見幸福。

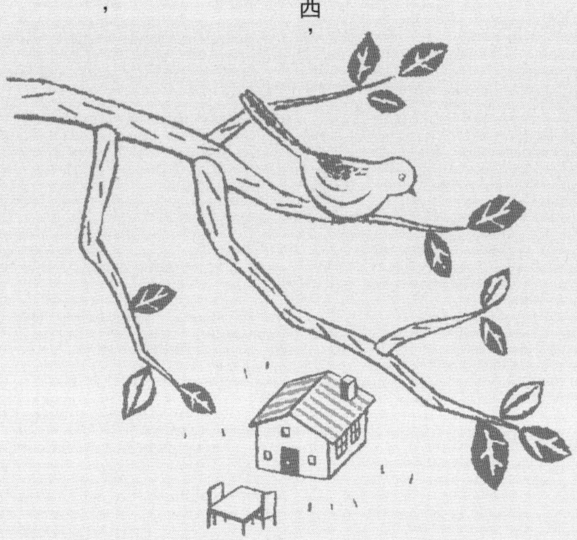

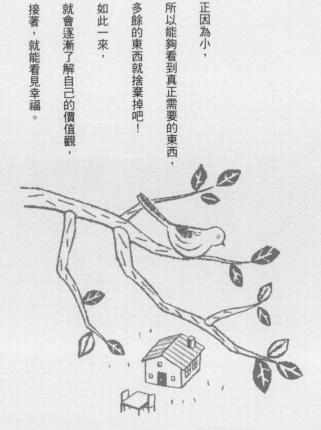

# Part 4* 小小的 住起來舒適的房子

small house

# 透過一整面落地窗
# 總是能感受到大自然就在身邊
# 住起來不受拘束，小小的房子

住起來舒適的房子

……file 19

東京都
## 片岡家

據說是透過常去的古董店的老闆而認識了負責這次工程的建築師。由夫妻倆與兩個孩子組成的四人家庭。

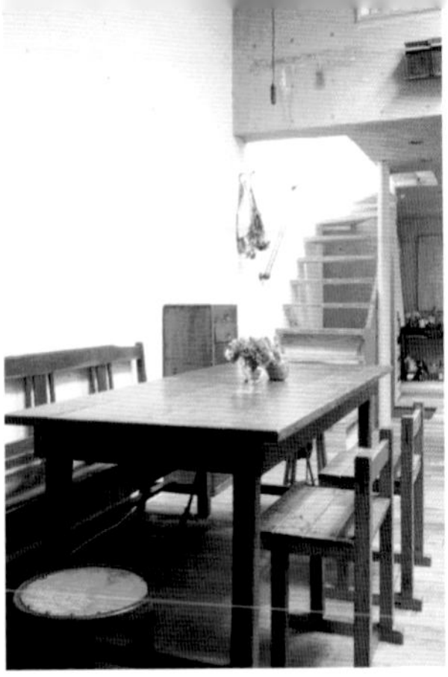

因為喜歡日本的古老東西，餐廳所用的家具大多是和式的舊物品

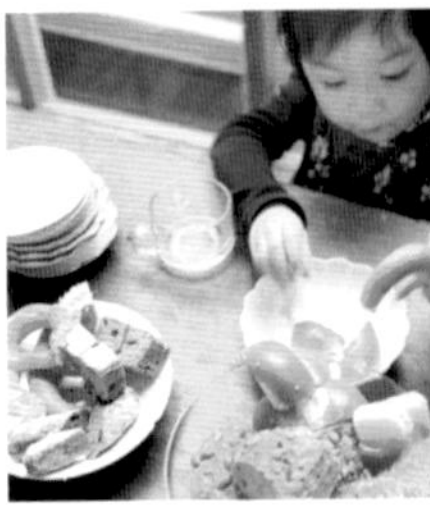

在商店街就有評價高的好吃麵包店，因此隨時都可以吃到剛出爐的麵包！

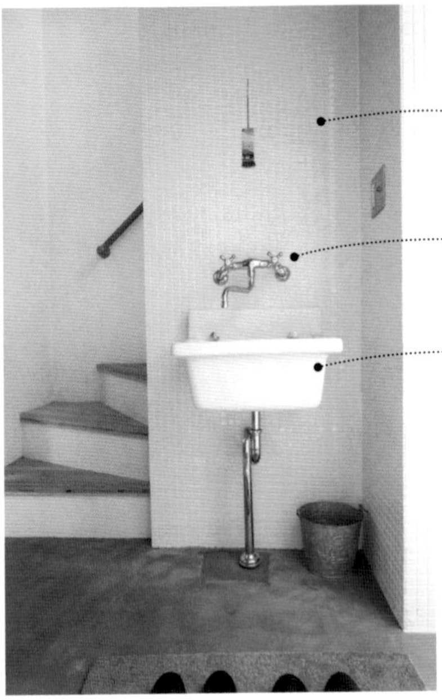

為了整理庭園花草之後方便清洗，在玄關設置洗手台。也多虧了這個洗手台，全家人已經很久沒感冒了。

Tile
雅致的牆面選用的是「名古屋MOSAIC」的純白馬賽克瓷磚。

Cock
尋找看起來像理科教室或實驗室用具的物品時，發現到的「KAKUDAI」水龍頭。

Sink
外觀看起來很像營業用水槽，其實是菲利浦．史塔克設計的拖布盆

玄關的大門因為很沉重，開關都很費力。不過，全家人都不介意！

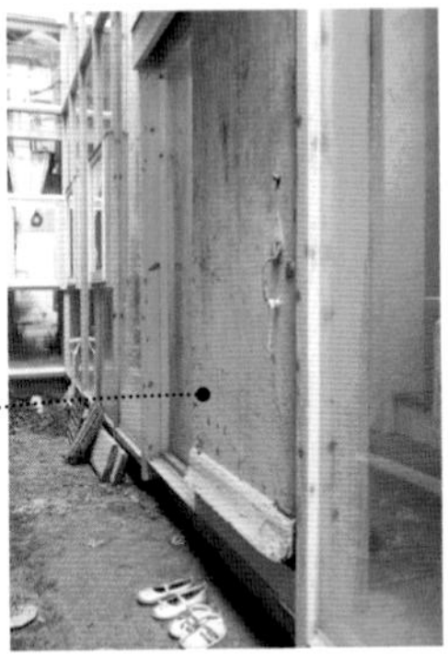

Door
在古董家飾店「nano bacterium」買的，陳舊的感覺讓人一見鍾情，來自歐洲的古老門扉

# Entrance*

雖然玄關的空間狹小，
但想裝上大片的古董門扉，
因此將它設置成橫推式的拉門

使用樓梯下的空間來設置廁所。在左邊深處也設計了隱藏式的收納櫃。

Toilet
簡約的「TOTO」基本款馬桶

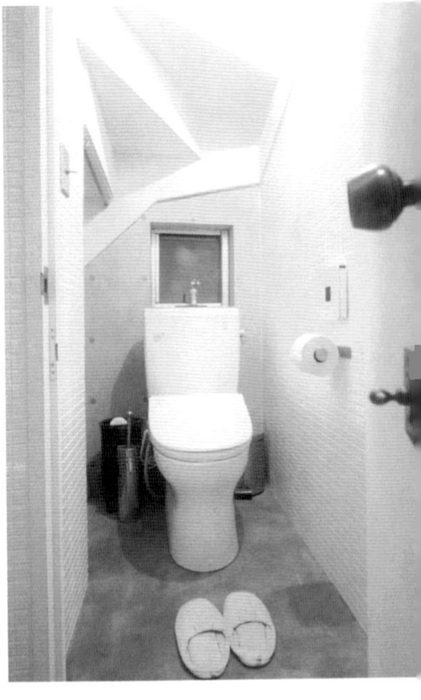

燦爛的陽光從大大的窗戶灑下，片崗家的餐廳連著廚房，開放的氣息讓人感覺很舒服。讓人怎麼也無法相信，它竟然是位在都心的商店街之中，僅由14坪的土地蓋起來的房子。

讓這個「小小的房子」視覺上自在舒服的原因，來自於房子高大的天花板與一整面的大窗戶。為了修飾屋內狹窄的空間，將天花板設計的比較高，從直的方向來拓寬，而大面窗由於與外界直接相連，給人的感覺就寬大許多。

為了天花板的高度以及要裝設一整面的窗戶，一部份的結構使用了混凝土。偏愛帶著建材質感物品的片岡先生，將混凝土的原始風味也展現於室內設計上，搭配使用老舊的門片及古老建材等，打造出極具風味的時尚住宅。

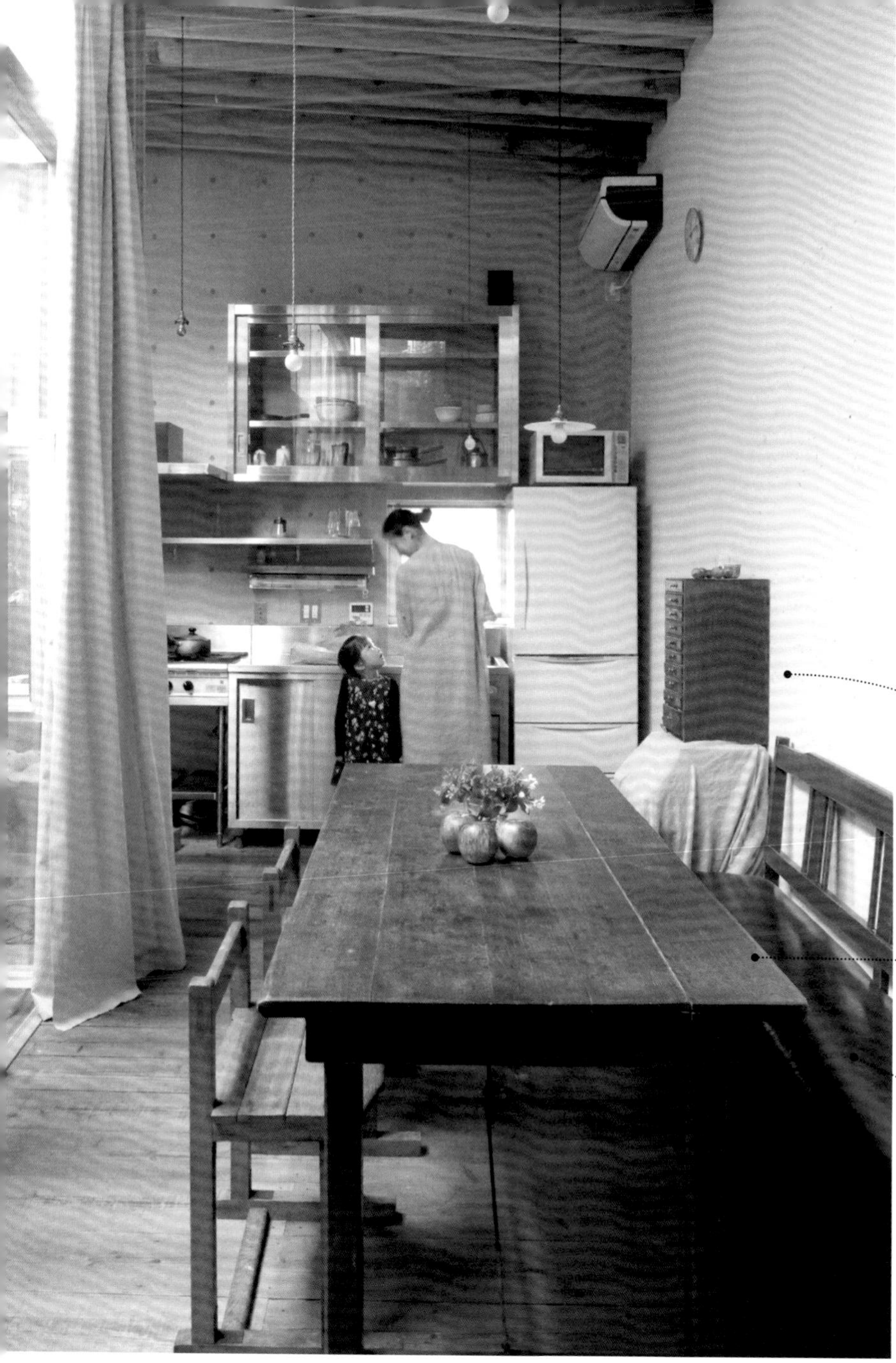

天花板高度有4公尺，由於往上方延伸了空間，完全不會感覺狹窄

# Dining Kitchen*

## 因為想用火力強大的瓦斯爐盡情地做料理（笑）所以訂做了營業用的廚房

**Chest**
之前一直在找尋小巧且有很多抽屜的家具，是在古董市集發現的日本舊家具

**Table & chair**
桌子和椅子是在偶然逛到的福島舊家具店看到的日本古老家具

**Bench**
椅面覆蓋黑色皮革，帶著穩重氣氛的長條椅，是在古董市集裡找到的東西。

### house plan

在正面寬度很狹窄的細長型建地中嵌入了庭院，直到房子的深處，將光線與風帶進了整體建築之中。細長型的建築物設計成一層樓＝一個房間，因此不做隔間，變成了開放式的空間。爲了讓家人方便相聚，LDK配置在房子的中心二樓。

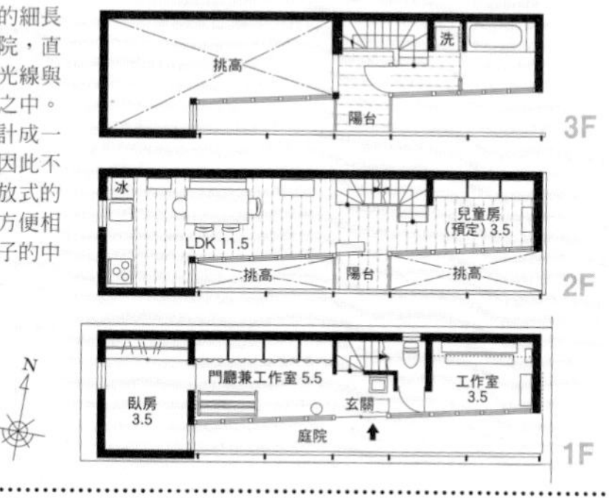


由於全部採用不鏽鋼，打掃起來十分容易，加上天花板高的關係，收納櫃容量也很足夠

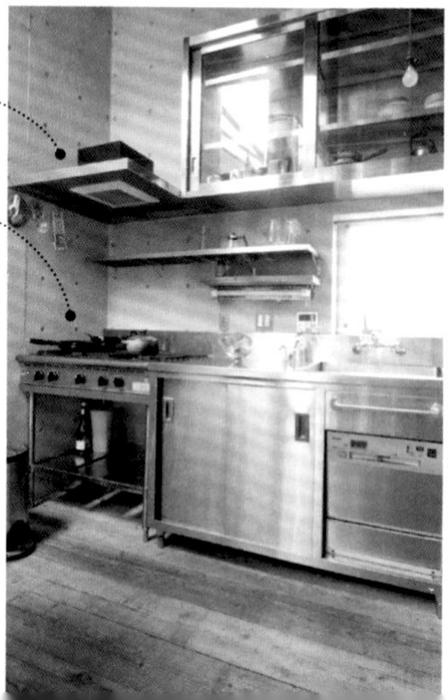

**Hood**
與營業用的廚具氣氛相合的「三菱」抽油煙機

**Cooking stove**
特別講究火力的強度，而選擇店舖營業用的瓦斯爐

**Kitchen**
「TANICO」的營業用系列。是特別訂做的

**Cock**
與營業用的廚房相配，稍微有點粗獷的「KAKUDAI」水龍頭

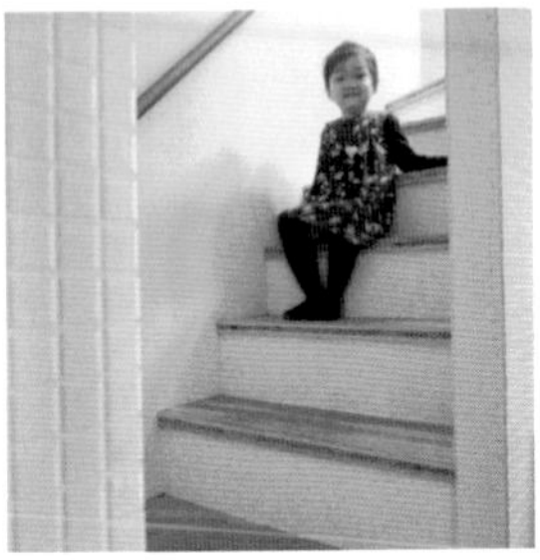

因為房子中間設置了樓梯，每次家人經過的時候就能見到面

# Living Dining*

因為有了一整牆的大面窗
光線、風和綠意
都充分帶進來了

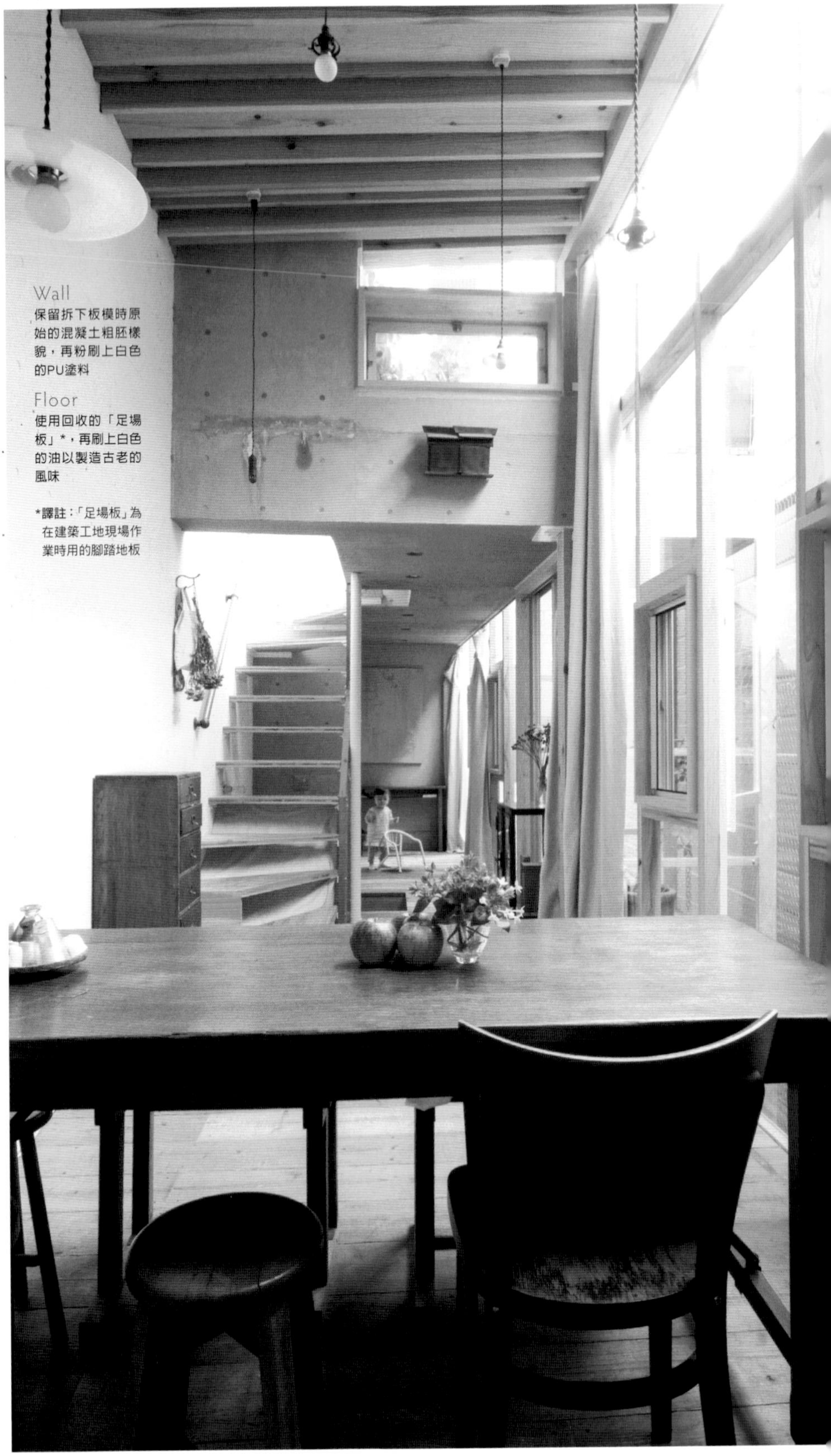

Wall
保留拆下板模時原始的混凝土粗胚樣貌，再粉刷上白色的PU塗料

Floor
使用回收的「足場板」*，再刷上白色的油以製造古老的風味

*譯註：「足場板」為在建築工地現場作業時用的腳踏地板

在樓梯的走廊上，設置一個也兼做玄關外屋頂的迷你陽台

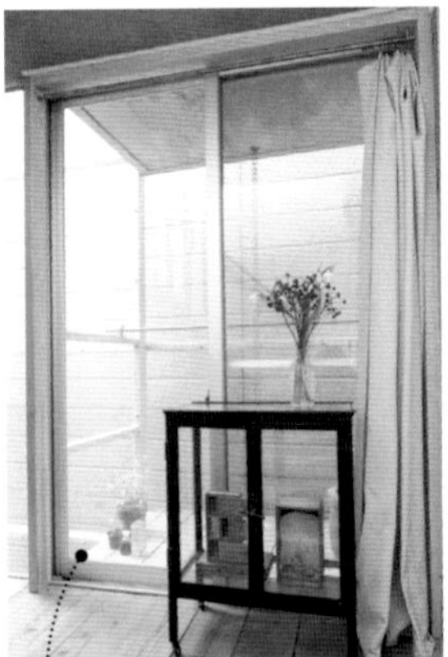

Window
唯一的落地窗，再裝上造型簡約的「TOSTEM」鋁紗窗

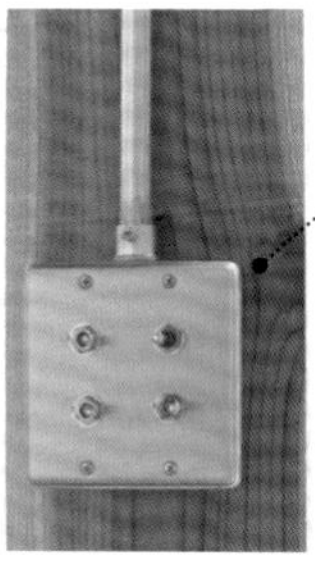

Switch
顯露在外的電線配管盒帶著工廠的感覺，採用與之氣氛相合的「搖頭開關」(toggle switch)。

電線的配管盒子，也是刻意地以裸露的方式呈現

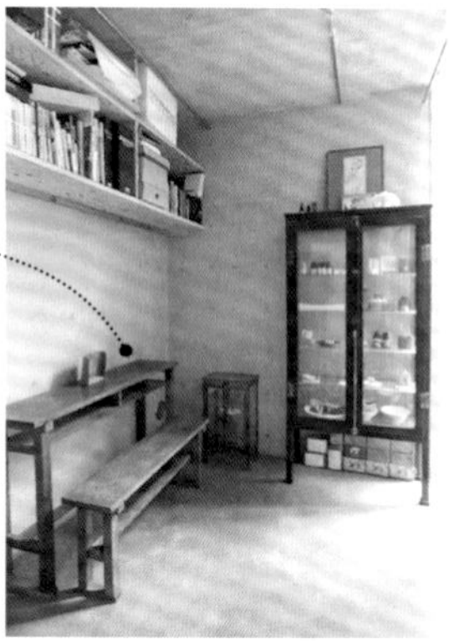

Showcase
在古董店「O' Connell」一看就中意的老診所的櫃子

Table
結束營業的珠算補習班讓給片岡家的長桌，洋溢著懷舊的氣氛

Bench
據說是以前的學校或區民會館在古董市集裡找到使用的長條板凳

在玻璃櫃中陳列了喜愛的古老小玩意，布置成像藝廊的樣子

# Atelier*

## 位於一樓，也兼作儲藏室之用
## 是家中全員創作東西的空間

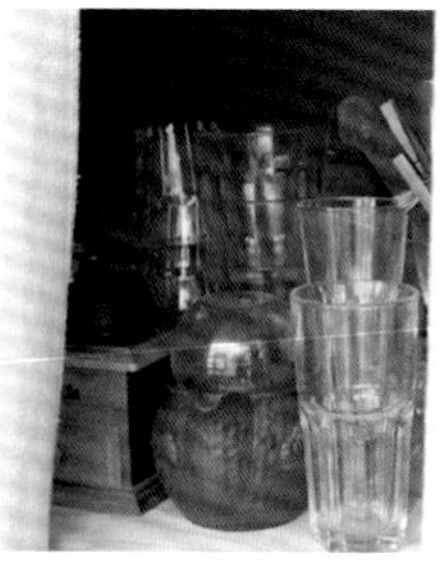

不常使用的玻璃杯等物品放在儲藏室裡，讓LDK保持清爽

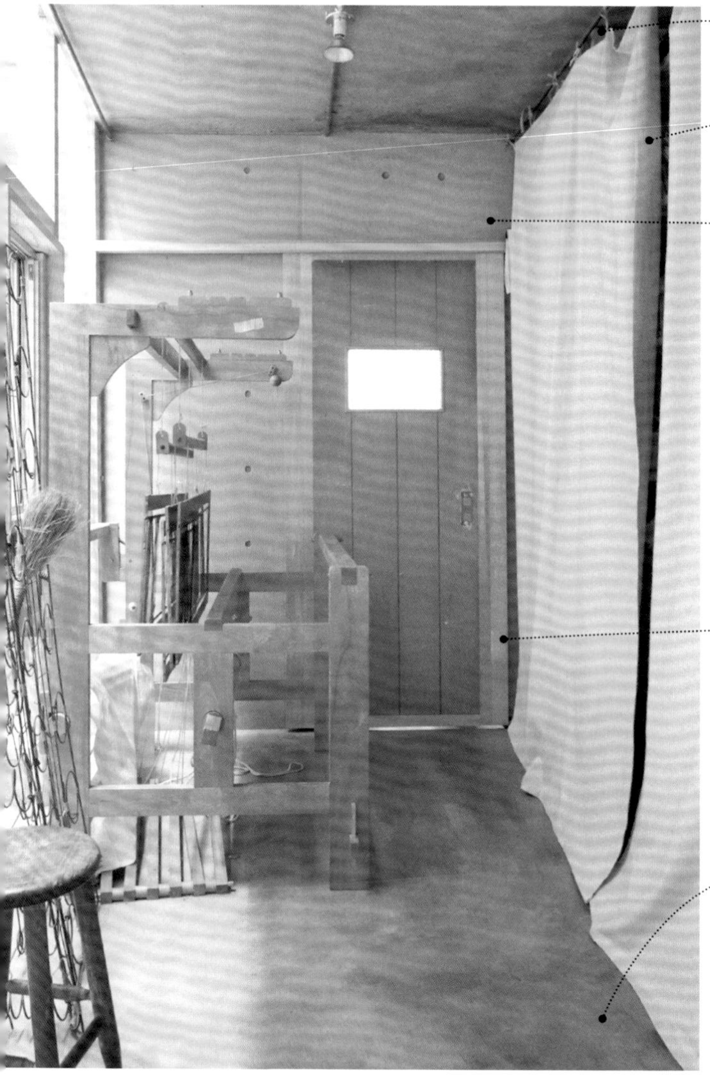

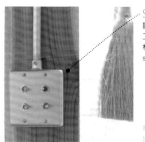

Curtain rail
窗簾軌道，是用酸將黃銅合金的鍍金剝離，而製造出陳舊的風味

Curtain
遮住儲藏層架的簾子是用厚質的麻布以手工製作的

Wall
直接使用普通成型框脫模後的混凝土，呈現出剛完工時的粗胚樣貌

Door
珠算補習班和長桌一起讓給片岡家的木製門板，別有一番風味

Floor
使用建築結構用的混凝土，然後於表面刷上炭灰色壓克力塗料的水泥地板

從地板到天花板為止，利用一整面牆做集中式收納，使用起來非常的方便

事實上，片岡先生的房子不只是土地小，朝外的正面寬度又窄，呈現很深的細長形狀。一般而言，這種形狀的建地會設置一個中庭，但是令人驚訝的是，片岡家打造出了一直延伸至建地深處的縱長形庭院。

雖然建築物因此變得更細長，不過就是從那片「間隙」之中，能夠充分地將光線與風帶入屋內，變成採光明亮且開放的舒適住宅。

與鄰宅分界的圍牆，做得和建築物等高，然後讓蔓藤類的植物攀爬而上，日後會慢慢變成充滿綠意的牆壁。出現在商店街的片岡家的「間隙」，似乎也漸漸成為建築物密集區中的一片綠洲。

Shower head
大型的淋浴蓮蓬頭是「YASUDA PROMOTION」的進口貨

# Bath room*

如果拉開平常
遮蔽視線用的窗簾，
就會有難以置信的開放感（笑）

Cock
水龍頭選用與蓮蓬頭同質感的「YASUDA PROMOTION」商品

Bathtub
來自德國「KALDEWEI」公司的寬浴缸

Tile
「名古屋MOSAIC」的白色馬賽克瓷磚，呈現出清爽簡約的效果

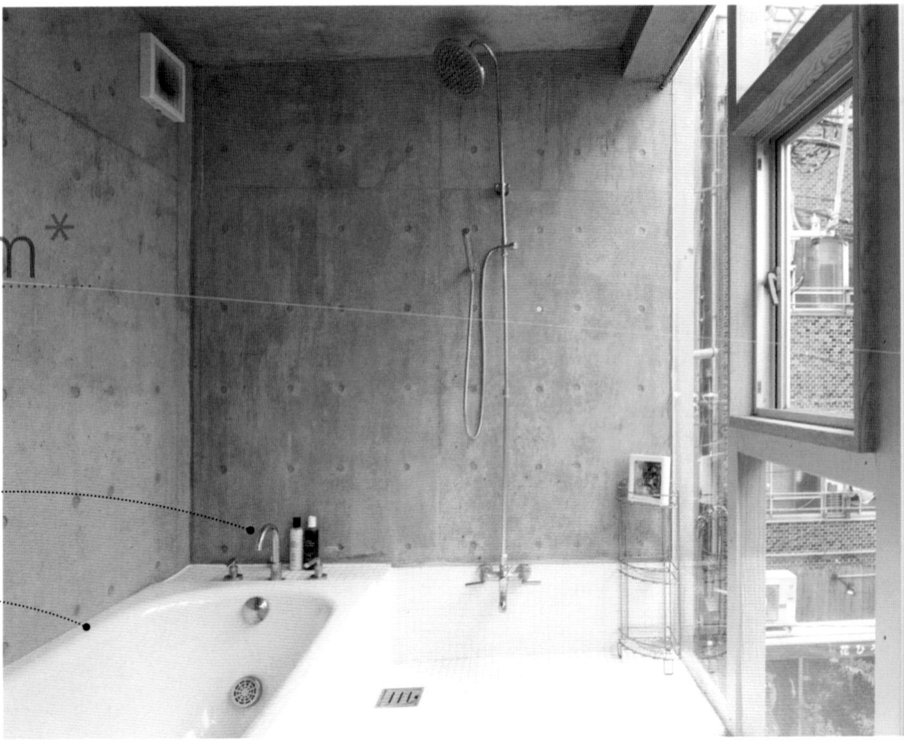

日照及通風都良好，因為不會濕濕暗暗的，清潔及打掃也很容易。

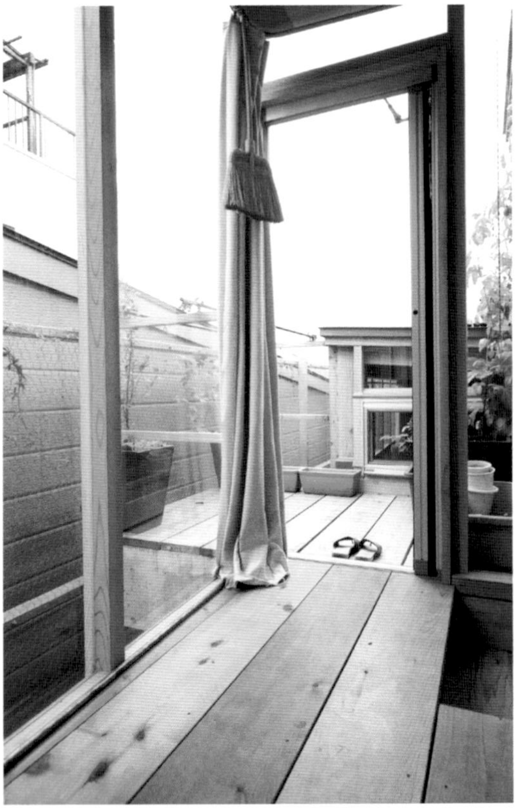

# Deck*

就像古早時的晾衣陽台那樣，
是個能夠放鬆、舒服自在的場所。

可以從浴室進出的陽台，
雖然是不到1坪的面積卻
有絕佳的開放感。

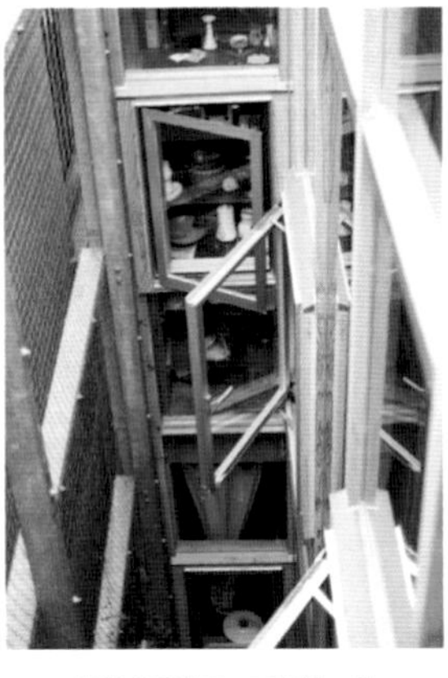

從陽台看過去，二樓和一樓的窗戶直線相連排列在一起的景象很棒。

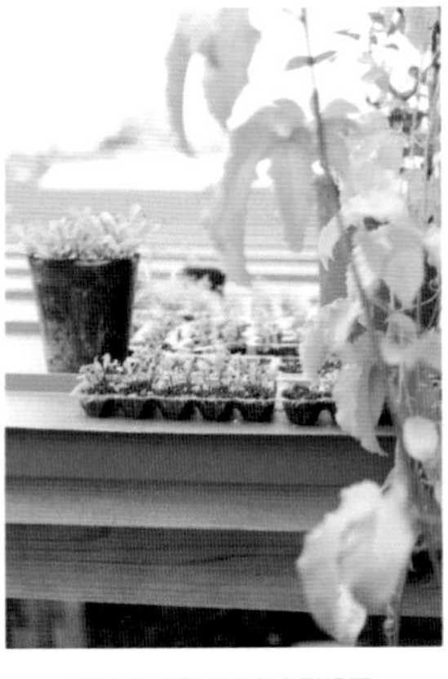

餐廳部份的屋頂高度剛好可當作植物的花圃。

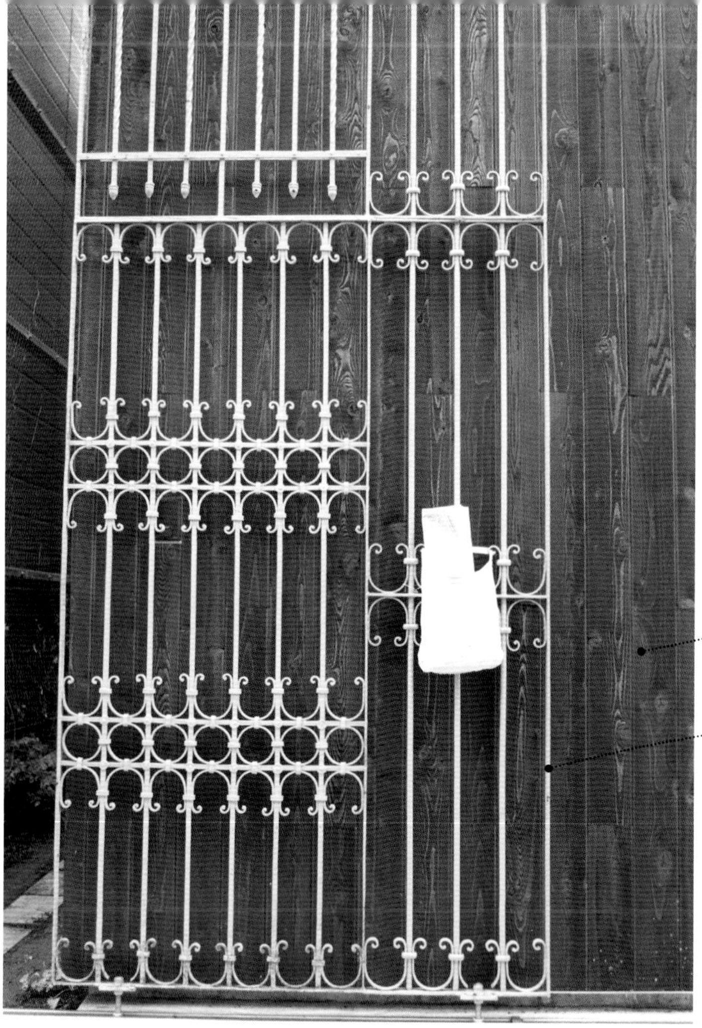

將古董風的欄杆從中間切斷，
然後排成直的再焊接起來。

# Exterior*

## 為了融入商店街的街道景色之中 做出了「低調保守」的外觀（笑）

Wall
片岡先生自己在杉木板表面刷上了「Xyladecor」木材保護用塗料

Gate
在古董家具家飾店「GLOBE」找到法國的古老欄杆

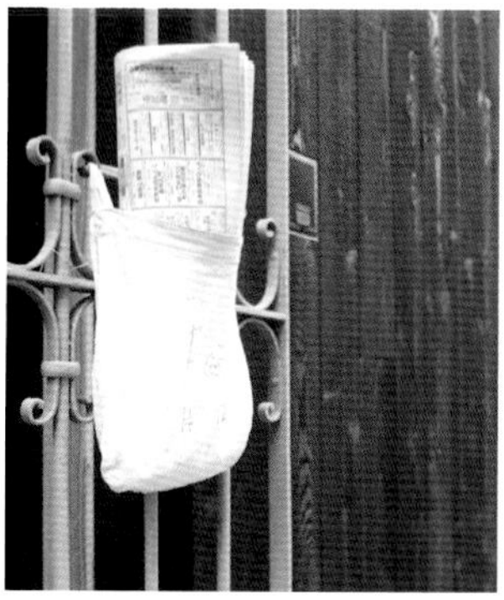

在找到中意的款式之前，
先用帆布袋代替信箱。

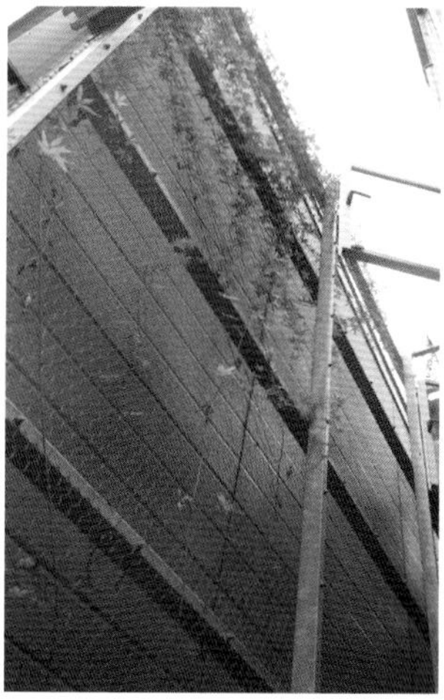

與鄰宅分界的圍牆，把它變成綠色的窗簾。夏天看起來讓人倍感舒暢。

## file 19…. 片岡家的 POINT

這個家
### 最用心規劃的地方

◆ 由於處於房屋密集區，為了盡可能達到明亮與開放感，於是有一整面全部設置了窗口。
◆ 為了讓有限的面積感覺比較寬闊，將天花板盡量地做高。
◆ 只使用隨著歲月累積，氛圍會變得更好的材料。

這個家
### 最喜歡的地方

◆ 剛蓋好的時候，就像已經持續住了很多年那樣舒適愉快。隨著日子一天天的過去，氣氛會越來越好。
◆ 餐廳位在房子的中心，因為光線好又有開放感，家人很自然的就會聚在一起了。
◆ 因為房子外觀給人強烈的印象，所以很容易被附近鄰居記住名字跟臉孔（笑）。

### house data

| | |
|---|---|
| 家庭成員 | 夫妻＋小孩兩人 |
| 土地面積 | 46.20㎡ |
| 建築面積 | 26.57㎡ |
| 總樓地板面積 | 62.75㎡<br>1F26.57㎡＋2F26.57㎡＋3F9.61㎡ |
| 本體工程費 | 約2100萬日元 |
| 3.3㎡單價 | 102萬日元（以施工地板面積計算） |
| 構造・工法 | 鋼筋混凝土造<br>一部份木造 |
| 設計 | Lovearchitecture<br>一級建築士事務所<br>Tel 03-5844-6830<br>www.lovearchitecture.co.jp |

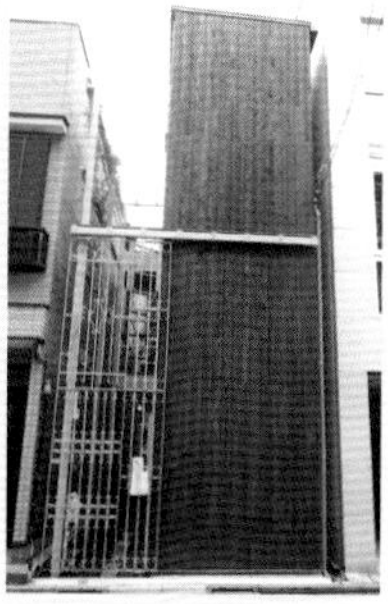

# 使用了自然素材 讓全家大小可以健康地生活 通風良好的住宅

住起來舒適的房子

file20

東京都

## 藤井家

喜好進口文具的邦男先生、喜好古董的佐津子女士、長男樹與次男瞬，以及長女咲的五人家庭。

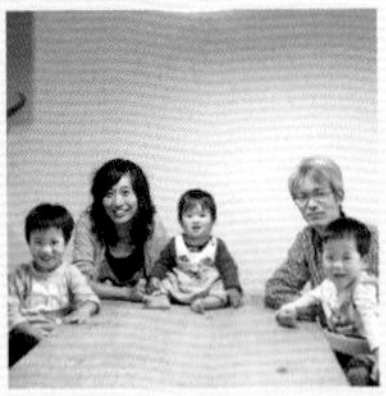

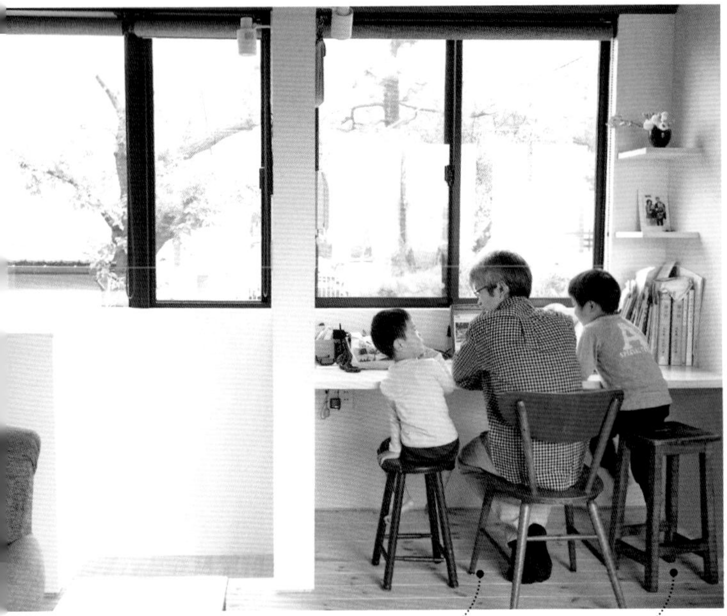

能望見櫻花樹的西面窗邊的書桌角落，可當做工作或是孩子們讀書的地方。

Chair
北歐的古董椅子。在「IDEE」購買的

Stool
在古董家具家飾店「PINE GRAIN」購買的英國古董凳子

喜歡寧靜祥和的街道氣氛，而在這裡蓋了新居的藤井一家。擔任設計的是建築師直井克敏先生與德子女士；藤井先生認為，夫妻倆一起設計住宅的話，會提出更多考慮到日常生活的格局規劃，因此決定交給他們來做。藤井先生希望使用天然的素材讓大家可以健康地生活，並且住家的通風要良好，還提出希望在空間中能感受到帶著古意的現代和風，加上北歐的氣氛。

在很有限的建地面積之中，直井先生考慮到雙薪家庭又有很小的孩子，以致於非常忙碌的藤井夫妻，所以選在可建面積比較足夠的二樓

### house plan

活用建地的形狀，將露台變成了與室內融為一體的庭院，為了能借景而做的大面窗戶等等，是想在有限的面積之內，獲得更寬闊的視覺效果，以及讓精神上感覺四周景物更豐富而採行的設計。

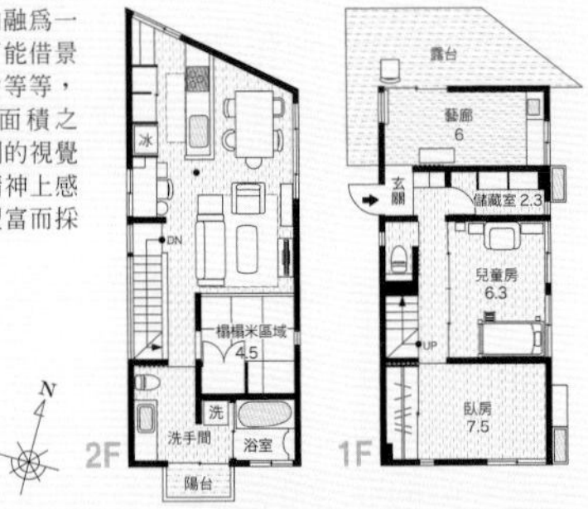


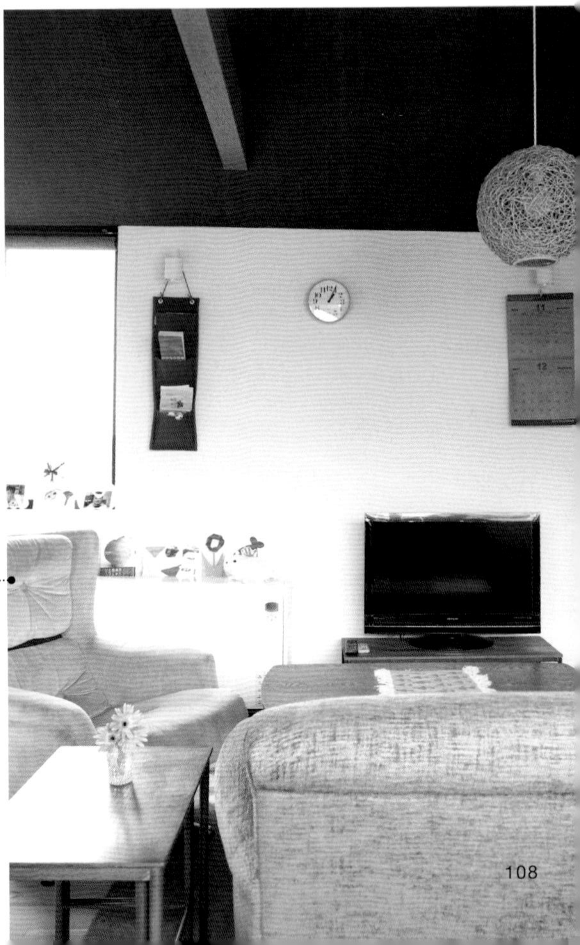

Sofa
來自英國的古董沙發。在表參道的古董店購買的

從左邊朝東的窗戶，可以縱覽在眼前擴展開來的街道屋舍，感覺非常好。

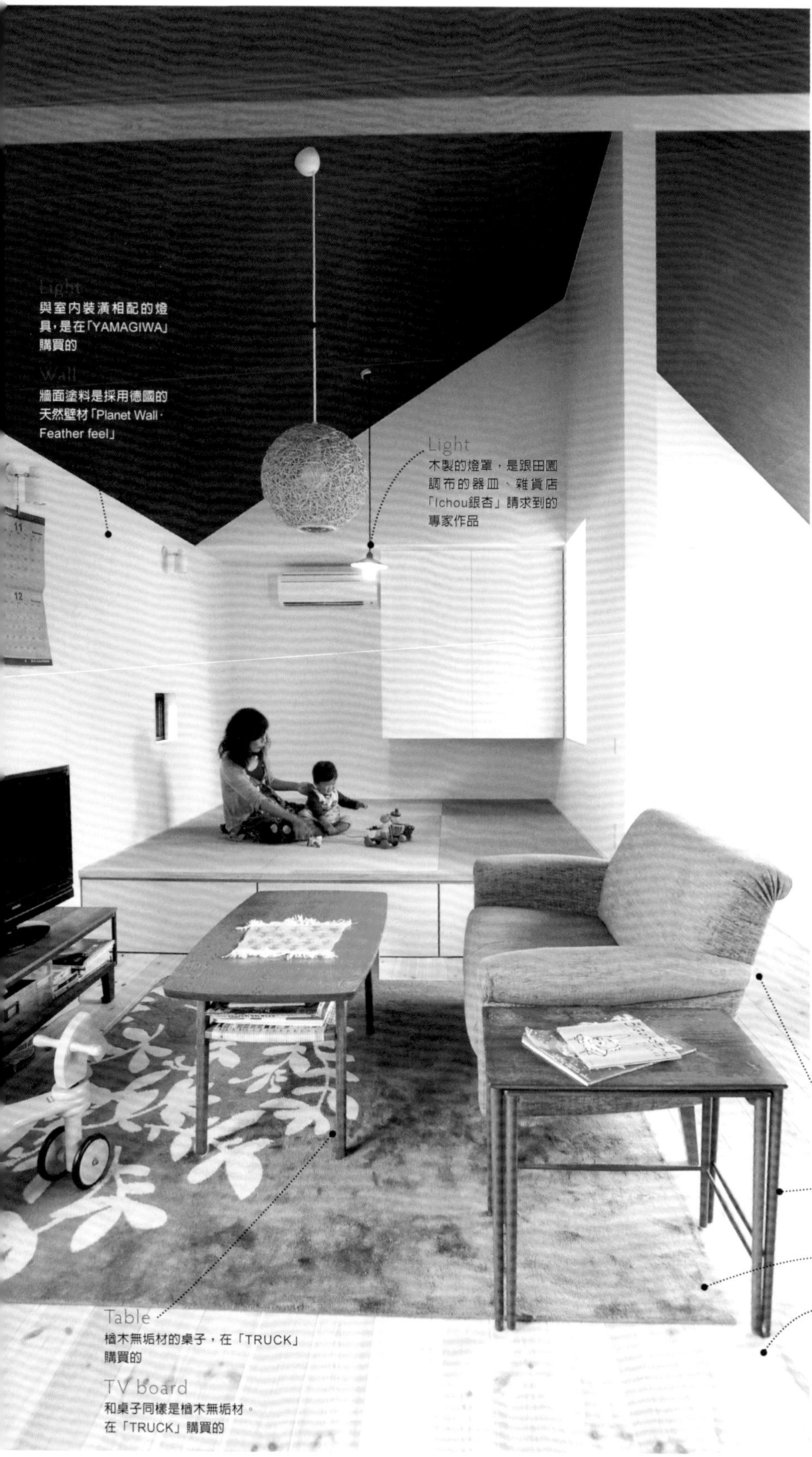
Light
與室內裝潢相配的燈具，是在「YAMAGIWA」購買的
Wall
牆面塗料是採用德國的天然壁材「Planet Wall · Feather feel」
Light
木製的燈罩，是跟田園調布的器皿、雜貨店「Ichou銀杏」請求到的專家作品
Table
檜木無垢材的桌子，在「TRUCK」購買的
TV board
和桌子同樣是檜木無垢材。在「TRUCK」購買的

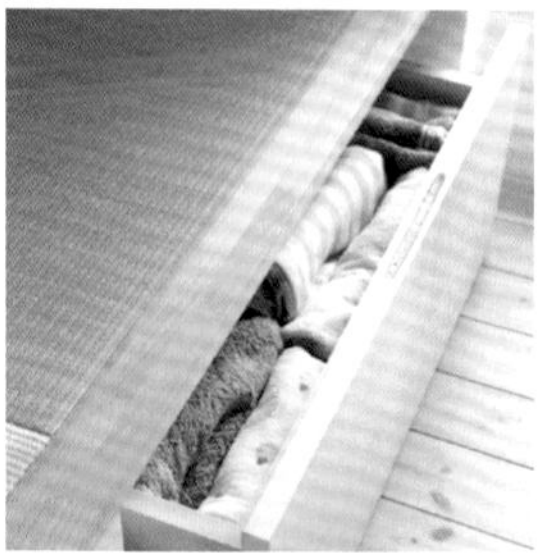

榻榻米區域下方的空間，做成方便拉出的收納抽屜

# Living*

## 洋溢著和式的樸素與現代感 家人們放鬆休閒的空間

配置LDK及衛浴設施，讓生活動線可以順暢。在一樓方面，除了個別房間以外，還提出在建地的一角設置露台，與藤井太太希望的藝廊空間相連起來的格局計劃。

Sofa
家具家飾店「IDEE」的商品

Table
北歐的古董貨。購買自「IDEE」

Rug mat
在郵購雜誌上找到的地毯

Floor
使用天然的木材保護塗料，塗在北歐的松木地板表面

活用屋頂的高度及形狀創造出生動有活力的起居室。天花板上塗了茶色，讓開放感與沉著安穩的感覺兼備。

雖然將各式各樣的家具組合在一起，餐廳仍帶著自然且溫馨的感覺

# Dining*

## 從古董舊物以及長期使用過的家具中傳遞出眷戀之情

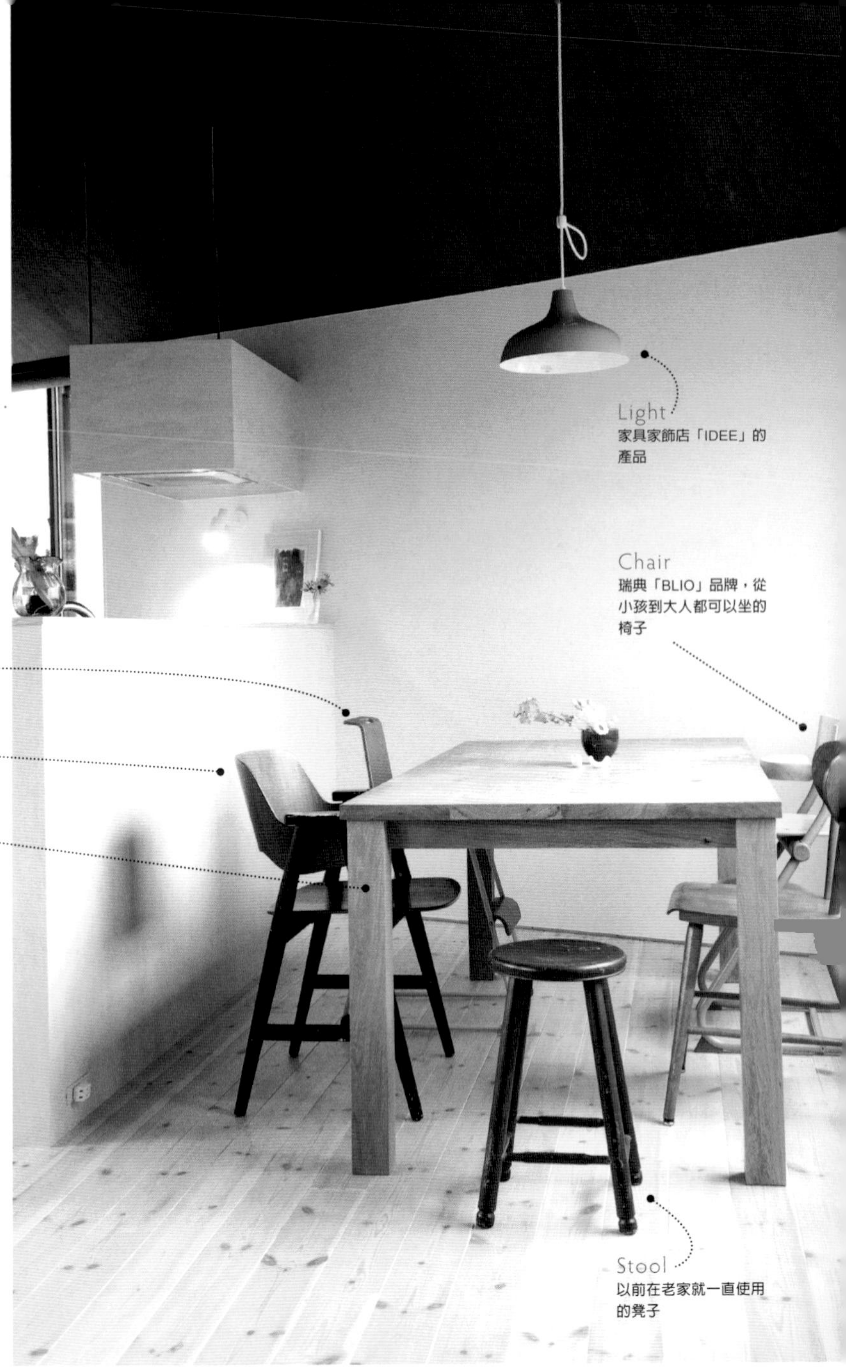

Light
家具家飾店「IDEE」的產品

Chair
瑞典「BLIO」品牌，從小孩到大人都可以坐的椅子

Chair
在「IKEA」購買的兒童椅

Chair
北歐的古董貨。在家具家飾店「IDEE」購入

Table
橡木無垢材的桌子，在「TRUCK」購入

Stool
以前在老家就一直使用的凳子

面對式的廚房本身設計得很精簡，並在背面設置了大容量的收納櫃及架子。

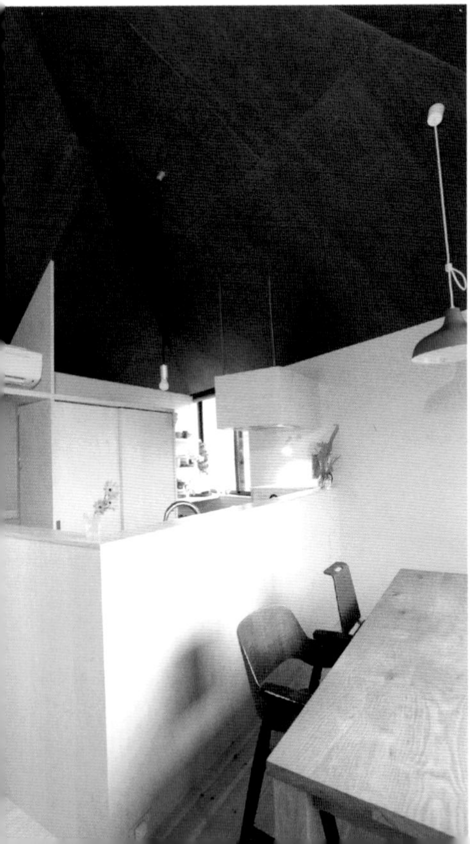

LDK的地板色調偏白，而天花板則是漆上深濃的茶色，讓人感受到古董風質感，支撐著房子中心的圓柱與顯露在外的木梁，則帶著和風的樸素。並且在東西兩邊設置高大的窗戶，展現出開放感，實現了無論身在何處都能見到家人的絕佳空間配置。藤井夫妻說：「依照待的地方不同，能看見的景色也不相同，雖然格局精簡，但每天在家都能看到多樣的風景，覺得更喜愛這個家了。」孩子們也是一樣，有時在家裡跑來跑去，有時在樓梯跳上跳下，十分快樂地享受著自己的家。

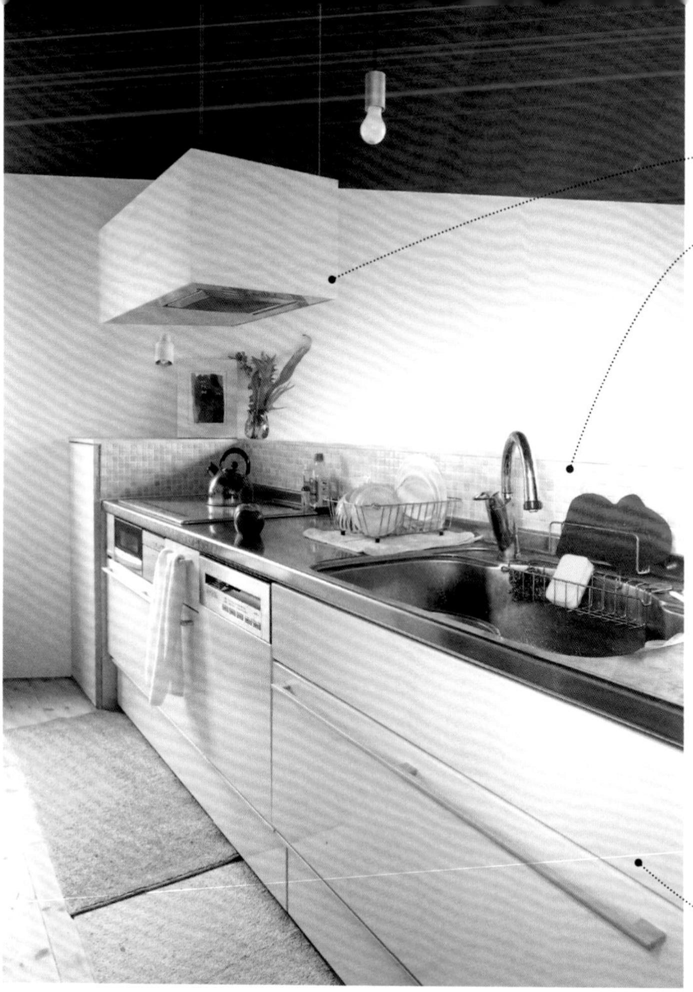

Hood
抽油煙機是直井建築設計事務所的原創設計

Tile
「平田Tile」的馬賽克瓷磚

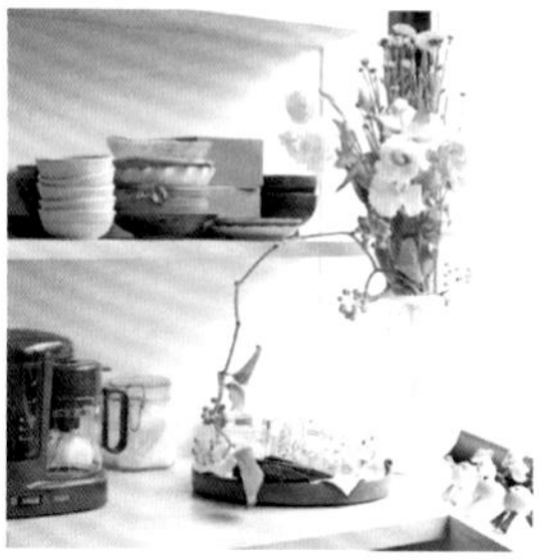

為了讓餐廳的人看不見流理台內，前方再多加了25公分高的牆壁

廚房深處的開放式層架將平常使用的餐具放在這裡

# Kitchen*

## 清潔感與可愛度兩者兼備
## 也很講究機能性

Kitchen
「sunwave」的系統廚具“SUNVARIE”

沒有分隔開的廁所與洗手間　大量的陽光從朝南的窗戶照射進來。

# Sanitary*

## 開放式的衛浴空間
## 有充沛的自然光！

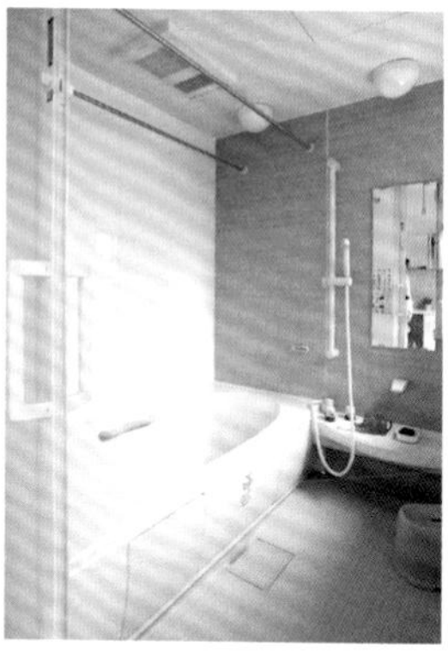

在南面有裝設窗戶而相當明亮的浴室，簡約且具機能性的組合式浴室是「INAX」的產品

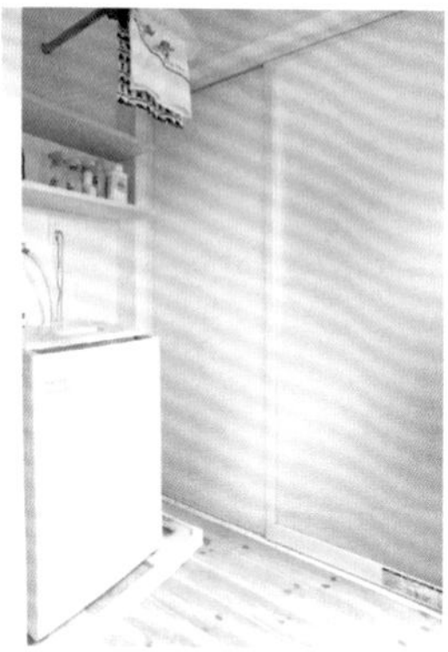

由於衛浴設備與陽台相連，「清洗＆晾乾」的動線相當順暢

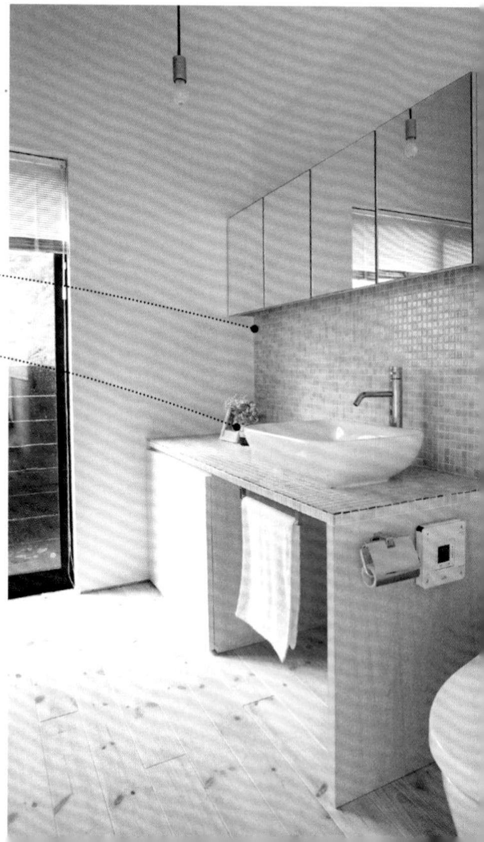

Tile
「平田Tile」的馬賽克瓷磚

Bowl
寬大的洗臉盆選購自「Sanwa Company」

Cock
充滿設計感的水龍頭是「Sanwa Company」的產品

Toilet
「TOTO」的無水箱馬桶讓空間清爽俐落

# Kids room*

在明亮的空間裡
映照著繽紛多彩的壁紙
是個洋溢著歡樂氣氛的場所

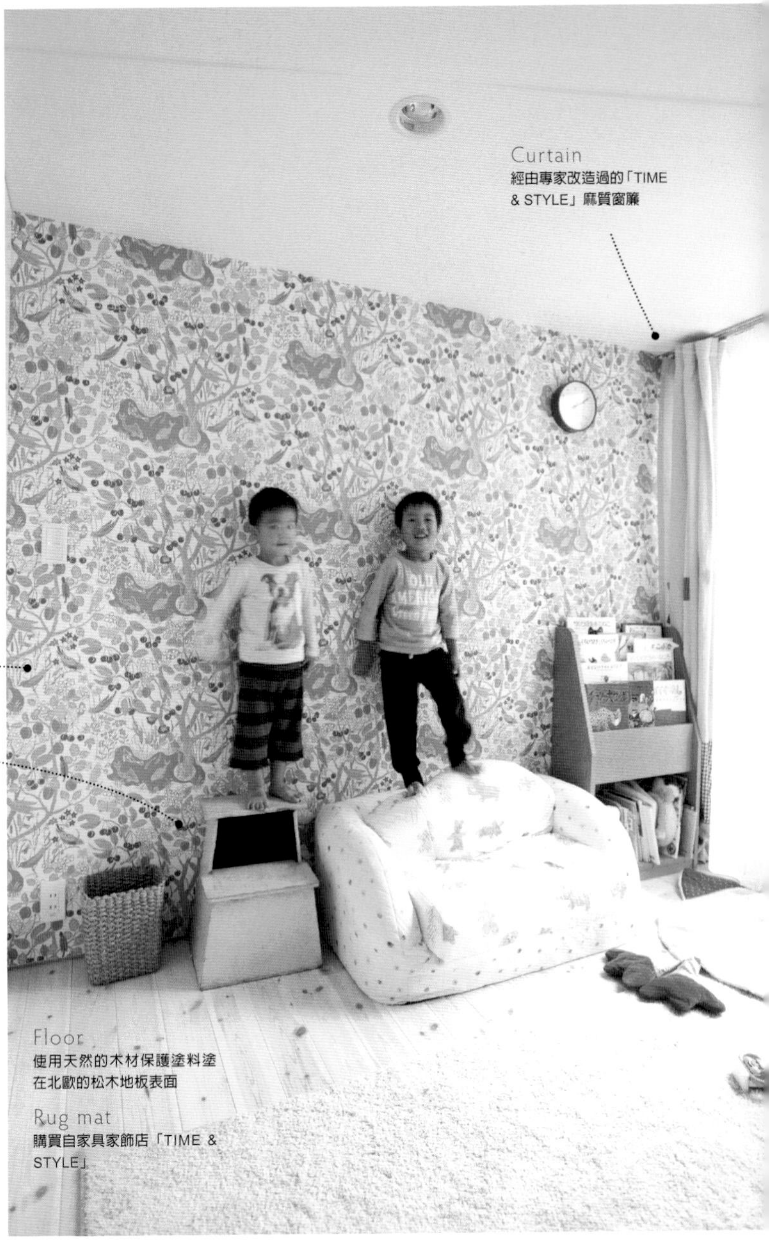

Curtain
經由專家改造過的「TIME & STYLE」麻質窗簾

在一面牆壁貼上色彩繽紛的壁紙，作為視覺的重點，在對面則放置了上下鋪。

Wall
Sweden Borastapeter公司的壁紙

Stool
買賣日本明治、大正、昭和時期家具的「山本商店」古董板凳

Floor
使用天然的木材保護塗料塗在北歐的松木地板表面

Rug mat
購買自家具家飾店「TIME & STYLE」

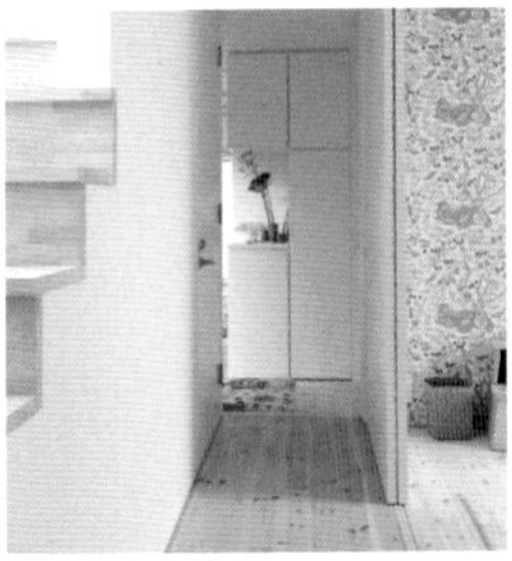

把拉門打開來的話，走廊與兒童房就連成一體了！

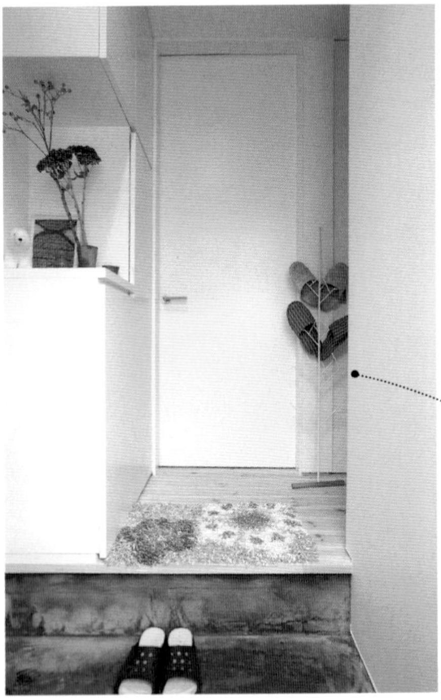

Slippers rack & Mat
在郵購型錄上找到的拖鞋架和地毯

# Entrance*

在簡單裝飾的空間中
用小物添加上不同的顏色

除了訂製白色的固定式大型收納櫃之外，在正面也設計了儲藏室，確保充分的收納空間

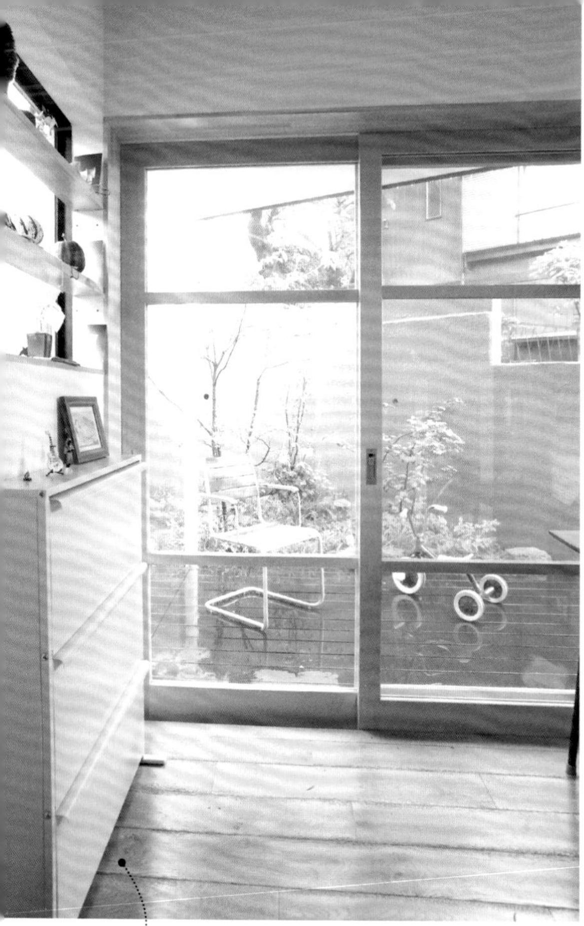

Floor
將天然素材的蜜蠟塗佈在古董風的藍色老橡木材（Old Blues Oak）上

希望這個空間以後能讓鄰居輕鬆來訪參觀

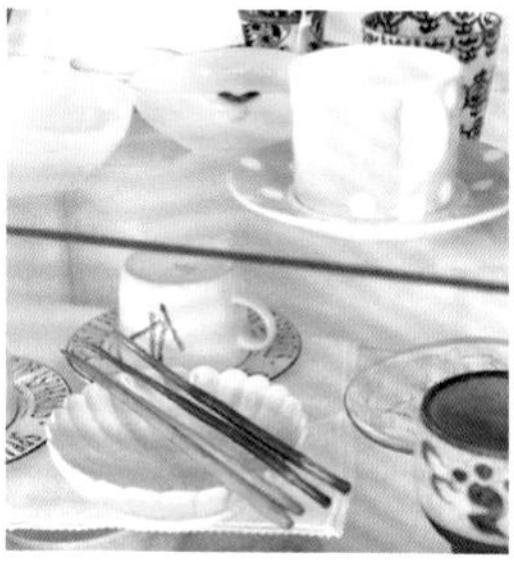

玻璃架上展示著喜愛的碗筷和杯子，是從跳蚤市場及餐具店買來的。

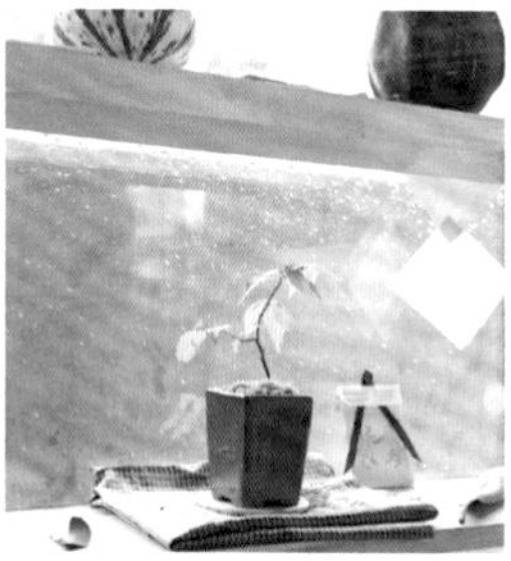

從住家前面的道路就能看見的裝飾層架，會擺設因應季節的小物。

# Gallery*

## 被喜歡的餐具及古董貨環繞 是個令人放鬆的空間

圍牆用以阻擋路人的視線，因此在家可以放鬆心情。

Garden
造園、庭園設計的「大宏園」種的植栽

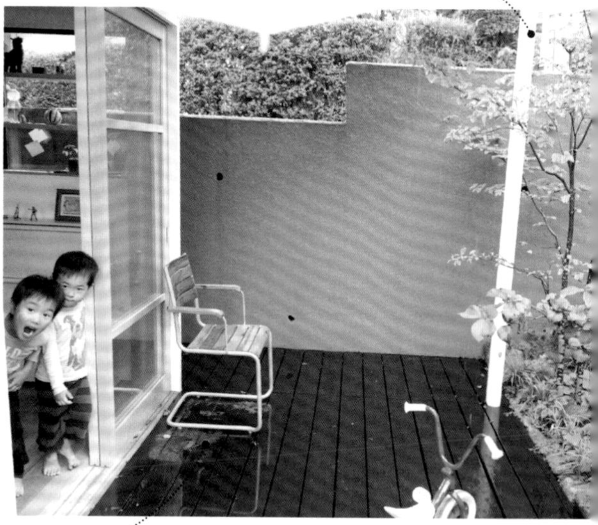

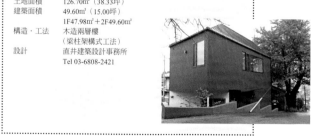

Chair
在「IKEA」找到的椅子

Deck
採用高耐久性的美西紅側柏（Western Red Cedar）

## file20… 藤井家的 POINT

這個家
### 最用心規劃的地方

◆ 二氧化碳熱泵熱水器(EcoCute)及蓄熱式暖氣機等設置，全面降低了瓦斯費與電費。
◆ 起居室一旁的榻榻米區域，換尿布或是要摺洗好的衣物時都非常實用。
◆ 在兒童房的牆壁有一面貼上很可愛的壁紙，讓整個家散發出一種無憂無慮的氣氛，也成為這個屋子的特色。

這個家
### 最喜歡的地方

◆ 利用了地形的特性所建，所以房子全體與四周景色很相襯。
◆ 二樓的天花板很高而且窗戶又大，因此有足夠的開放感。透過窗子可望見景色，因此隨時能感受到大自然。
◆ 房子的色調與設計因為都走簡約風，空間就會隨布料織品或陳列的東西而自由變換它的風貌。

### house data

| | |
|---|---|
| 家庭成員 | 夫妻+小孩三人 |
| 土地面積 | 126.70㎡（38.33坪） |
| 建築面積 | 49.60㎡（15.00坪） |
| | 1F47.98㎡+2F49.60㎡ |
| 構造・工法 | 木造兩層樓 |
| | （梁柱架構式工法） |
| 設計 | 直井建築設計事務所 |
| | Tel 03-6808-2421 |

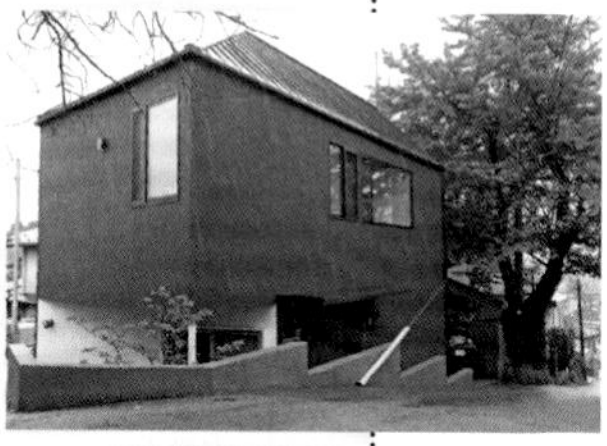

# 收集了最喜歡的雜貨
# 兼作複合精品店
# 造型簡單的箱型住宅

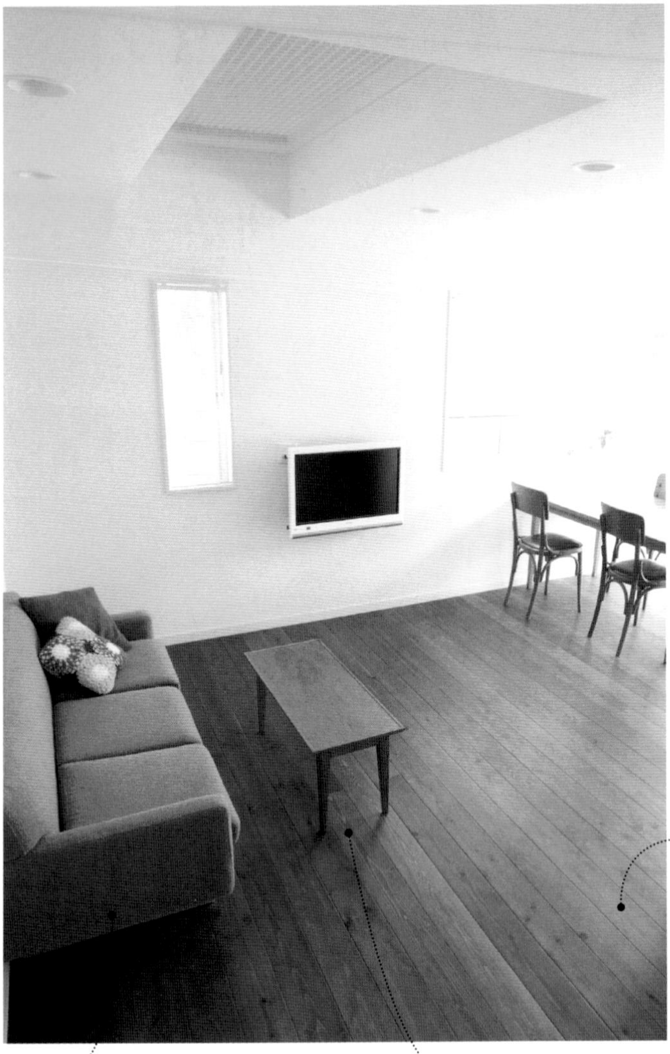

起居室的天花板有一部份是挑高的，下了工夫讓人不會感到狹小。

住起來舒適的房子

## file21

埼玉縣
**土方家**

與身為上班族的先生兩人一起生活。在自家的一樓開了雜貨的複合精品店。

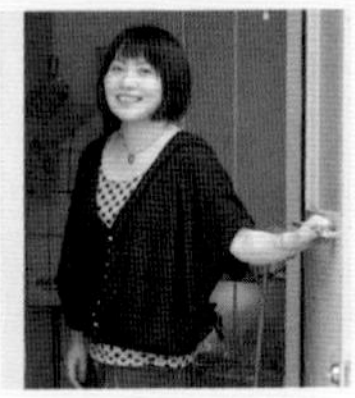

Floor
將天龍杉無垢材的板材染上焦茶色來使用

Sofa
色調雅致的沙發是家具家飾店「IDEE」的產品

Table
在中央放置的是「STANDARD TRADE」的原創桌子

Cushion cover
很時尚的拼布抱枕，購自「TRUCK」

## Living*

喜歡自然且簡約的家具
與白色的空間非常相配

### house plan

因爲每層樓只有9坪，所以盡可能不做隔間，並花心思使視線能夠看到外面。另外，起居室的挑高也帶來了開放感。這是個從水平及垂直兩方面都能感到寬敞的格局設計。

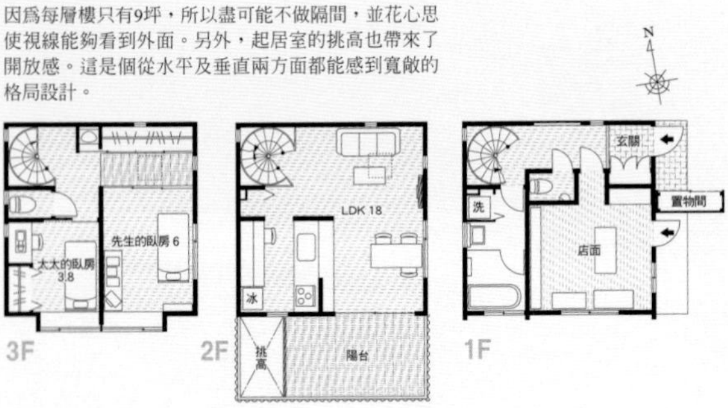


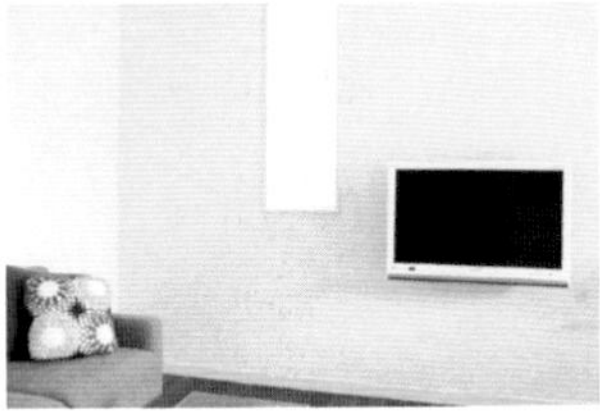

因為採壁掛式，是個即使在狹小的房間也可以享受大畫面的出色產品。

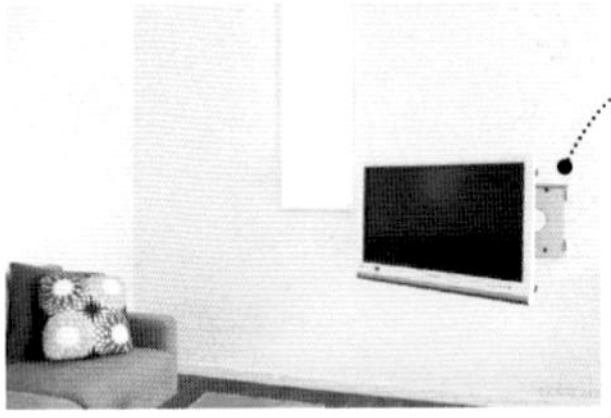

Wall mount
可以變化角度的「SANUS SYSTEM」電視壁掛架

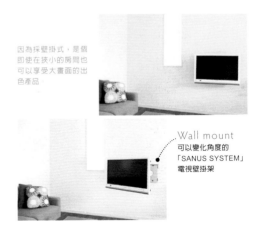

「由於很熱愛雜貨，以前曾經將海外收購來的雜貨，放在租借的藝廊展示販賣，結果沒想到評價非常好，於是在計劃蓋新房子的時候，就下定決心將一樓做成店鋪。」

關於建地，因為講究的是通往車站的便利性以及環境，所以符合要求的建地面積不到25坪。不過因為蓋成三層樓，每個樓層都能規劃得寬敞且具開放感，其中讓人覺得舒適怡人的關鍵，在於將隔間減到最少，還有個與起居室相連的陽台。

「坐在沙發上的時候，由於視線可以看到外面，所以會覺得比實際上要來得寬敞。來我們家拜訪的朋友也給了很好的評價，很多人告訴我：『待在這裡感覺很舒服。』聽到之後覺得好開心喔。」

## Shop*

店裡擺放的只有
精心挑選過的雜貨
因此非常享受在店裡的時光

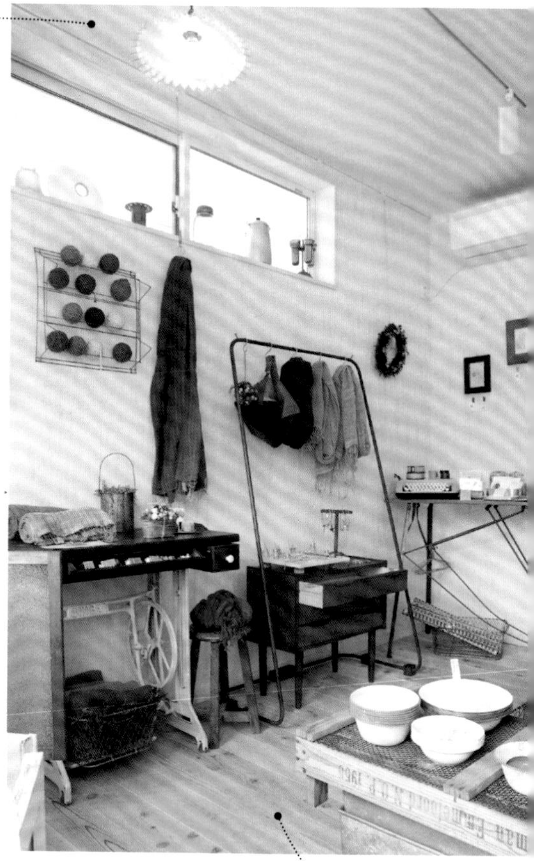

Light
玻璃的燈罩是法國的古董貨。出自「Cha-tu-cha」

複合精品店「Cha-tu-cha」陳列的是以國外收購而來的雜貨為主（商店情報 http://cha-tu-cha-memo.cocolog-nifty.com/blog/）

Floor
與其他樓層相同，都使用了天龍杉無垢材為地板材料

## Dining*

由On到Off之間的切換
一邊享受從窗戶照進的光線
一邊度過悠閒舒適的時間

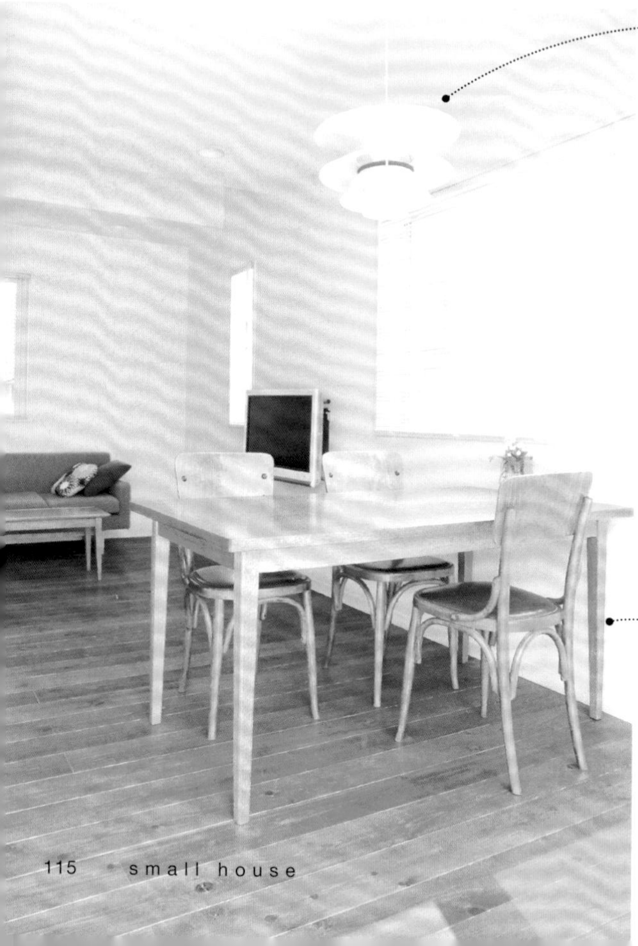

Light
丹麥「Louis Poulsen」公司的照明燈具，購自網路商店

放置在餐廳中間的，是簡約又輕巧的家具，營造出祥和的空間

Table
在「STANDARD TRADE」訂購的很喜歡的餐桌

Chair
熟人送給土方夫妻的「SAZABY」的椅子

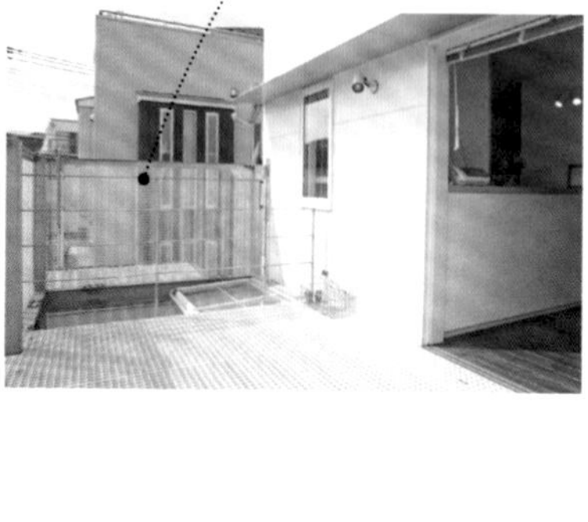

戶外陽台上的圍牆，為了讓人從外面無法看到室內，將圍牆做成130公分高

Fence
利用工業製品多孔板當作圍牆

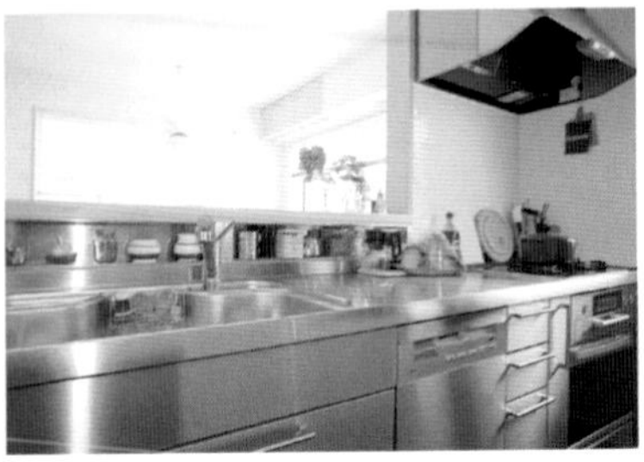

因為喜歡而選擇像營業用的全不鏽鋼廚房

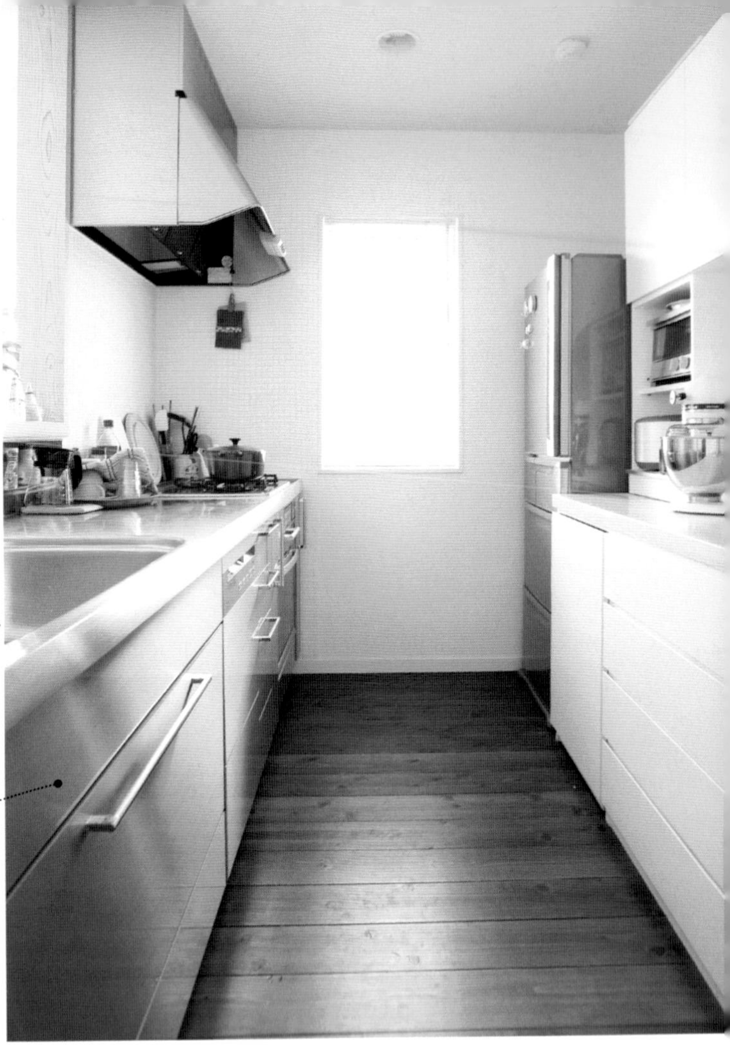

# Kitchen*

正因為廚房使用了堅硬的素材
才襯托出可愛的雜貨

Kitchen
使用「永大產業」的系統廚具

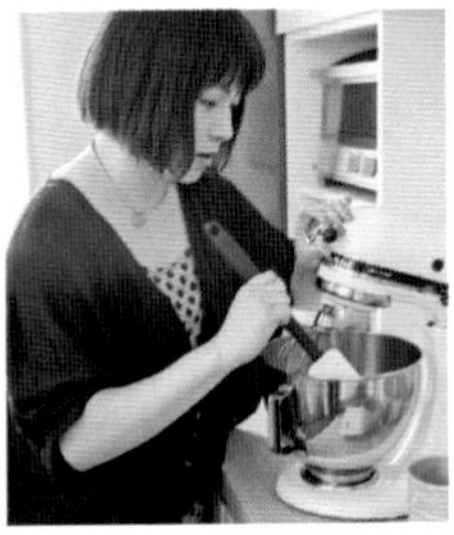

一樓精品店有時也兼做咖啡店，蛋糕與麵包可都是土方太太親手做的

將製作好的家具組合起來，配置成方便使用的兩排型

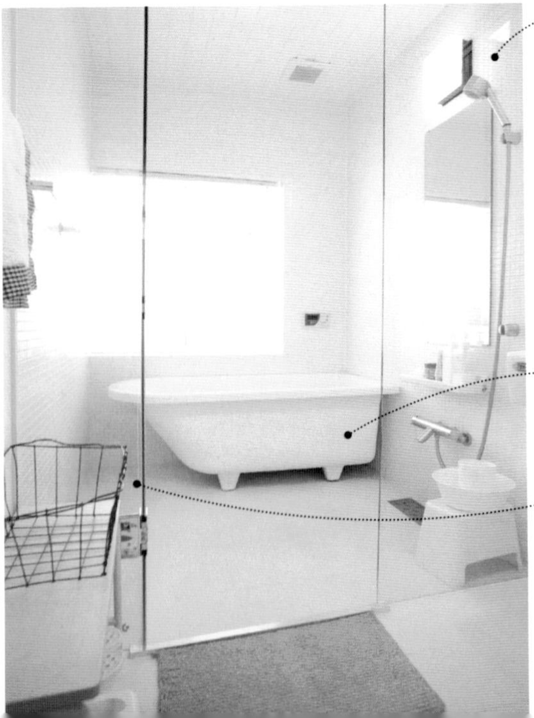

Shower head
因為機能性與設計感而選擇「INAX」的產品

浴室與洗手間之間用透明玻璃門來區隔，讓兩邊看起來都比較寬敞

Tile & Bathtub
牆面的白色馬賽克瓷磚與有腳柱浴缸是「INAX」的產品

Wire basket
放置脫下衣物的籃子，出自「Cha-tu-cha」

# Sanitary*

因為希望可以保持美觀，
每週一次使用專用的清潔劑來打掃（笑）

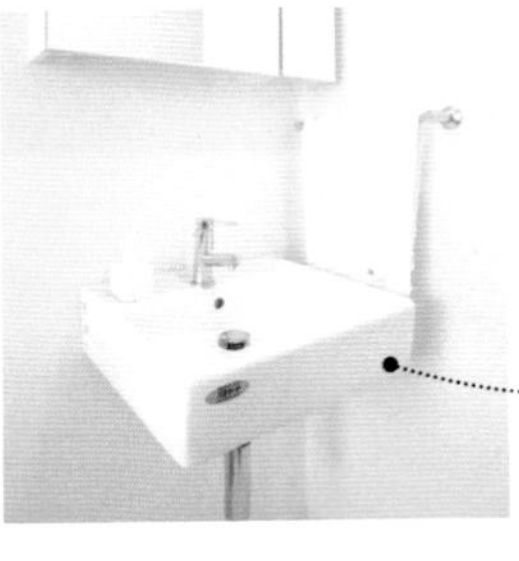

在洗手間的角落設置了現代感的方型洗臉盆

Cock
簡約風設計的水龍頭是「INAX」的產品

Bowl
這個壁掛式洗臉盆也是「INAX」的產品

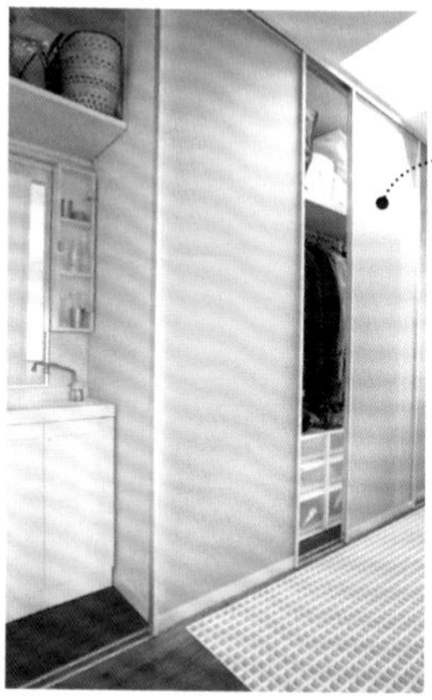

組裝在衣櫃左側的洗手台，可以關上門將它藏起來

Door
門片上使用的材料，是在兩片玻璃之間夾上膠膜的「夾層玻璃」

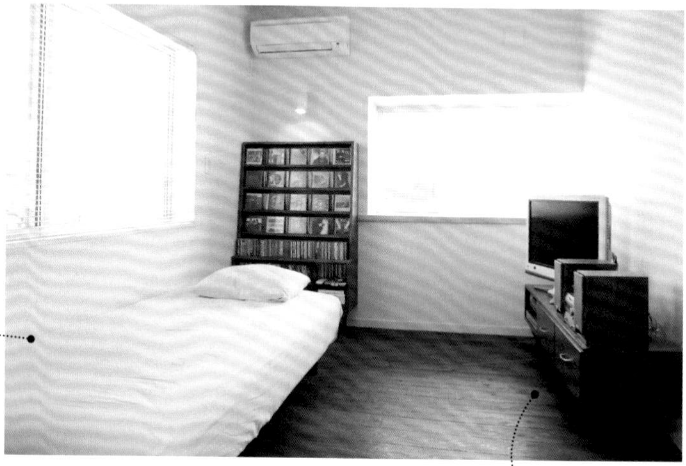

土方先生的個人房間開設了兩面窗戶，成為明亮的房間

Bed
只是在床墊下面附上床腳的極簡設計床鋪，在「無印良品」購買的

CD shelf
可收納600張CD的櫃子，是「STANDARD TRADE」的商品

TV board
這電視櫃也是在「STANDARD TRADE」訂購的

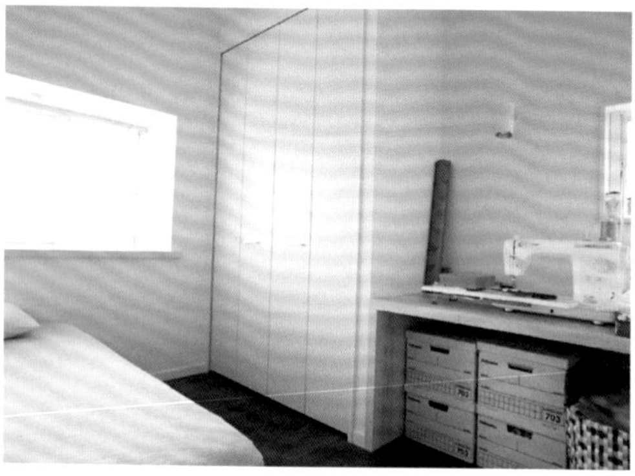

土方太太的工作室兼臥房。在這裡用縫紉機製作布製的小東西

# Bed room*

在白色×木質的休憩空間中
將色調雅致的家具
搭配調和在一起

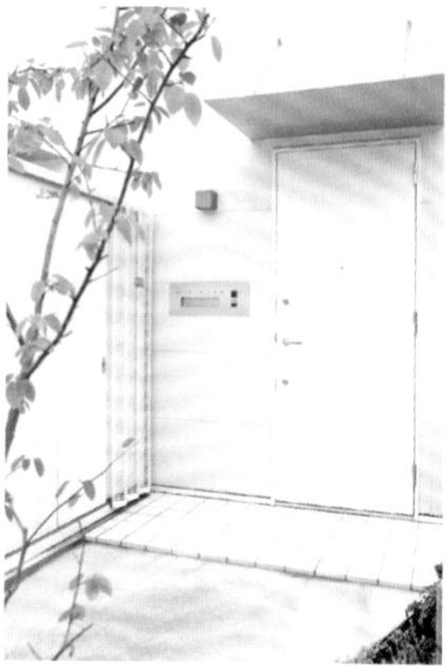

這裡是自家的玄關，左手邊的置物區用多孔板圍起來

Garden
請「Chakra」的瀨田貴子小姐設計的花園

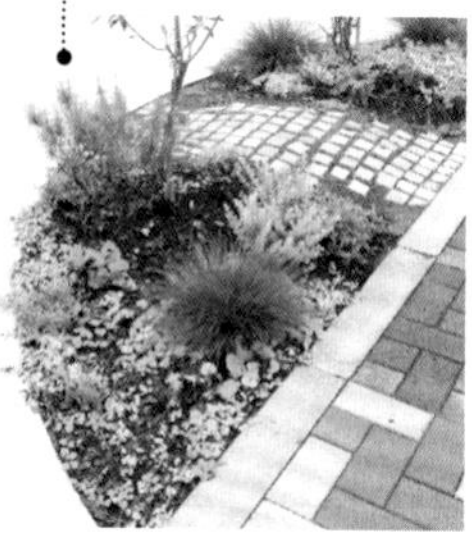

將花園設計成圍繞停車區域的樣子

## file21… 土方家的 POINT

這個家
**最用心規劃的地方**

◆ 為了能有效利用空間而採用螺旋式樓梯。比起箱型的樓梯更省空間，可以裝設在狹小住宅內。

◆ 三樓的一部份地板採用格柵板，室內門片使用的是半透明的PC聚碳酸酯。能夠隱約看到到對面的空間，就不會感到狹小。

這個家
**最喜歡的地方**

◆ 和起居室相連接的陽台。坐在沙發上的時候，視線可以看到遠方，雖是受限的小空間，感覺也比實際上來得寬敞。

◆ 店裡所使用的地板跟家中用的同樣是厚度3公分的天龍杉無垢材。雖然有人跟我說：「穿著鞋子踩在這種地板上太浪費了」，但是能展現出我自己的風格，我覺得很滿足。

### house data

| | |
|---|---|
| 家庭成員 | 夫妻 |
| 土地面積 | 82.00m²（24.81坪） |
| 建築面積 | 30.00m²（9.1坪） |
| 總樓地板面積 | 90.00m²（27.23坪）<br>1F30.00m²＋2F30.00m²＋3F30.00m² |
| 本體工程費 | 約2300萬日元 |
| 3.3m²單價 | 約84萬日元 |
| 外構工程費 | 約400萬日元 |
| 構造・工法 | 木造三層樓（梁柱架構式工法）<br>庭園設計Chakra<br>chakra.chu.jp/ |

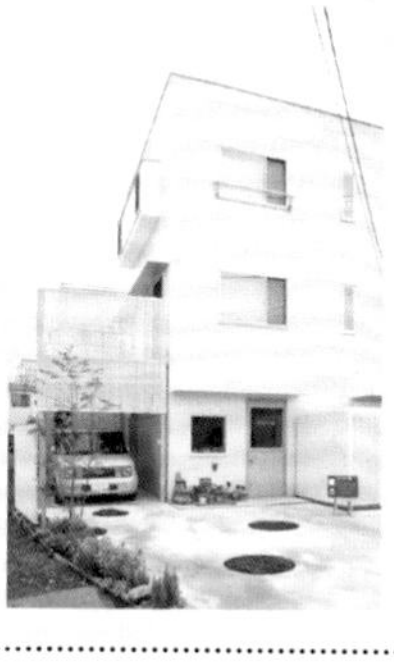

# Entrance*

因為希望開心的迎接客人
玄關門廳的小小窗子
每天都裝飾著各種花朵

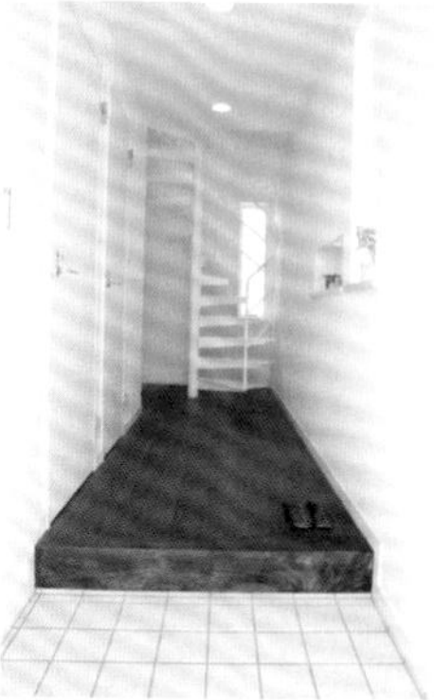

左手邊靠前面的門與店面相連，正面是通往二樓的螺旋樓梯

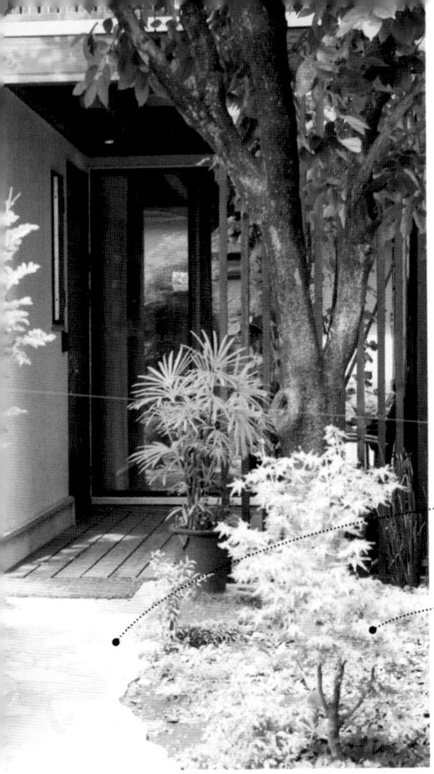

# Entrance & Deck*

像咖啡館一樣的露台
能在那裡舒舒服服地待著

Approach
隨意拼貼的萊姆石是在DIY家居中心「Unidy」選購的

Garden
門前小徑的設計與植栽都是委託「alpha garden design」園藝設計

走過緩緩地彎成弧形的小徑之後，就到玄關了

住起來舒適的房子

file22

東京都
O家

O太太與身為上班族的O先生，以及兩個小男孩的四人家庭。看了幾十本有關如何打造房子的書之後自行挑戰設計住家。

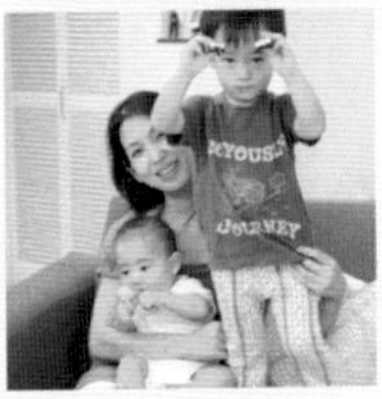

## 配合著生活方式而特別訂製的家在家裡的任何地方都能心情舒暢

將高矮不同的綠色樹木安排得交錯有致，走過入口門徑之後，就會看見如同時尚咖啡館般的露台。打開玄關的門以後，眼前所看到的，是一個以自然素材為裝潢主體，帶著溫暖質感的舒適空間。對O太太來說，第一個孩子的出生成為了打造自己房子的契機。一開始討論的是購買先建後售的現成住宅，不過因為想說「蓋自己想要的樣式一定會比較舒適。」因此改變計劃，開始尋找適合的土地。

等到令人滿意的房子完工，已經是計劃開始的兩年之後。一樓雖然大小只有約12坪，不過因為沒有遮蔽的隔間而充滿了開放感，也因為在南面設置露台，讓室內得到如空間延長般的效果。「因為仔細構思過適合自己的生活方式的格局規劃，所以大大的成功了。真的建造了一棟住起來好舒服的房子！」

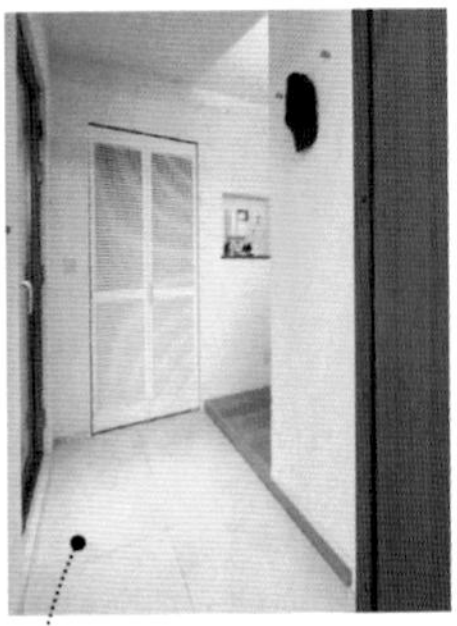

Tile
鋪滿「名古屋MOSAIC」的白色瓷磚

正面是鞋子收納間，左手邊的是鋼琴教室。為了留出較高的天花板，將架高地板與水泥地之間做出最低限度的高低差

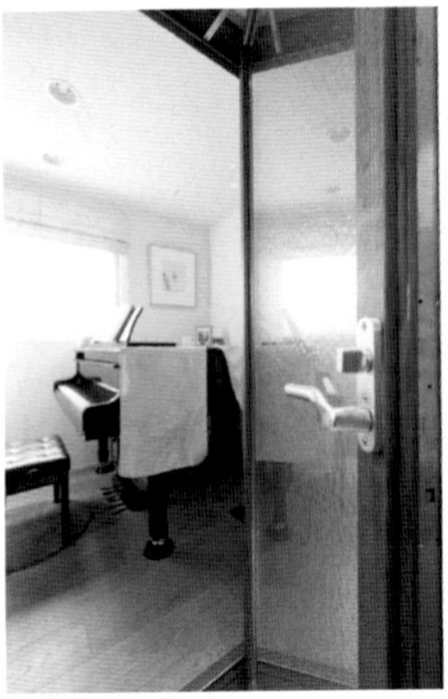

鋼琴教室。室內的門窗、牆壁以及天花板都採用隔音配備

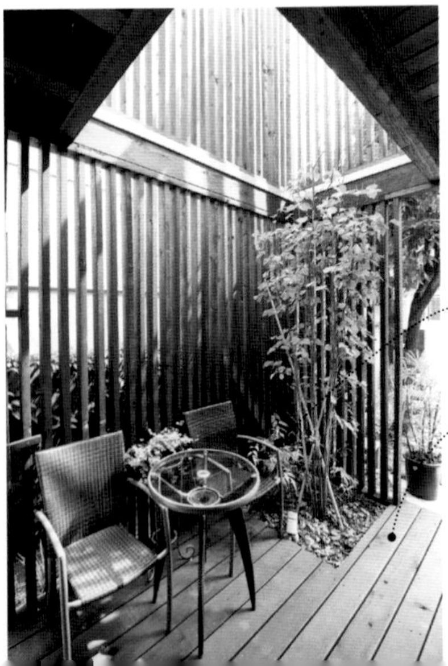

能讓人忘卻身在住宅密集區這件事，具有療癒效果的空間。是家人喜歡的地方

Table & chair
「TAKASHO」的「人間贊歌」系列。實際上比看起來還要輕，搬動起來也容易

Deck
地板和遮蔽視線用的柵欄所使用的材料都是紅側柏，再塗上焦茶色的漆料

# Living*

## 將起居室布置成
## 自然且雅致的風格
## 也非常享受素材帶來的清新舒適

雖然是只有13個榻榻米大的LDK，但在空間內置入了樓梯，感覺又比實際上要寬闊許多。

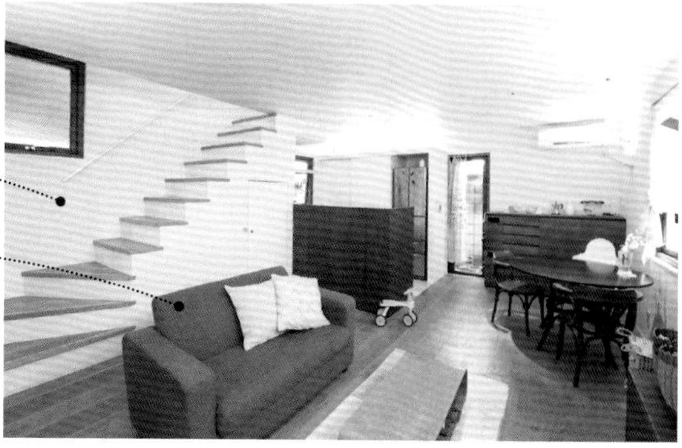

Wall
「Samejima Corporation」的珪藻土。有調節濕氣的機能以及隔音的效果

Sofa
在之前的住家就一直使用的「B-CAMPANY」的沙發

Floor
採用橡木的複合式地板，就算很熱的夏天，打赤腳走在上面也不會有黏膩感

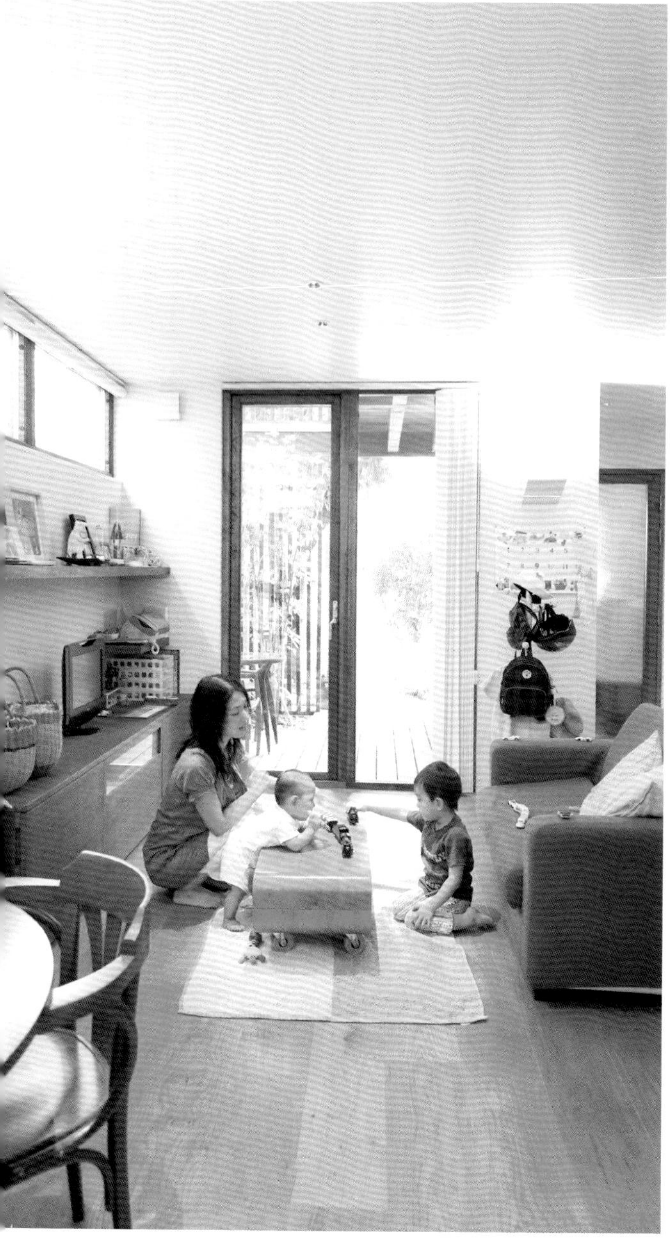

兩邊隔壁都是住宅，因此在高處設置窗戶，如此可以保有隱私。正面是與戶外露台相接的落地窗。

Shelf
與偏深的地板顏色相配而訂購的家具，也是橡木的材質

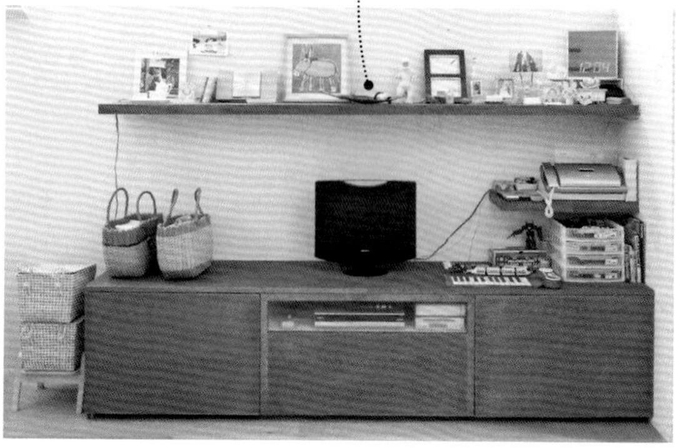

開放式的層架上展示了孩子的作品以及雜貨。下面則是錄放影機的收納空間

### house plan

希望有LDK＋四個個別房間，所以將1樓的樓地板下降約20公分，以確保各樓層的樓高。除此之外，無隔間牆的LDK也是讓空間顯得寬廣的方法之一。這樣的規劃不管在平面或立體上都有效地利用了空間。

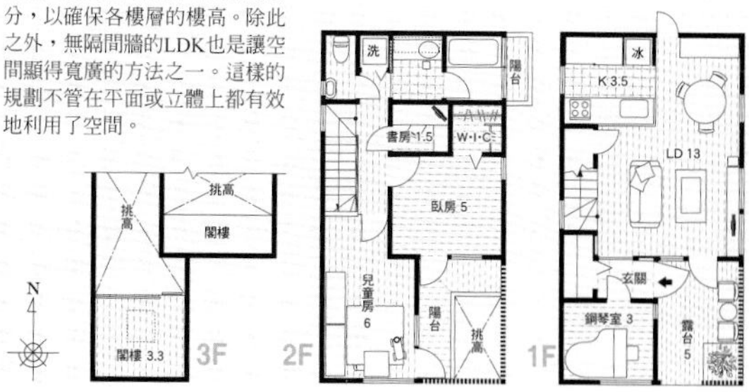

# Kitchen*

一直嚮往的純白廚房
每天站在這裡覺得好開心

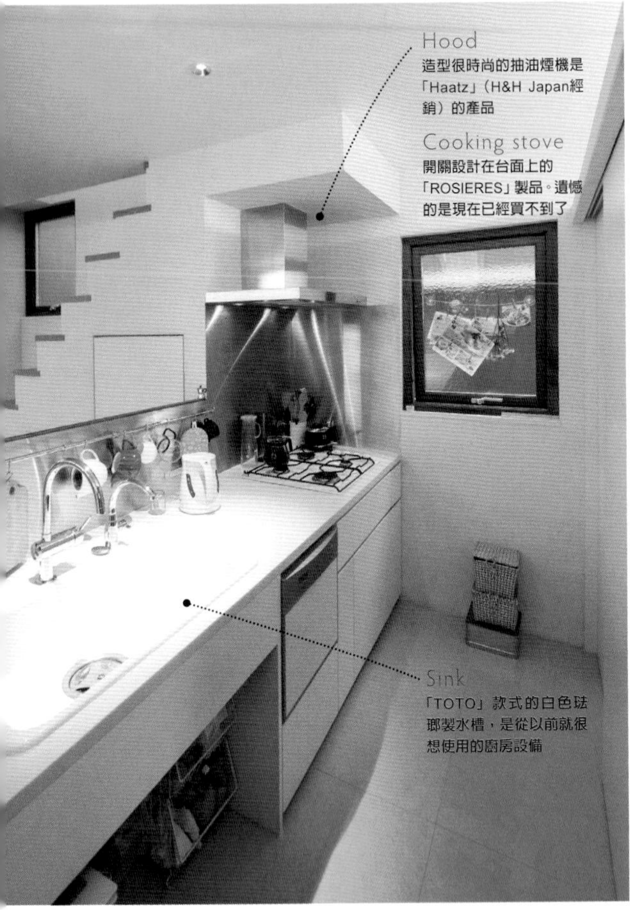

Hood
造型很時尚的抽油煙機是「Haatz」（H&H Japan經銷）的產品

Cooking stove
開關設計在台面上的「ROSIERES」製品。遺憾的是現在已經買不到了

Sink
「TOTO」款式的白色琺瑯製水槽，是從以前就很想使用的廚房設備

可以一邊看著孩子，一邊做事的開放式廚房，讓人非常的滿意。

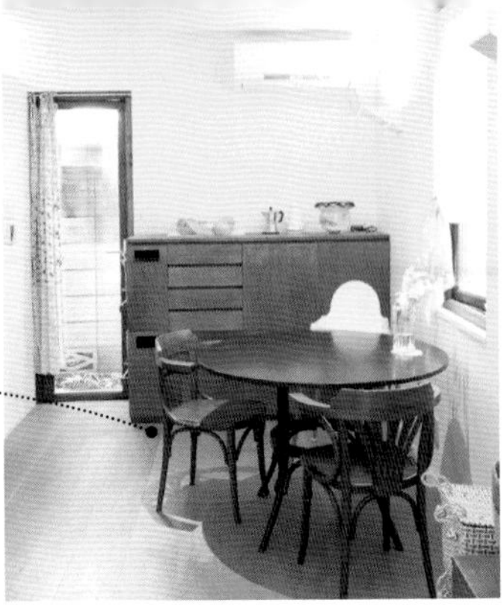

Table
覺得圓形的設計充滿魅力而選擇的「F.O.B COOP」的桌子

Chair
要找手肘能靠著的椅子樣式時，在「Dinos」發現的

在端菜餚以及飯後收拾都很便利的動線上設置了餐桌。

深度約有75公分，家電用品、餐具和食品都能收納進去。

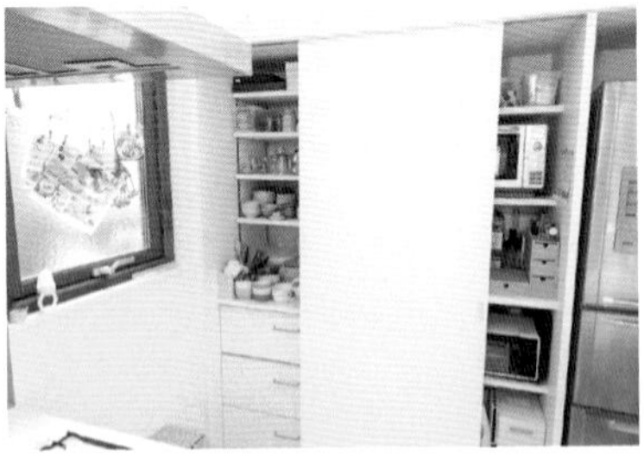

# Sanitary*

規劃出寬敞的空間，
將白色×深色的沉靜色調融合在一起

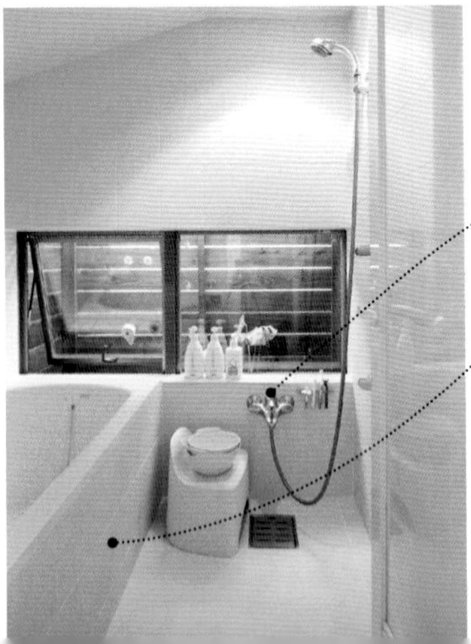

窗外有個陽台，讓人感到彷彿在泡露天溫泉的舒暢感。

Cock
浴室的蓮蓬頭也是「GROHE」的產品

Bathtub
選擇容易照料與維護的人造大理石浴缸，選購「TOTO」的產品

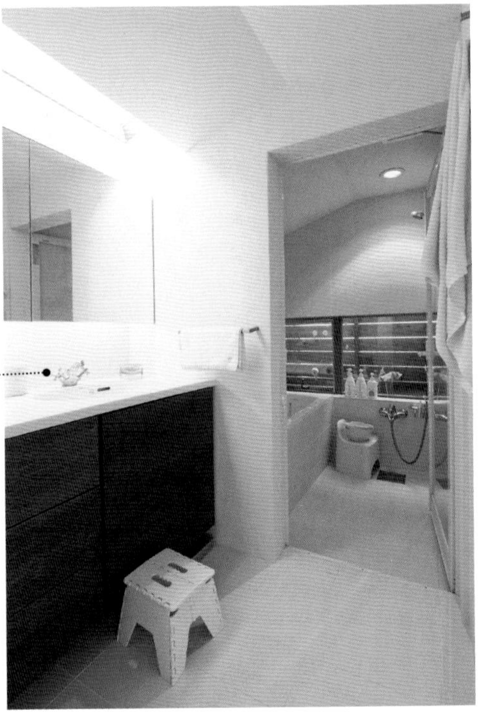

Cock
設計很簡約的「GROHE」水龍頭

Bowl
洗手台是將「TOTO」的洗臉盆與訂製的櫃子組合而成的

消除浴室與外面地板的高低差之後再鋪上白色地磚而感覺更寬敞。

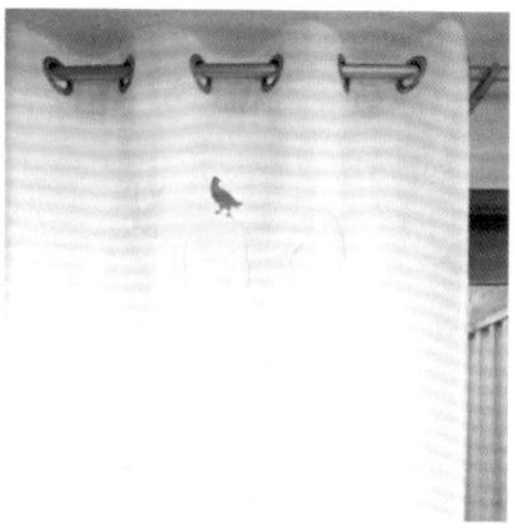

在白色的布印上動物，是連小孩也喜歡的款式

Curtain
裝設於落地窗前、有著可愛圖案的窗簾是訂購自「aube」

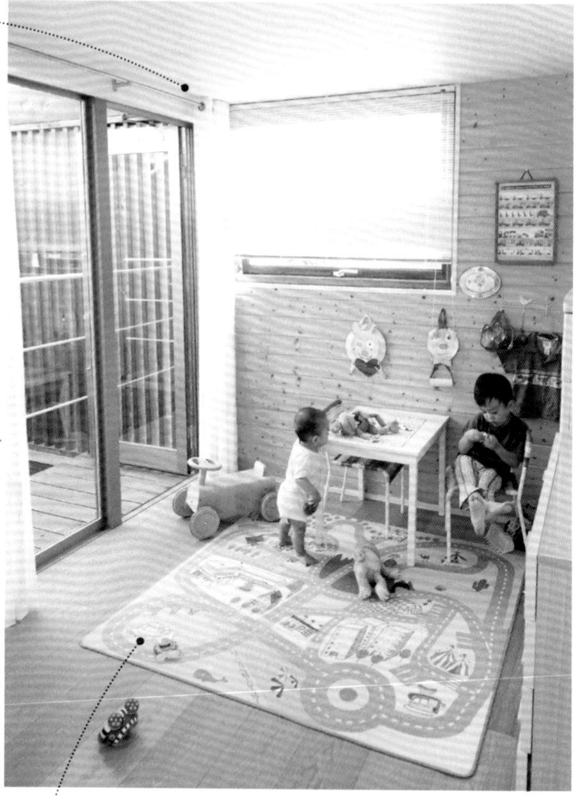

# Kids room*

## 家具和雜貨都是尋找可愛的設計款式 然後將它們搭配在一起

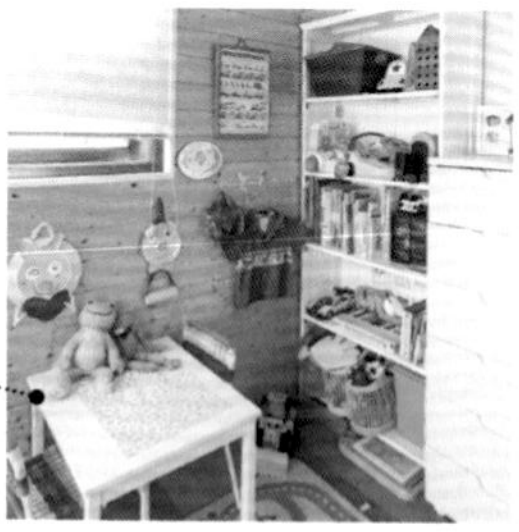

牆面是用松木的板材鋪設而成的，所以圖釘釘上去也不會脫落

Table & chair
畫圖用的桌子與椅子是「IKEA」的產品

Rug
在「IKEA」購入有地圖圖案的地毯，讓喜歡車子的孩子們可以在上面玩。

當初規劃時希望可以在牆上張貼各式各樣的東西，木板牆面實現了這點

## file 22.... O家的 POINT

這個家
**最用心規劃的地方**

◆ 樓梯不設置在獨立空間，而是直接設計在起居室內，如此可以節省空間。以後小孩子長大了，家人一樣可以維持每日的溝通交流。
◆ 在廚房訂做了與壁櫥同寬、深度大的大型收納櫃，是不可或缺的設計。門片關起來的時候看起來就像一面牆，當突然有客人來的時候也不用驚慌失措了。

這個家
**最喜歡的地方**

◆ 孩子們的房間牆壁，有一部份採用了木板條。抹了珪藻土的牆壁無法使用圖釘，如果是木板牆就可以貼和掛東西了。
◆ 裝設了天窗的洗手間，以及附有陽台的浴室。這兩處都不會讓人感到狹窄，待著感覺很舒服；是稍微有點奢侈氣氛的空間。

### house data

| | |
|---|---|
| 家庭成員 | 夫妻＋小孩兩人 |
| 土地面積 | 92.30m²（27.92坪） |
| 建築面積 | 36.87m²（11.15坪） |
| 總樓地板面積 | 73.74m²（22.31坪）<br>1F36.87m²＋2F36.87m² |
| 本體工程費 | 約2200萬日元 |
| 3.3m²單價 | 約98萬6000日元 |
| 構造・工法 | 木造兩層樓（梁柱架構式工法） |
| 外圍構造設計 | Alpha Garden Design |

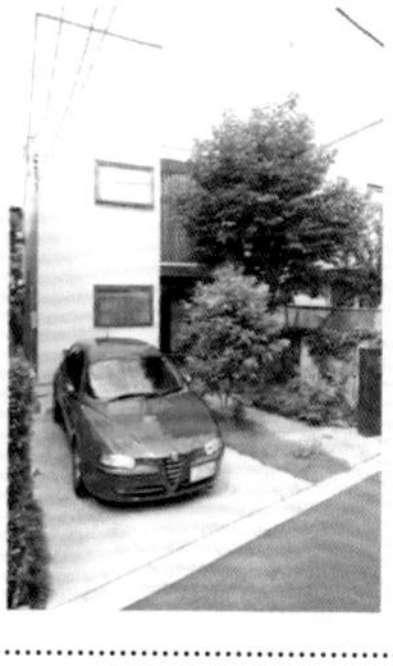

# Bed room*

## 利用斜頂天花板的高度 而打造出的小閣樓 將它當作 收納的空間來活用

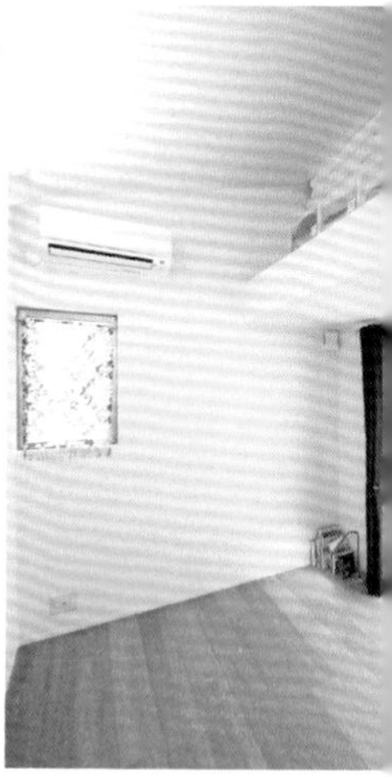

因為孩子還小，目前是全家人在這裡鋪上墊被睡覺

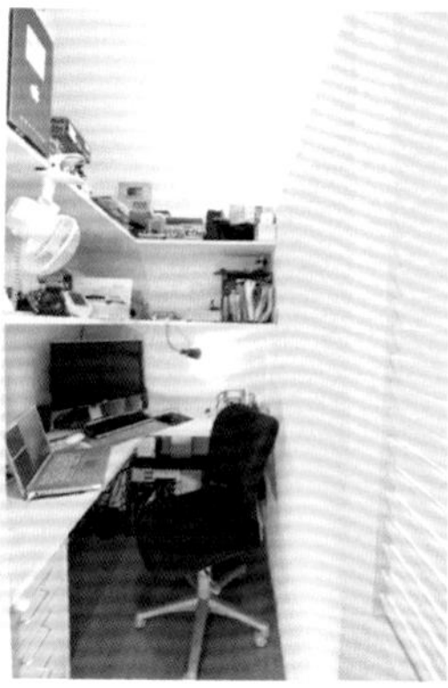

小小的書房　因為天花板有空隙而與臥房相連，所以感覺較寬敞

# 以「方便生活的房子」為目標 刻意壓縮建築物的容積

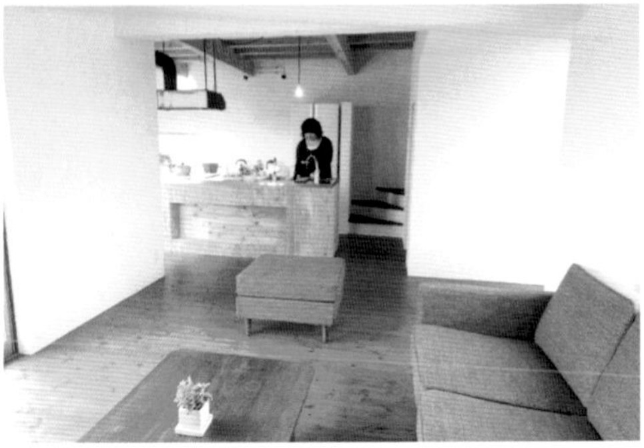

將起居室與DK設計成L型的配置，讓各個空間都擁有適當的獨立感。

## Living*

不會太大也不會太小
以適當的距離感
完成足以生活的起居室

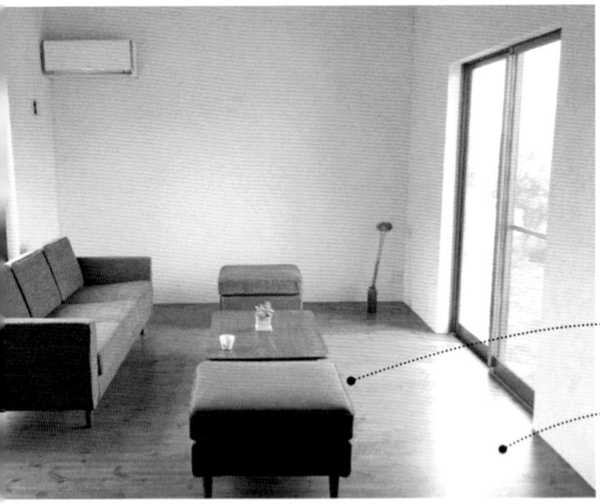

布置成度假村的氣氛，地板用的是稍微濃一點的顏色。在右邊的窗戶外面，未來想要加個露台！

Wall
無論如何都想使用的珪藻土牆面

Sofa & Ottoman
在家具家飾用品店「Style Shop」選購的

Floor
在松木無垢材塗上「OSMO COLOR」自然塗料

住起來舒適的房子

.....file23

**東京都**
**H家**

新居建在H先生老家的土地上。室內裝潢重現了新婚旅行時所住的大溪地小木屋的氛圍。

學生時代有過在附廚房的公寓獨居生活的經驗，如今H太太活用這些經驗來打造自己的房子。「以前住在公寓時，必要的東西都可以在手能夠觸碰到的範圍內拿到，非常方便。因此新居也不用太大，目標是足以生活、剛剛好的面積。」一樓是融合成一間的LDK，二樓設置了兩個房間，省卻了走廊，使得空間沒有浪費，實現了理想的格局。唯有衛浴空間設計的很寬敞；對這對雙薪夫妻來說，浴室和洗手間似乎是最有療癒作用的空間，所以在設備、機能性以及設計上都相當的講究。

H太太說：「比起太漂亮的室內陳設，我比較喜歡粗糙的感覺。」天花板直接以建材的外觀呈現，同時也兼顧到成本的降低，如此反而有更深層的風味，替空間添加樸素的視覺重點。

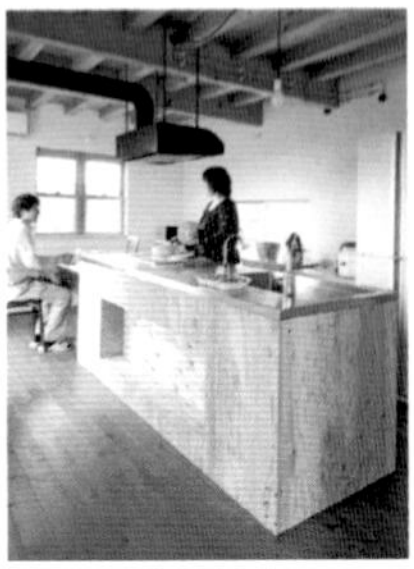

廚房的流理台也是直接使用建築結構用的落葉松合板，再加上不鏽鋼的台面。

### house plan

在配合預算的情況下擠出來的地板面積，做成了一、二樓合起來27坪的平面規劃。一樓的中心是個很大的中島型廚房。如果將來有餘裕的話，預定在LD的外面蓋個露台，還有在玄關門廳的對面增建個玻璃花房。

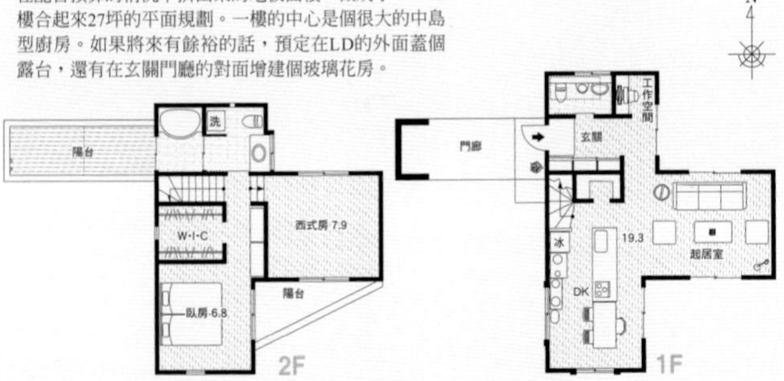


## Kitchen*

價格合理的建材
刻意不將它隱藏起來，
直接活用樸素的外觀

Cock
「TOTO」的產品

Kitchen
以價位合理的落葉松合板＋不鏽鋼所製作的流理台

天花板的建材及配線、抽油煙機的排氣管等等，都刻意不隱藏，而全部顯露在外。

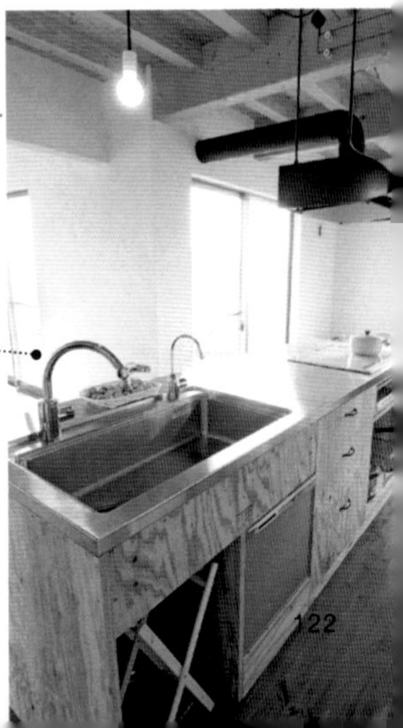

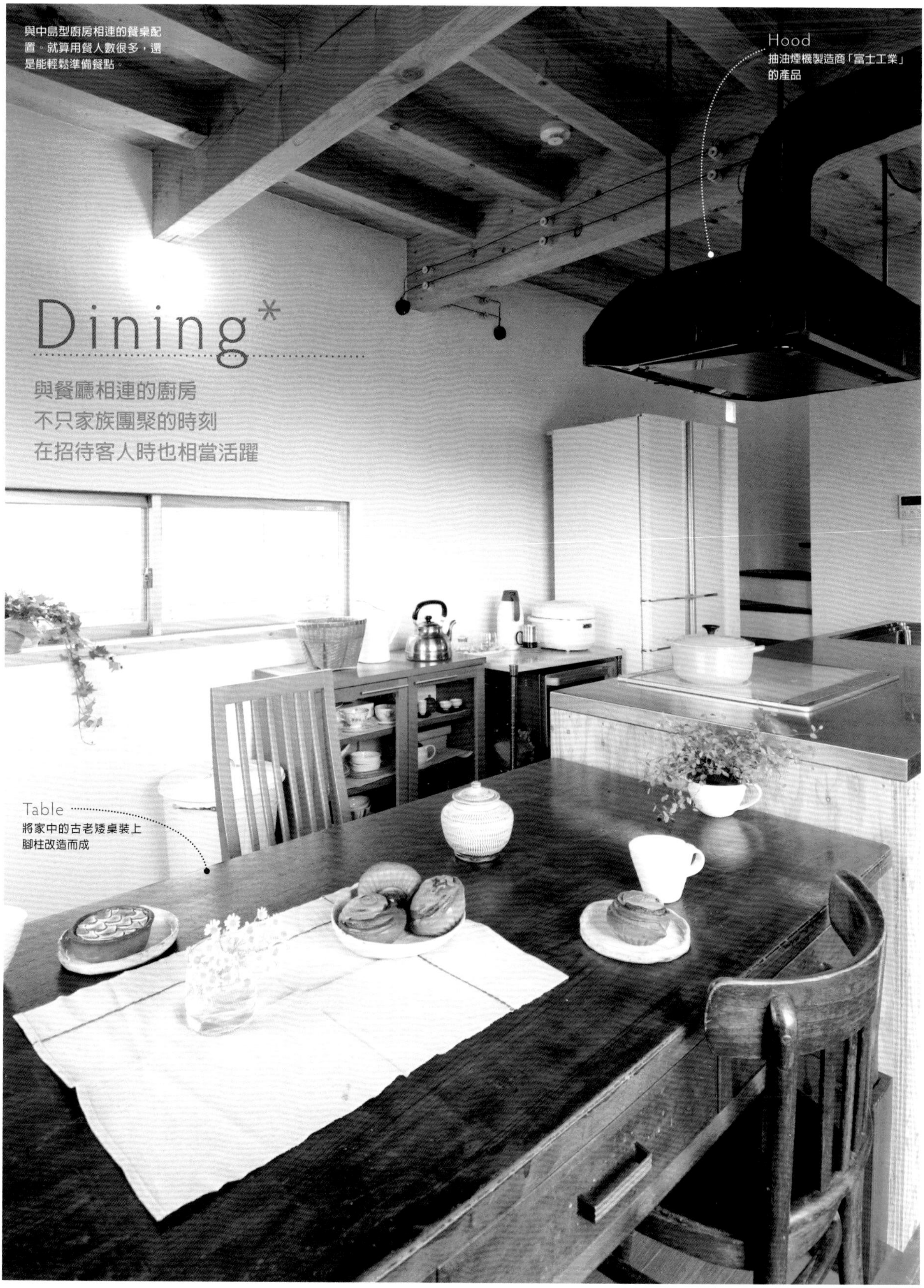

與中島型廚房相連的餐桌配置。就算用餐人數很多，還是能輕鬆準備餐點。

Hood
抽油煙機製造商「富士工業」的產品

# Dining*

## 與餐廳相連的廚房
## 不只家族團聚的時刻
## 在招待客人時也相當活躍

Table
將家中的古老矮桌裝上腳柱改造而成

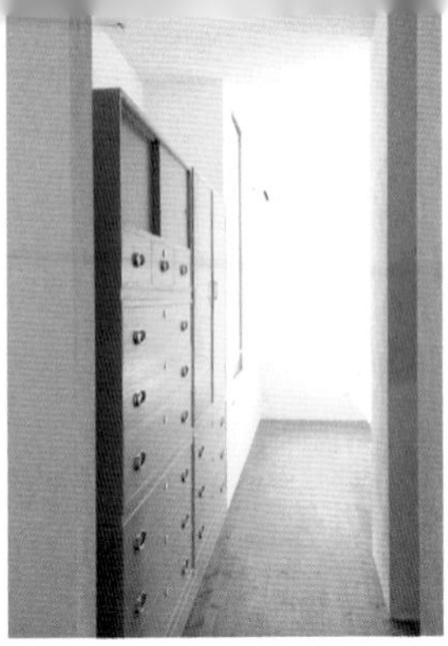

一進入臥房，左側的牆面是凹進去的，打造出可放進衣櫃的空間。

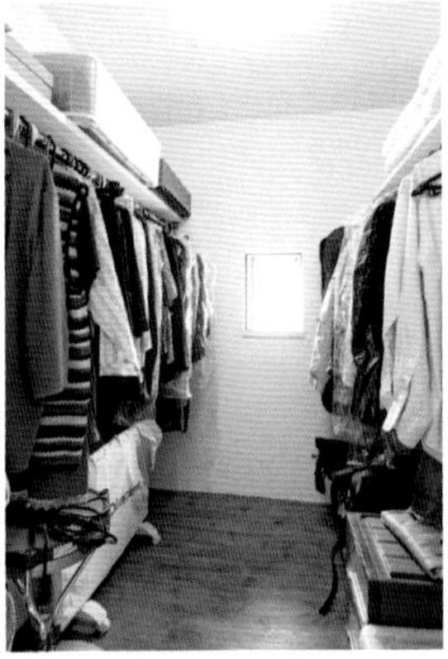

衣櫃的對面是可走進去的衣物收納間。需吊掛收納的衣服全部放在這邊。

# Bed room*

## 每當仰望斜頂的天花板
## 就有種被舒適的開放感
## 包圍起來的感覺

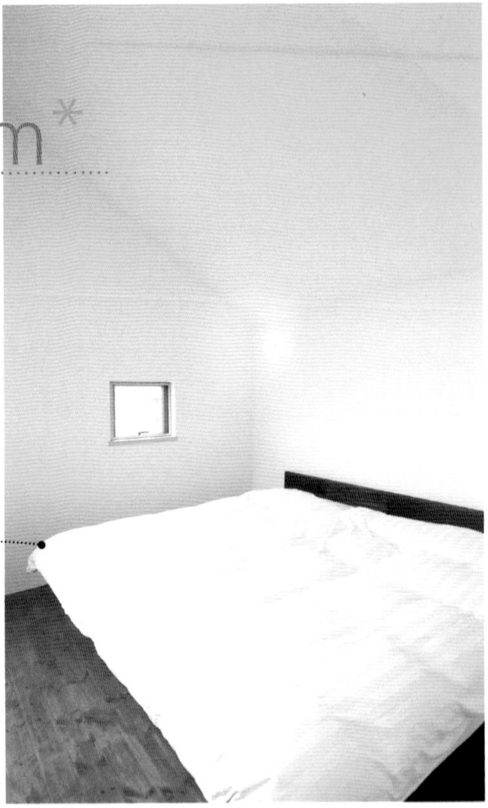

Bed
在「頑固老爹的家具」購買的魚骨架床

因為只是睡覺的地方，不管內部裝潢或擺設都走極簡風。製作出充足的收納空間真是太正確了！

進入玄關後，迎面而來的就是落地窗。因為視線可以看到外面，讓人感到開闊

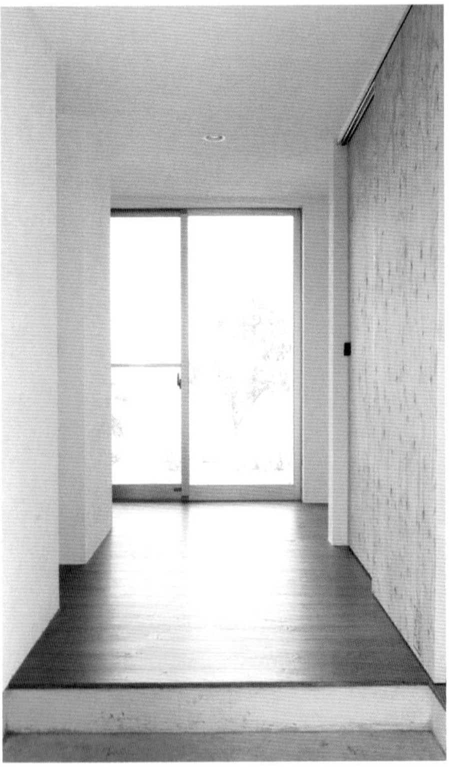

# Entrance*

## 將帶著冰冷質感的鐵
## 做成配件融入裝潢
## 打造出成熟風味的空間

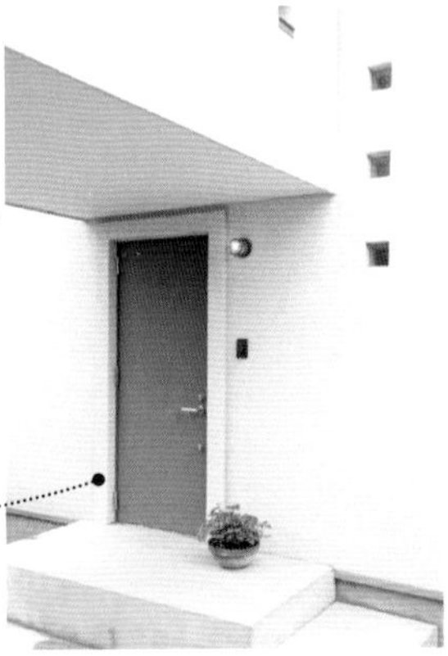

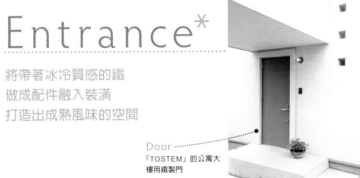

Door
「TOSTEM」的公寓大樓用鐵製門

沒有在鐵製的門表面塗漆，而是做了防鏽加工處理後直接使用。

整面牆全部做成收納櫃，並裝上粗削的落葉松合板＋鑄鐵把手的橫推式拉門。

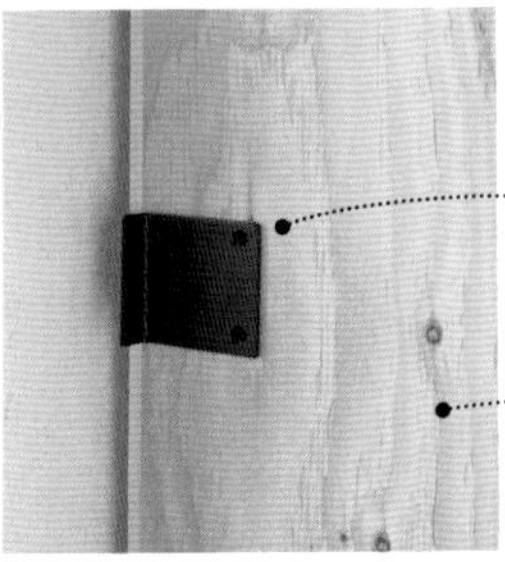

Handle
在八之岳的鐵工房「工房KOJI」訂製的門把

Door
以建築結構用的落葉松合板製作的門

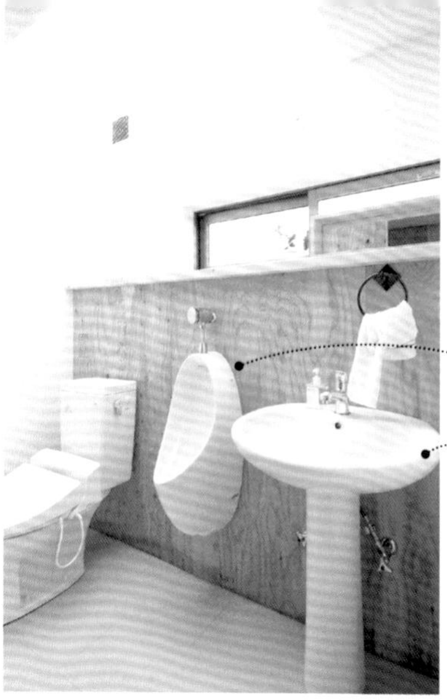

在一樓的洗手間裡設置了天窗，洗手台是在附近的家居大賣場發現到的。

Toilet
兩個馬桶都是選自「TOTO」

Bowl
選擇「SAN-EI」的立柱式洗手台

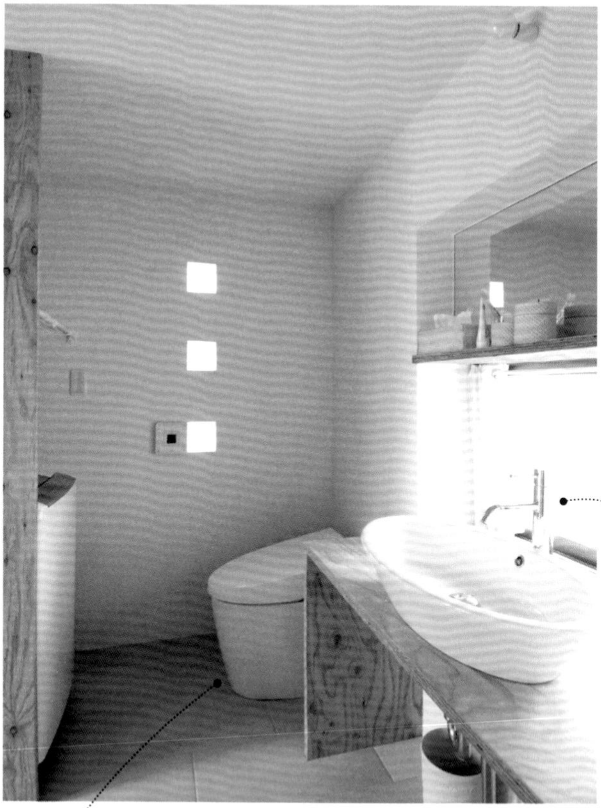

Bowl & Cock
選購自衛浴設備經銷商「Sanwa Company」

二樓的衛浴設備和一樓的風格不同，選擇將洗臉盆放在長櫃上的組合設計。

Toilet
和一樓的衛浴同樣選用「TOTO」的馬桶

Tile
選擇了磁磚及石材經銷商「ADVAN」的大塊面瓷磚

# Sanitary*

## 很講究舒適度的衛浴設備 就像在大飯店一樣愉快舒服！

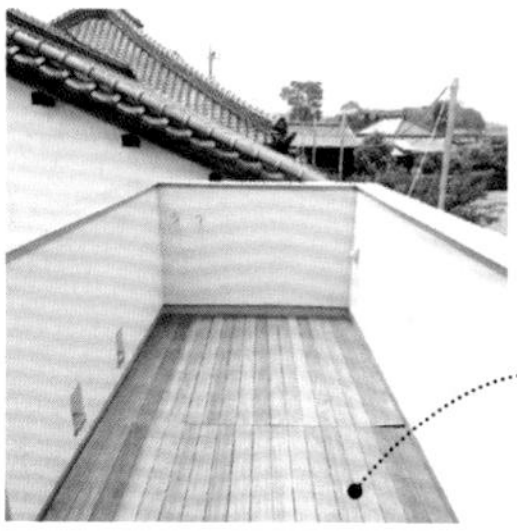

浴室的外面是細長形的陽台，將來打算做個露天浴池，已經事先拉好管線預備

Floor
採用耐水性強的南洋櫸木材

## file23… H家的POINT

這個家
### 最用心規劃的地方

◆屋內的牆壁採用珪藻土。實際上參觀了使用珪藻土的房子之後，就被它的魅力給吸引了。雖然很花錢，但還是認為務必要用在新居裡面，多支出的成本就要從其它設計中節省出來。住過之後對它的好處更有實際的感受。

這個家
### 最喜歡的地方

◆在二樓設置了寬敞的浴室。與臥房的距離近，可以享受到像住飯店那樣的方便舒適。因為夫妻都有工作，講究衛浴空間的舒暢感是正確的規劃。將來的夢想是在陽台做個露天浴池，為了這點已經準備了戶外的自來水管。

### house data

| | |
|---|---|
| 家庭成員 | 夫妻 |
| 土地面積 | 1100.13㎡（332.78坪） |
| 建築面積 | 56.96㎡（17.23坪） |
| 總樓地板面積 | 89.91㎡（27.20坪）<br>1F46.61㎡＋2F43.30㎡ |
| 本體工程費 | 約1906萬日元<br>※地盤補強工程、地板暖氣工程除外 |
| 3.3㎡單價 | 約70萬日元 |
| 構造・工法 | 木造兩層樓（梁柱架構式工法） |
| 設計 | Plan Box一級建築士事務所<br>（小山和子、湧井辰夫）<br>Tel 03-5452-1099<br>www.mmjp.or.jp/p-box |

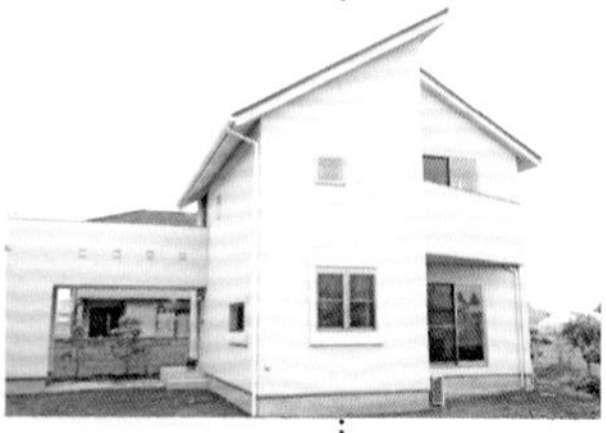

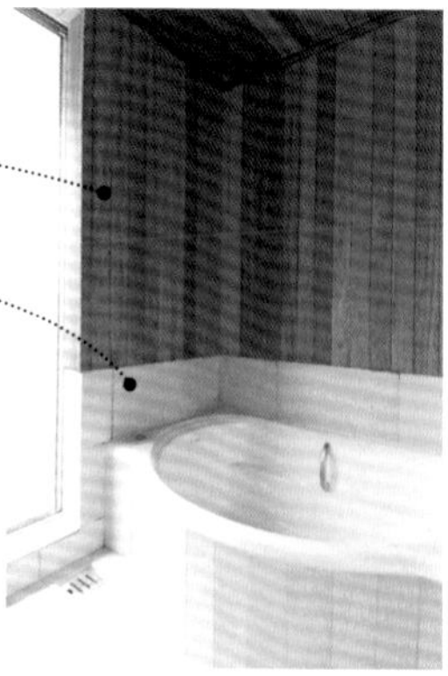

Wall
採用耐水性強的南洋櫸木材

Tile
選購自磁磚及石材經銷商「ADVAN」

Bathtub
選用「TOTO」的「度假村款式」、提昇了休閒感

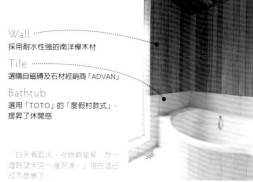

「白天看藍天，夜晚觀星星，想一邊眺望天空一邊泡澡！」現在這已經不是夢了

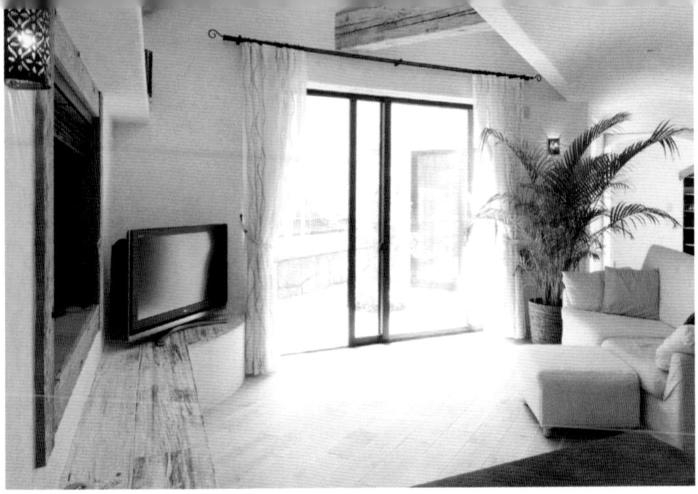

起居室的外面就是露台。窗戶前面的空間，可以看見古木材的屋梁，呈現出舒適大方的氣氛。

# 室內布置彷彿身處地中海的度假村
# 小巧的住宅之中
# 活用了自然素材的魅力

住起來舒適的房子

file24

神奈川縣

**K家**

夫妻倆和1歲的女兒。生產時房子正在興建。住家與家庭成員在同時間改變，開始了新的生活。

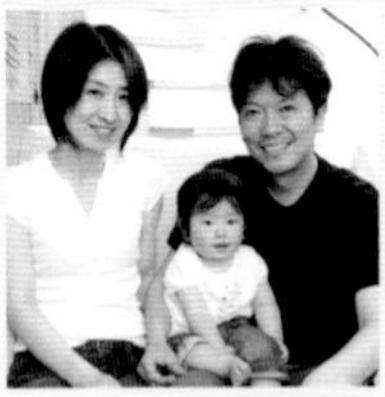

在豐富綠意的圍繞下，佇立其中的K家。因為建築物處在道路的最深處，雖在住宅區內卻不用在意路人的視線，可以安心的悠然度日。室內的布置簡直就像地中海的度假村飯店那樣；使用有著細微色差的老建材，以及在無垢材表面塗抹灰色塗料之後，再反覆擦拭來修飾表面。凝聚許多工夫，才完成了簡約與纖細巧妙融合的空間。

K太太表示：「我所嚮往的，是充分使用自然素材的住家。儘管現代極簡風也很不錯，不過最適合生活的，我想還是自然風格的室內裝潢吧。」附有陽台的浴室，也是個

面朝著客廳的廚房流理台，安排成斜放的配置，做出了縱深的感覺，而形成開放的視覺效果。

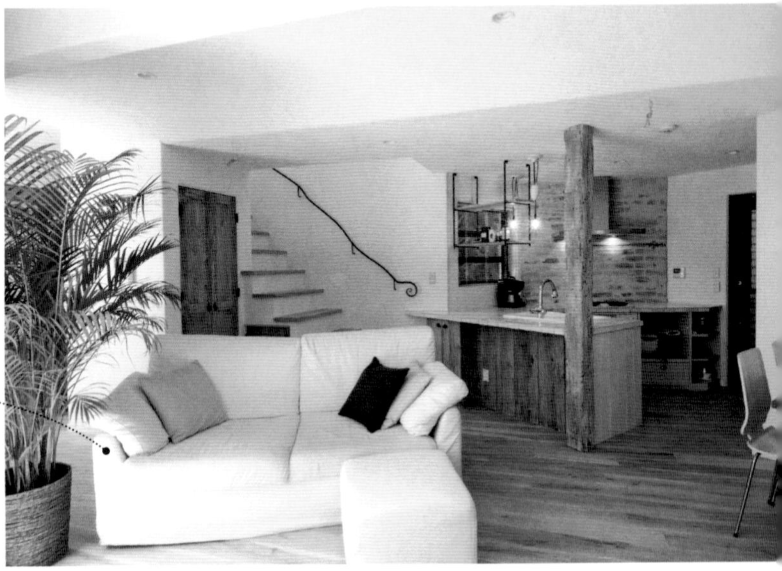

沿著牆壁裝設的低矮收納櫃，也兼顧餐廳長條椅的功能。

Light
在「遠藤照明」選購的玻璃燈罩

Sofa
家具家飾用品店「Bo-Concept」的產品

Ottoman
選購自「IKEA」

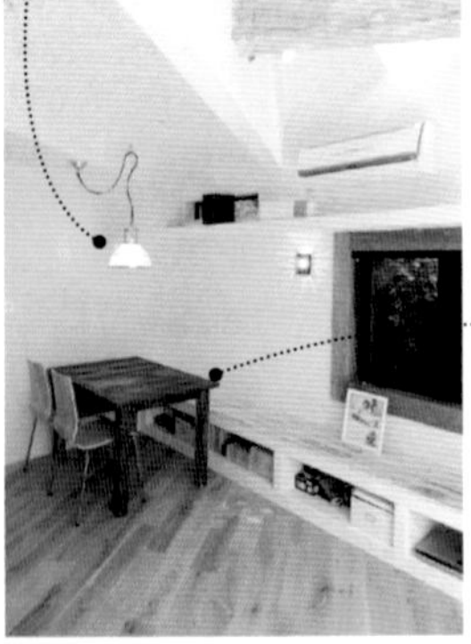

Table
負責設計此屋的「NATURE DECOR」的原創設計

Chair
選購自「IKEA」

## Living-Dining*

古老建材和抹牆、紅磚、瓷磚…
充分展現素材的質感

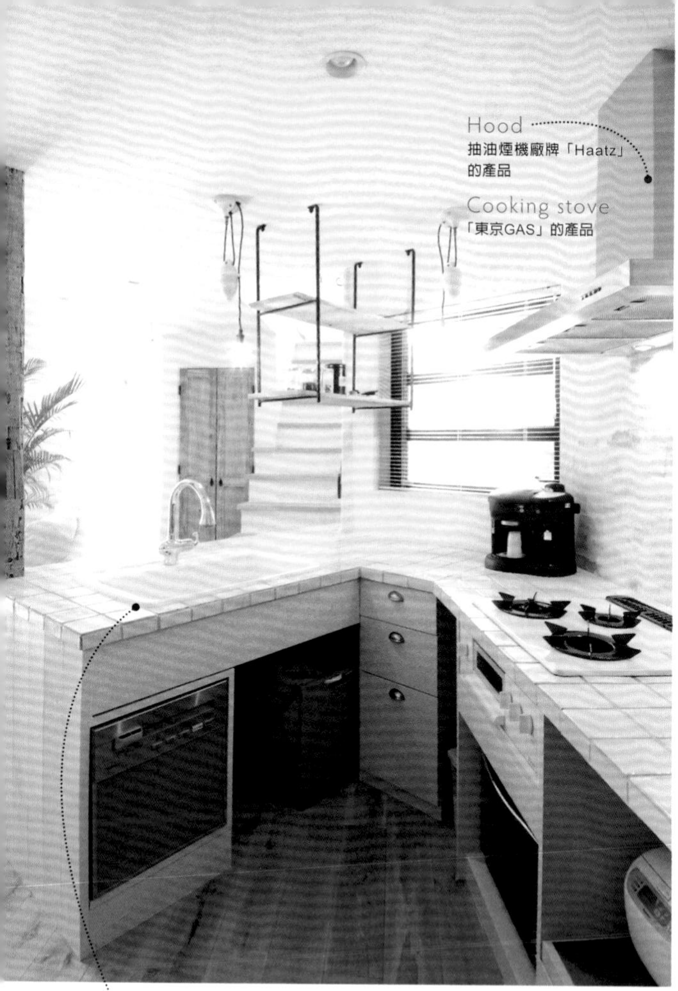

Hood
抽油煙機廠牌「Haatz」的產品

Cooking stove
「東京GAS」的產品

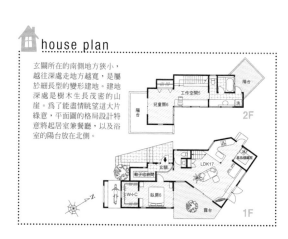

Sink
選擇「TOTO」的陶製水洗碗槽

Cock
德國的水龍頭製造商「GROHE」的產品

L型的廚房確保了寬敞的調理空間 可以看到起居室及樓梯這點也很讓人滿意

## house plan

玄關所在的南側地方狹小，越往深處走地方越寬，是屬於細長型的變形建地。建地深處是樹木生長茂密的山崖。為了能盡情眺望這大片綠意，平面圖的格局設計特意將起居室兼餐廳，以及浴室的陽台放在北側。

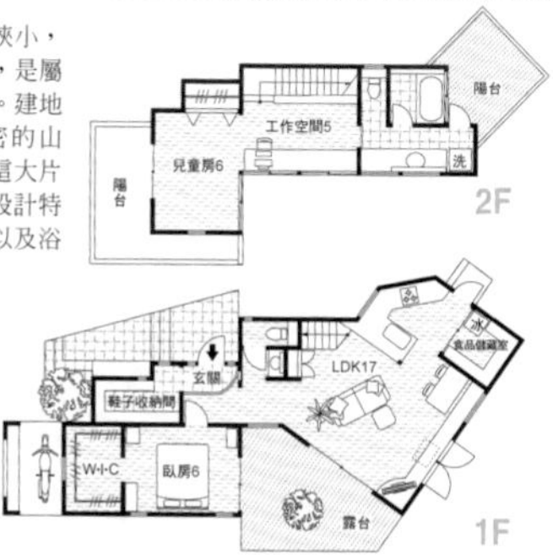


# Kitchen*

考量生活的便利度
在平面配置及收納方面
費了許多工夫

充滿綠意的奢侈空間。一邊聽著小鳥的啼囀，一邊泡澡的入浴時間…這樣的憧憬已經實現了。

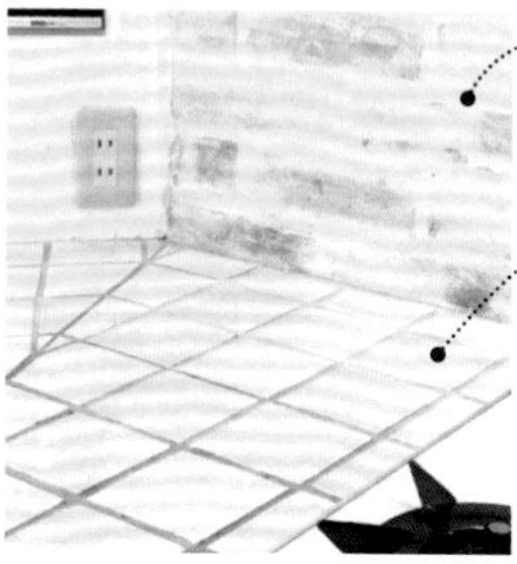

Wall
建設公司提供的英國的古老紅磚

Counter
在古董店「GALLUP」選購的琺琅瓷磚

因琺琅瓷磚帶著透明感而決定使用它 牆面的白色部份是以粗獷的手法將白漆塗抹上去的

在廚房側邊建造的食品儲藏室 拉開左側的門片，就會出現冰箱

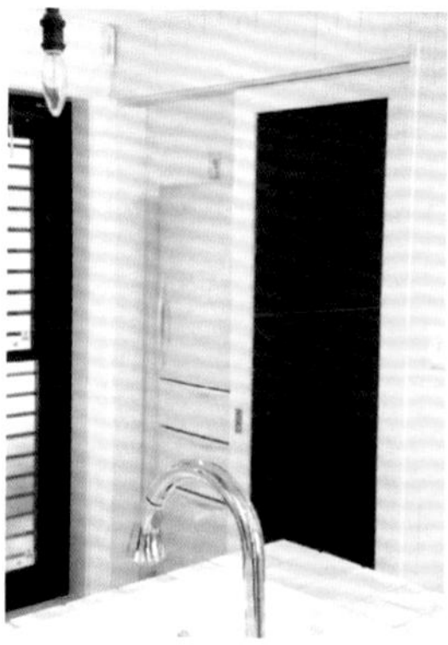

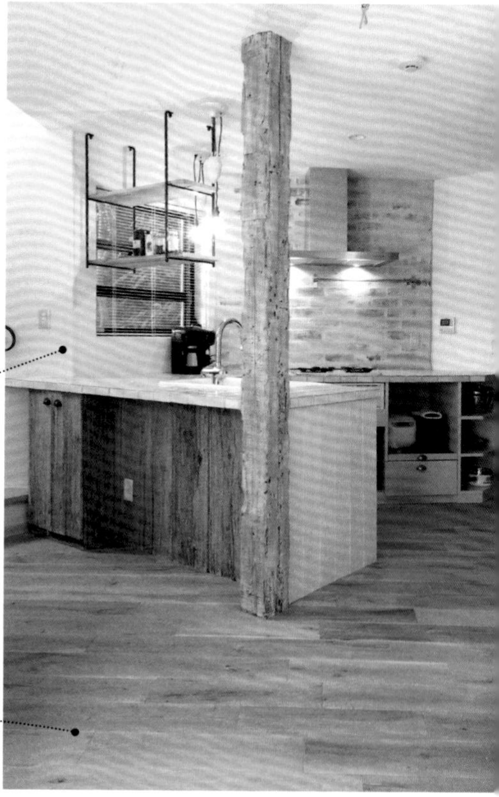

Wall
表面塗的是珪藻土

古木材採用的是所謂的Barn Wood =「穀倉之木」 據說是美國的古老穀倉使用的建材

Floor
有著美麗木紋的橡木無垢材

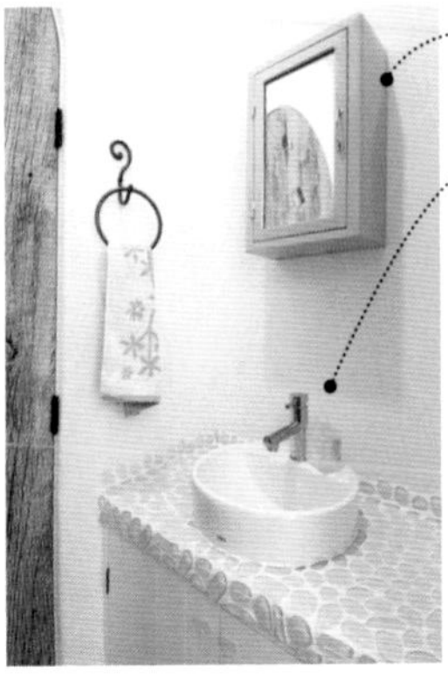

Mirror
「DULTON」的附鏡面薄型吊櫃

Bowl & Cock
挑選了「TOTO」樣式精巧的產品

在1樓也讓客人使用的洗手台，使用玻璃磚而帶來清涼的視覺效果。

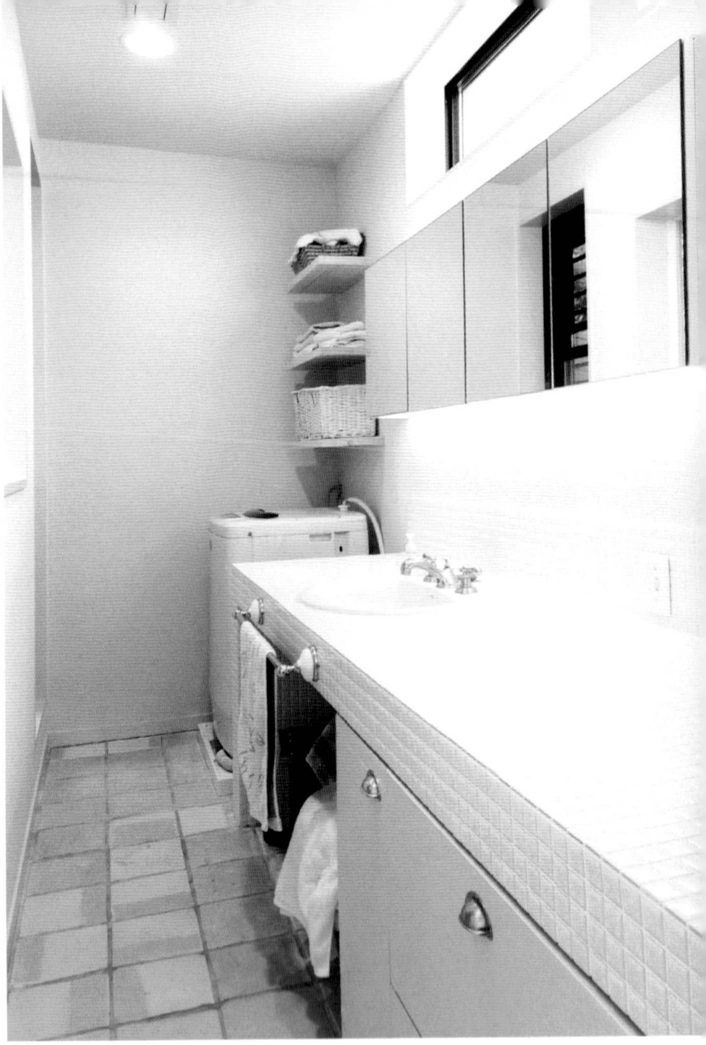

在二樓的衛浴空間，因為洗手台設計得很長，以後孩子長大，還是有很寬裕的空間可使用。

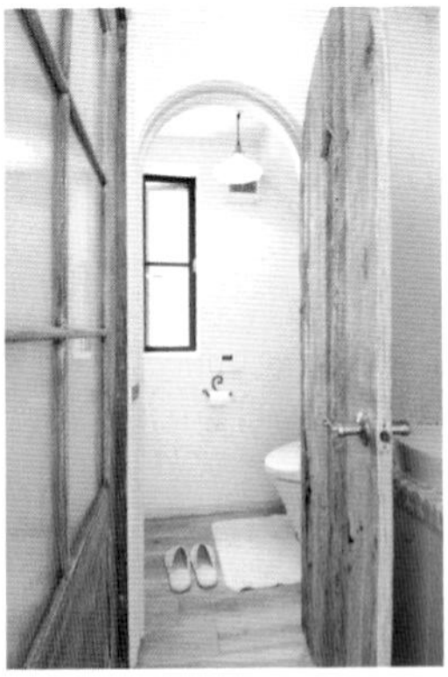

洗手台深處的空間打造成廁所。很喜歡這房門的樸實質感和設計。

# Sanitary*

## 對於衛浴空間十分講究
## 目標是如同大飯店那樣的舒爽空間

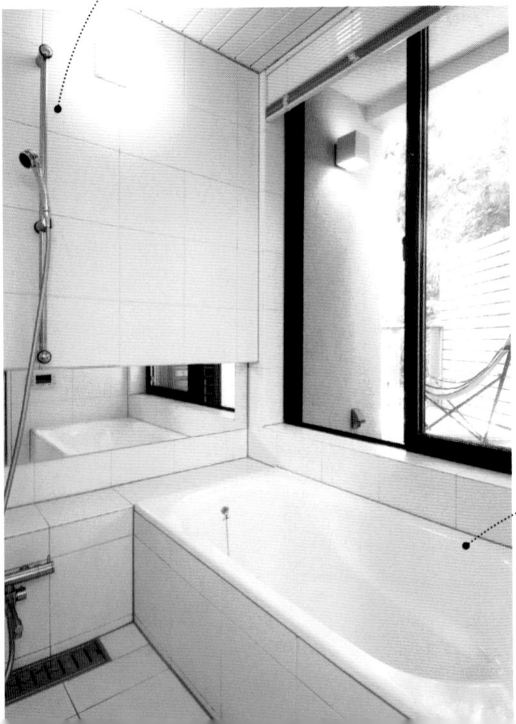

Shower head
選擇了衛浴設備商「KAKUDAI」的蓮蓬頭

Bathtub
「INAX」的產品

泡在浴缸內就也可以眺望到一片綠意。在表面鋪的瓷磚也特別講究

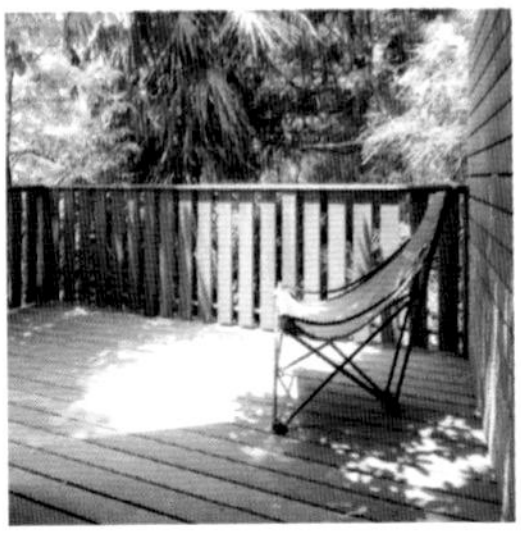

在浴室外的陽台上充分享受到度假村的氣氛。總是泡完澡之後和小孩一起在這裡玩耍。

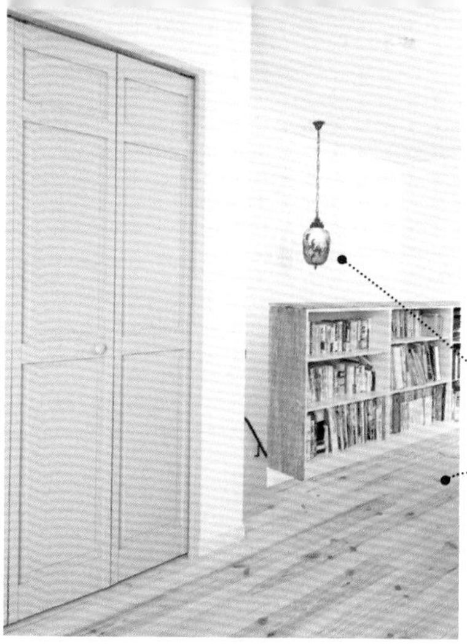

樓梯間的走廊，沿著扶手牆訂做了整排書櫃，將家人的書籍都收納在這裡

Light
在「new territory」購買的古董吊燈

Floor
摸起來觸感溫和的松木無垢材

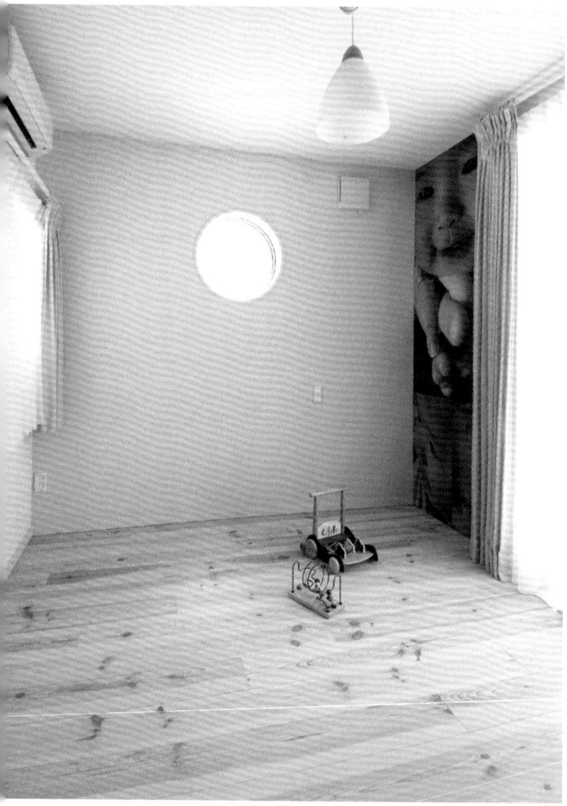

# Kids room*

在建造新家的期間
新的家庭成員誕生了！
將這個紀念刻劃在空間之中

照片中的小孩是6個月大時拍的，設計師免費幫忙把照片製作成壁紙貼上去

在牆面裝設壁桌的書房與兒童房之間沒有隔間而形成開放的空間

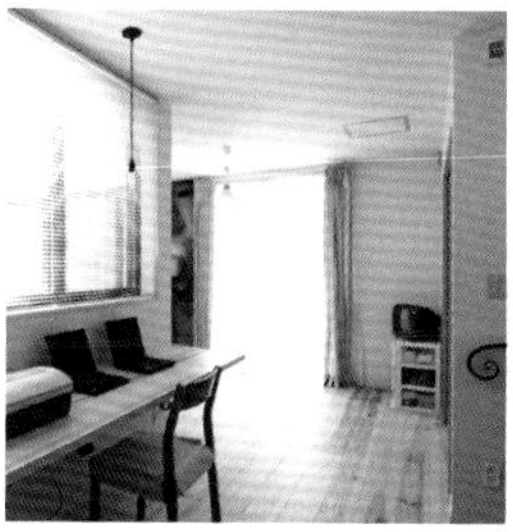

# Entrance*

從專業師傅們的
手工作品中
傳達出溫暖的心意

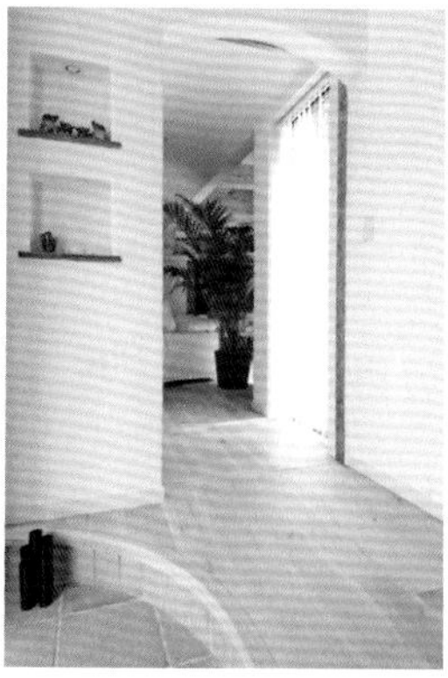

玄關的台階和起居室的入口等等，到處都採用了將邊緣砌成圓弧形的設計

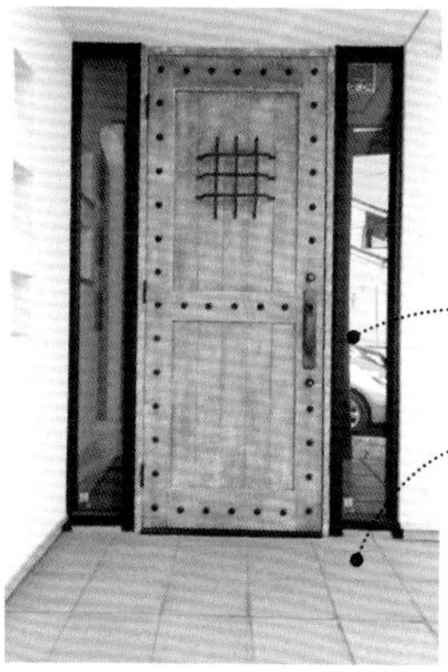

Door
負責設計此屋的「NATURE DECOR」的原創設計

Floor
帶著溫暖感覺的紅土陶磚

大門的製作也是獨創的，在鐵製的門框上刻意做了生鏽的加工

## file24…. K家的 POINT

這個家
**最用心規劃的地方**

◆ 以自然的材料打造出可以生活的空間這點。最初也考慮過現代簡約風的房子，但是如果考量到長久居住的話，還是想做成有自然氣息的住家。

◆ 同時考慮到精簡和機能性的隔間規劃。為了讓每天的家事與收納能順利進行而下了不少工夫。

這個家
**最喜歡的地方**

◆ 待在自己家裡就能感受到像在度假村那樣的氣氛。因為住起來相當舒適，從房子落成之後，發覺到外出的頻率變少了。

◆ 收納的空間好多喔！多虧有製作儲藏室之類的大型收納間，突然有客人造訪時真的幫了大忙。

### house data

| | |
|---|---|
| 家庭成員 | 夫妻＋小孩一人 |
| 土地面積 | 196.85m²（59.55坪） |
| 建築面積 | 65.27m²（19.74坪） |
| 總樓地板面積 | 91.69m²（27.74坪）<br>1F58.57m²＋2F33.12m² |
| 本體工程費 | 2215萬日元（照明、木工的工程、設備、外圍構造等等除外） |
| 3.3m²單價 | 約80萬日元 |
| 構造・工法 | 木造兩層樓（梁柱架構式工法） |
| 設計 | NATURAL DECOR<br>Tel 045-904-5417<br>www.nature-decor.com |

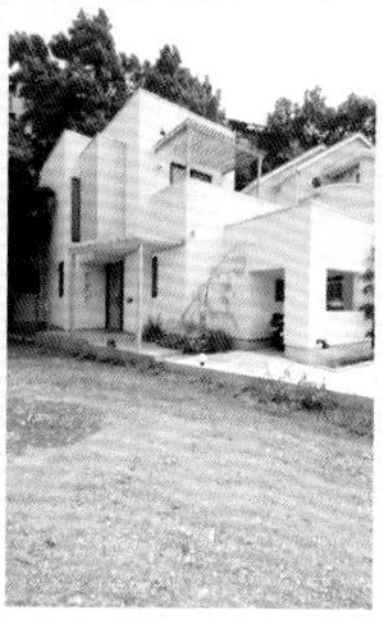

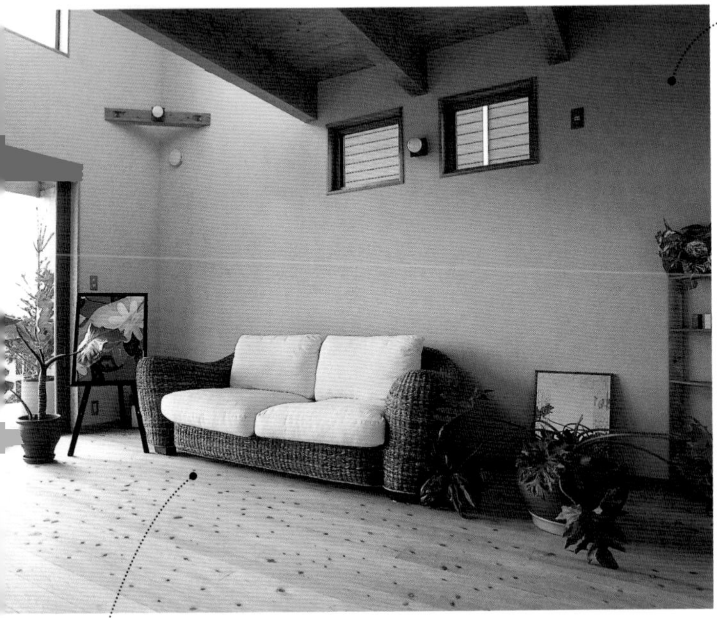

Wall
調濕性相當優異的珪藻土牆面。採用最簡單噴在牆面的方法而降低了成本

Sofa
藤製的東方風情沙發，是「IDEE」的產品

Floor
將杉木無垢材塗上蜜蠟，表面呈現出自然的風味

主題是亞洲度假村的風格。無垢材的地板讓人想馬上打赤腳走上去，感覺非常好。

# 從屋內就可以眺望海景 開放感十足，心情也開闊 適合簡單生活的房子

住起來舒適的房子

file25

兵庫縣

## 城木家

夫妻互相提出意見，由建築師的城木太太做出粗略的計劃。「雖然房子小，但能夠完成眺望景觀超好的家，覺得相當滿足。」

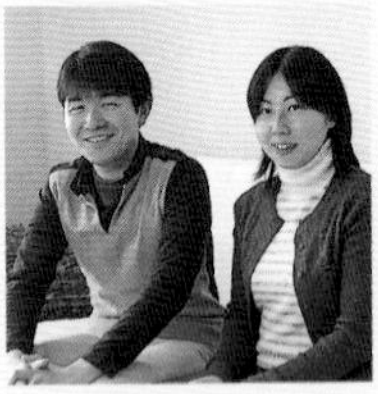

很著重眺望的景觀而四處尋找土地的城木先生。「找到的土地太大而超出了預算，所以建築物只好做得小巧一點，以便降低成本。」設計、施工委託的是森井住宅工房，蓋出了能飽覽海景的戶外露台，是一間充滿開放感的房子。

靠露台的落地窗因為設計成全開式，讓起居室呈現出超越實際面積的寬大感覺。起居室放在一樓，二樓設置的是DK，由於設計成挑高，造就出具有一體感的格局規劃，非常高明地活用了受限的空間。「希望長時間待著的房間能夠暢快舒適」，因此起居室盡可能設

## house plan

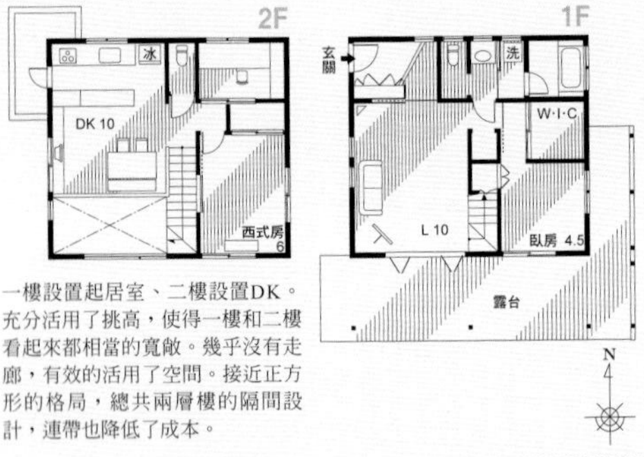


一樓設置起居室、二樓設置DK。充分活用了挑高，使得一樓和二樓看起來都相當的寬敞。幾乎沒有走廊，有效的活用了空間。接近正方形的格局，總共兩層樓的隔間設計，連帶也降低了成本。

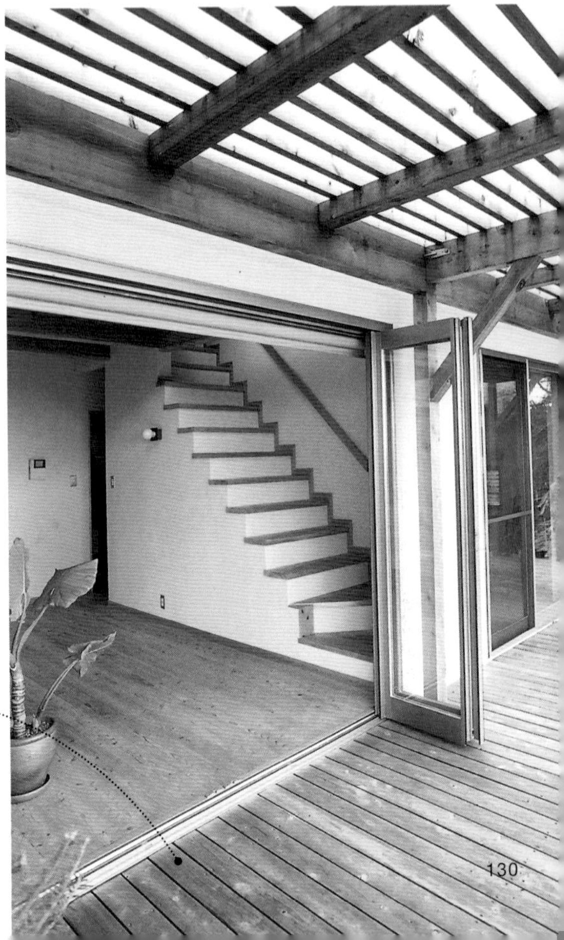

在露台上搭蓋木製棚架，因此能夠適度地遮蔽陽光，舒適地生活。

Deck
在具有耐候性的檜木表面，塗上對環境無害的木材防護防腐劑「Wood Long Eco」

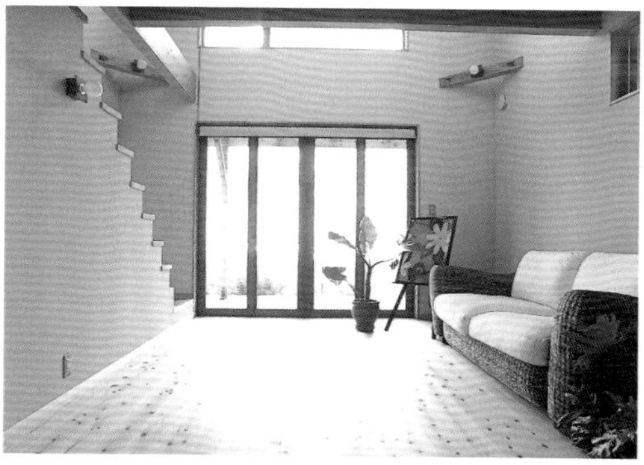

從挑高部份的上方窗戶也透進了充足的光線。坐在樓梯上可以眺望到露台的風景，感覺非常的好。

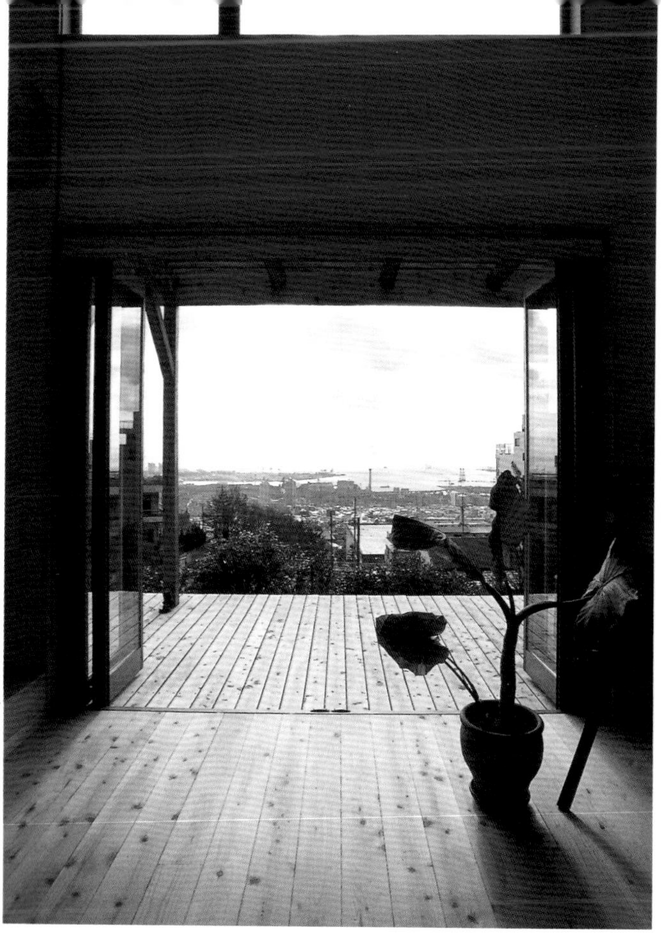

# Living*

## 如果將落地窗全部打開
## 起居室與露台相連時
## 空間的寬闊讓人無法想像只有5坪

如果將落地窗全部打開，起居室和露台就連成一個空間。待在室內也能盡情眺望風景。

計得寬敞一些，臥房則相對規劃得較精巧。為了減少放置的家具，打造清爽空間，在收納上也費了一番工夫。

運用無垢材及珪藻土等天然素材，增添許多清爽的感覺。另外，明亮的色調、流暢大方的裝潢，都是讓空間看起來寬敞的重點。

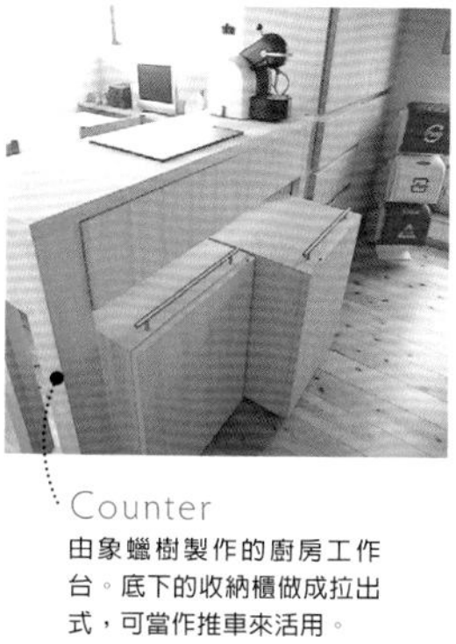

Counter

**由象蠟樹製作的廚房工作台。底下的收納櫃做成拉出式，可當作推車來活用。**

兼具了隔間及收納功能的工作台。深處的收納櫃是從廚房或餐廳兩邊都能打開的重要設計。

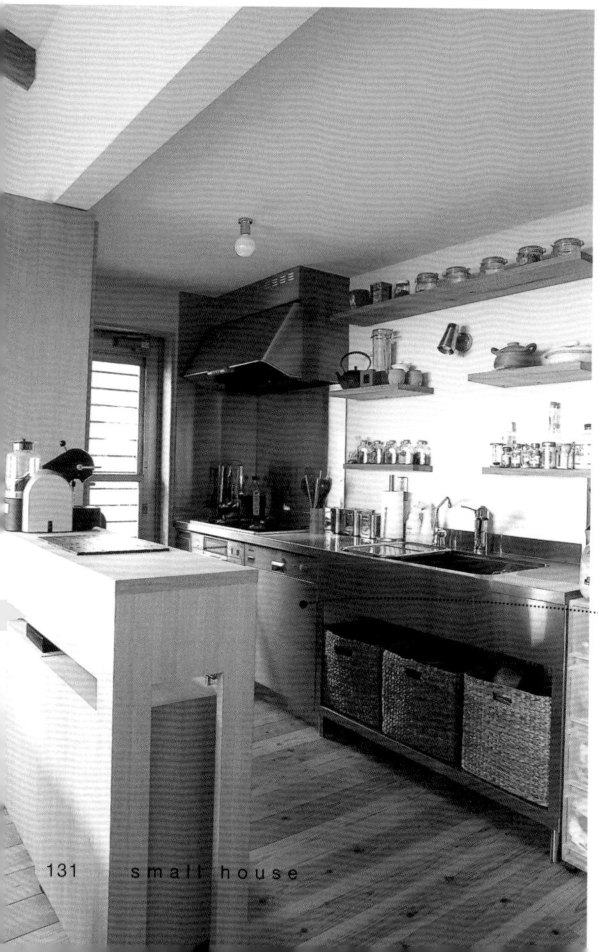

Dish Washer

**大容量的「Miele」洗碗機。門片貼的是不鏽鋼，跟廚房呈現一體感**

做成像營業用的簡單設計；籃子及開放式的層架使用起來非常方便。

# Kitchen*

## 不鏽鋼的廚房和
## 木製的工作台是訂做的，
## 無論設計或實用性都由自己來指定規劃

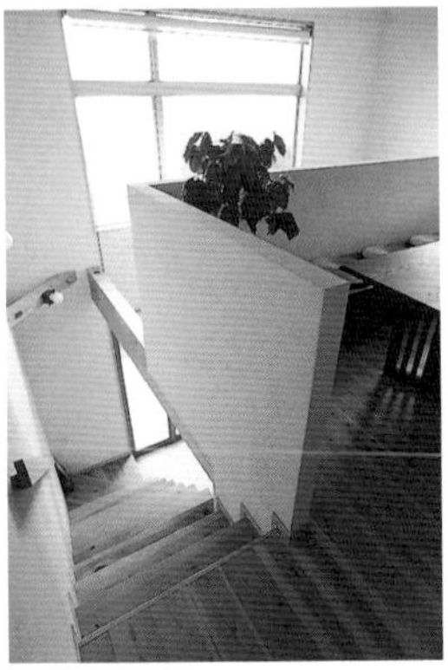

為了享受從窗戶眺望風景的樂趣，二樓角落沒有設置柱子

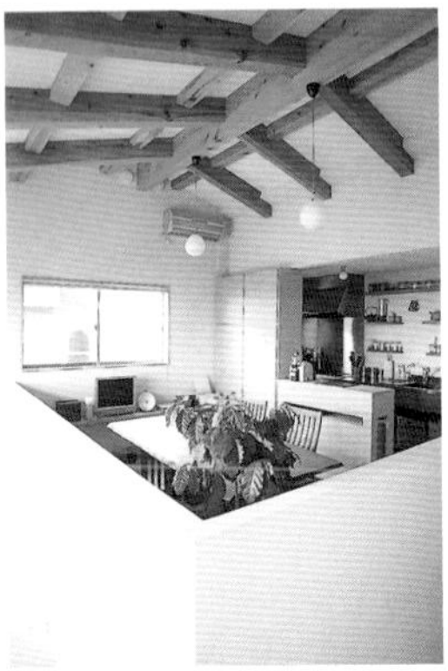

為了提高耐震度而設置的屋頂梁柱，同時也是裝飾

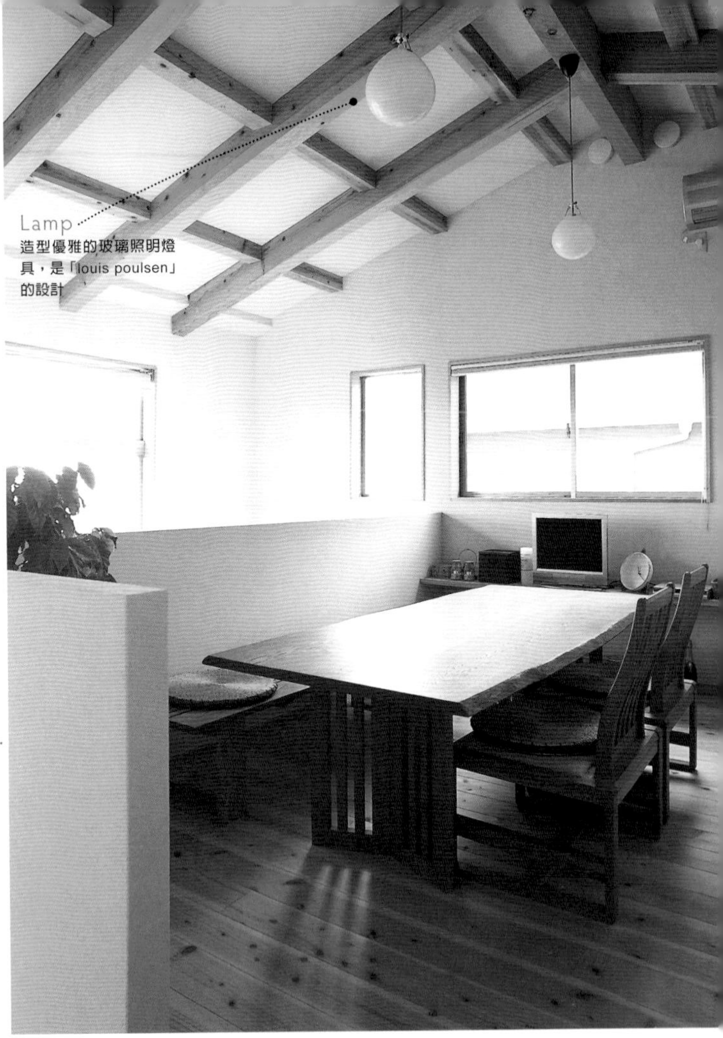

Lamp
造型優雅的玻璃照明燈具，是「louis poulsen」的設計

# Dining*

突出於挑高空間
與一樓的起居室相互連接
感受到不可思議的開放感

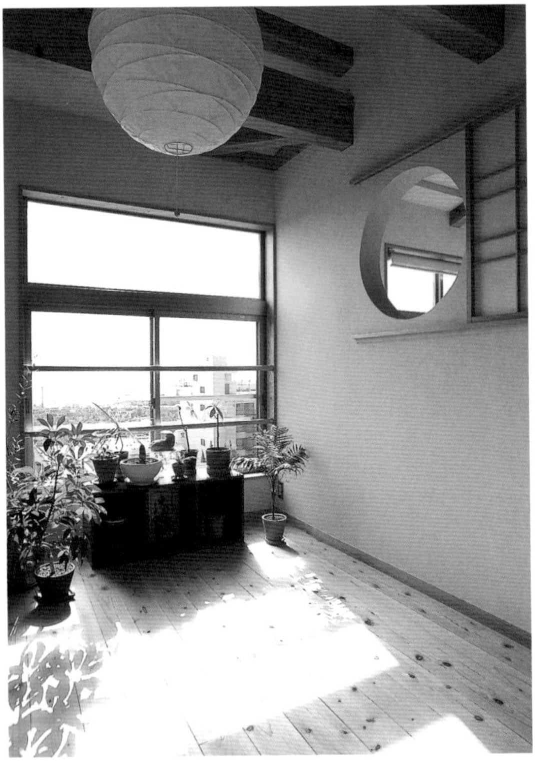

# Sub room*

運用天然素材的簡單空間
與日式的風格也很相配

替二樓西式房間的圓窗裝上和日式紙門，並使用了和紙做的照明燈具，呈現出一絲絲日式風情

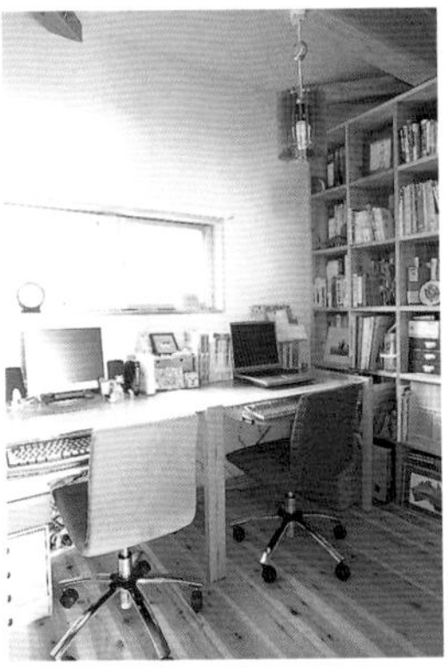

在兩人共用的工作室，訂製了一整面牆的書櫃，靈活運用小空間

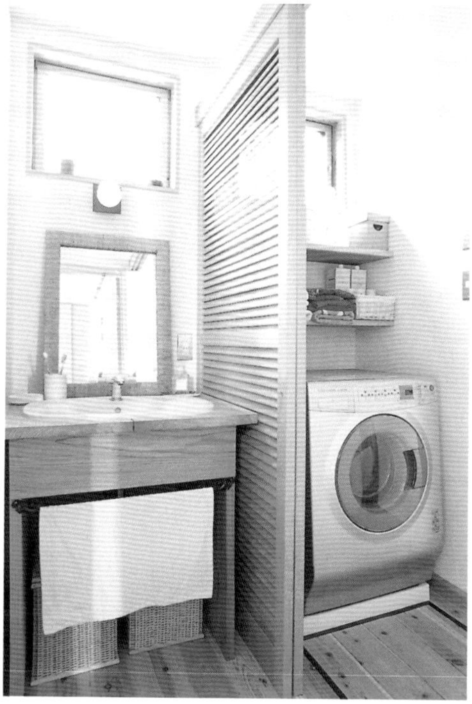

洗手台是用杉木材染色而做出的亞洲風味。百葉窗的隔板具有通風的效果。

# Sanitary*

## 在注重清潔感的同時，也加進一點木頭的溫暖質感

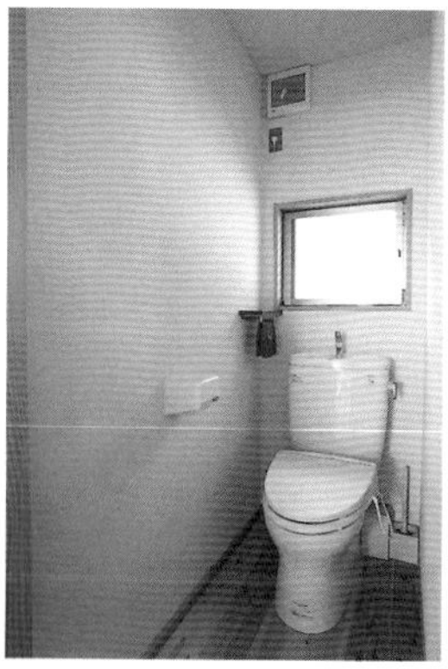

杉木的地板與牆壁上貼的珪藻土壁紙，讓空間變得相當清爽怡人。

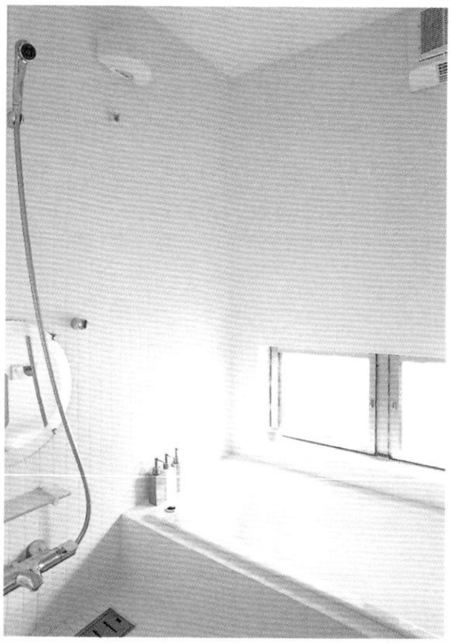

泡在浴缸時剛好能看到外面的位置上開設了窗戶。

## file25… 城木家的POINT

這個家
**最用心規劃的地方**

◆ 將起居室與餐廳連廚房分開在一樓、二樓的格局規劃。兩邊的空間都設計得很寬敞，由於有挑高部份相連在一起，因此仍有一體感。因為樓梯設計在起居室之中，不會覺得上下樓是件麻煩的事。

這個家
**最喜歡的地方**

◆ 鋪木板的露台。因為落地窗是可以全部打開的，不須刻意走出戶外，很輕鬆就能感受到自然這點非常棒。平常也很享受在露台上用餐的時光，現在放置了兒童用的小型溜滑梯，當成孩子的遊樂場。

### house data

| | |
|---|---|
| 家庭成員 | 夫妻＋小孩一人 |
| 土地面積 | 537.62m²（162.63坪） |
| 建築面積 | 46.37m²（14.03坪） |
| 總樓地板面積 | 86.12m²（26.05坪）<br>1F46.37m²＋2F39.75m² |
| 本體工程費 | 1634萬日元 |
| 3.3m²單價 | 約63萬日元 |
| 構造・工法 | 木造兩層樓（梁柱架構式工法） |
| 設計・施工 | 森井住宅工房（森井唯好）<br>Tel 078-843-6544<br>morii-house.jp/ |

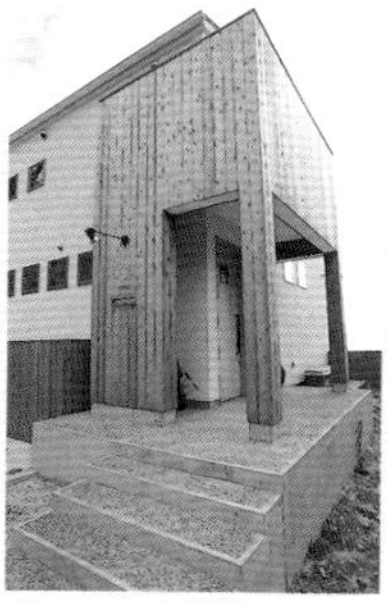

# Entrance*

## 玄關門和收納櫃都是手工製作的清爽又帶有溫潤的質感

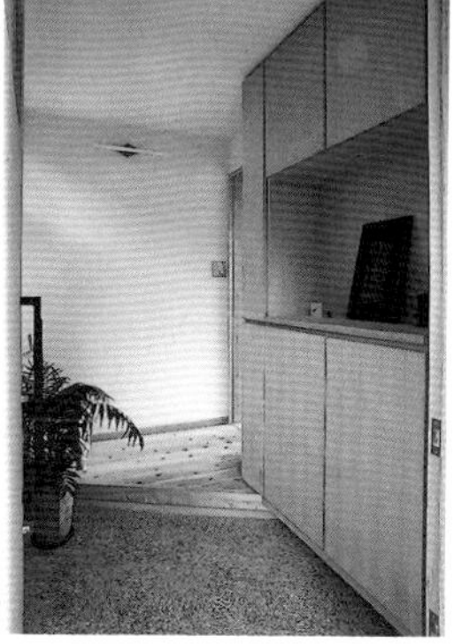

使用象蠟樹製作的收納櫃，在視線的高度做出內凹的空間，消除掉壓迫感。

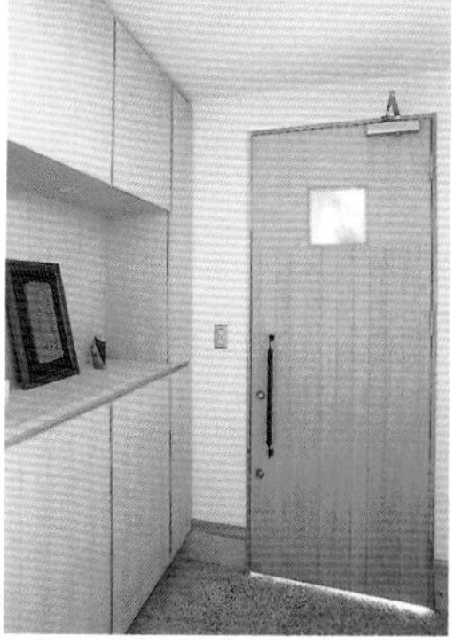

在玄關的大門上鑲嵌了彩色玻璃，是在手工藝品店買到的，價格低廉。

# 有著白色的採光中庭
# 屬於自己的小小房子
# 充滿巴黎公寓的氣氛

住起來舒適的房子

file26

埼玉縣

**G家**

夫妻倆與愛犬奧塞（Orsay）。「結婚兩年後，為了拍婚紗照而去巴黎旅行，留下了美好的回憶。」

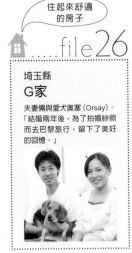

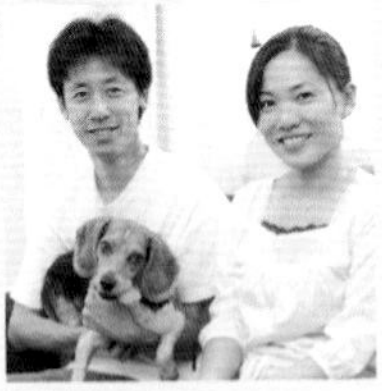

## Dining Kitchen*

白色的家居具有中性的魅力，
能夠搭配任何風格的室內裝飾

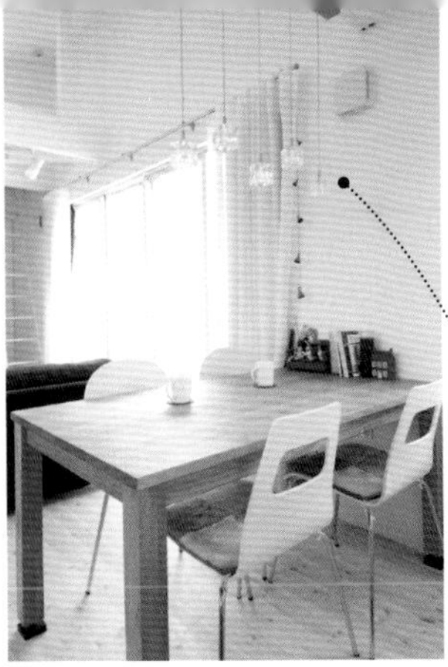

LD屋梁顯露在外，且上方為斜面屋頂。從中庭牆面反射進來的光線，讓室內驚人的明亮。

在鋪瓷磚的牆面上，設置了可以擺放廚房雜貨的開放式層架。

Light
郵購買到的吊燈

Table
選購自家具家飾用品店「in The Room」

Chair
在「Francfranc」與「B-COMPANY」各買的兩把椅子

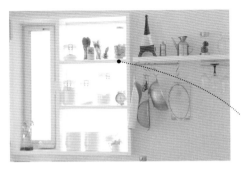

Shelf
負責設計、施工此屋的「POLUS-TEC」製作

樓梯側的窗戶，位置開在剛剛好能看到外面樹木的高度。

## Living*

不獨鍾現代風
或是自然風
喜歡兩者混合搭配的風格

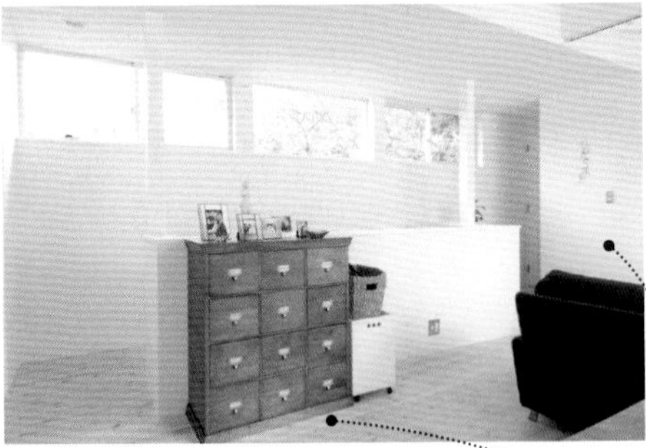

Wall
塗的是「TURNER」的“J colour”室內漆

Chest
郵購買到的櫃子

Floor
在赤松無垢材塗上“OSMO COLOR”自然塗料

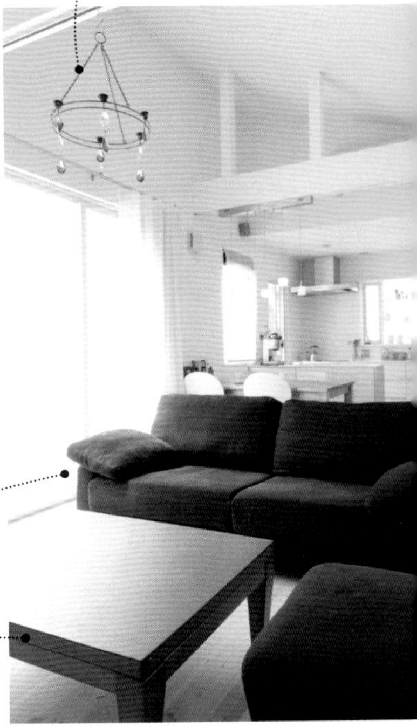

Ornament
「B-COMPANY」的吊式燭台。自行裝上水晶風味的玻璃飾品

家裡的家具基本上是便宜貨（笑），只有沙發很講究設計感以及坐起來的舒適度。

Sofa
選購自家具家飾用品店「in The Room」

Table
郵購買到的桌子

G家令人印象深刻的地方在於被純白牆壁圍繞的採光中庭。從一樓的個別房間及浴室，到二樓的LDK，全部都是面向這個採光的中庭。「設計的靈感來源，是在巴黎到處可見的附中庭公寓。建築物與庭園融為一體的房子是我的理想。」

二樓是一整間的LDK，一樓則是臥房與預留房，盡可能減少隔間。每個房間的面積絕對說不上大，但是可以感受到與中庭相連，

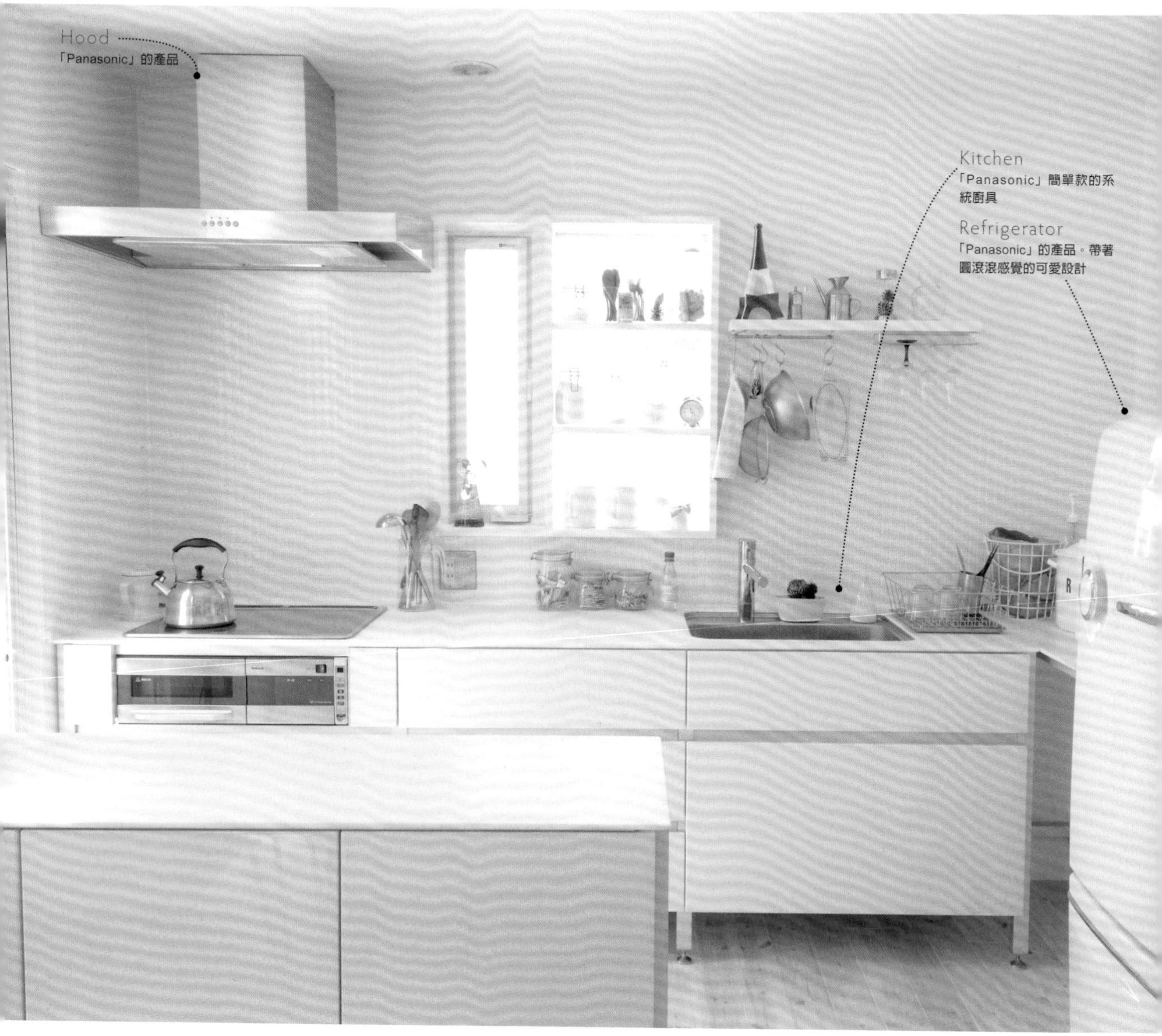
Hood
「Panasonic」的產品
Kitchen
「Panasonic」簡單款的系統廚具
Refrigerator
「Panasonic」的產品。帶著圓滾滾感覺的可愛設計

為了讓系統廚具融入室內的裝潢，嚴選現代感不會太過強烈的款式。

## house plan

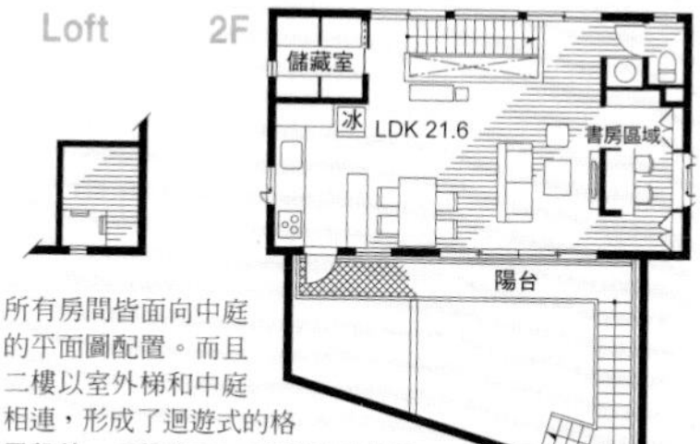
Loft
2F
儲藏室
冰
LDK 21.6
書房區域
陽台

1F
玄關
洗
臥房 6.1
預留房 5.5
中庭
N

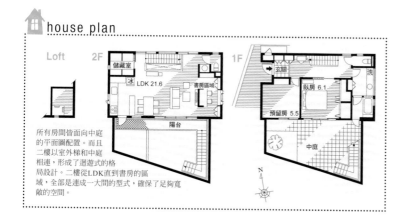

所有房間皆面向中庭的平面圖配置。而且二樓以室外梯和中庭相連，形成了迴遊式的格局設計。二樓從LDK直到書房的區域，全部是連成一大間的型式，確保了足夠寬敞的空間。

形成絕佳的氣氛。夫妻倆笑著說：「最初也討論過是否要蓋成平房，但我們對於房子寬大與否不是那麼的執著。比起擁有根本不會用到的房間，倒不如住在每個角落都能妥善打理到的房子。因為我們都有工作，如果家裡面積太大，打掃起來太辛苦了。」內部裝潢堅持以白色為主，G家夫妻很享受這樣混搭巴黎風的室內設計。

# Work space*

容易帶給人冰冷感覺的電腦，
藏進LD角落的書房區域

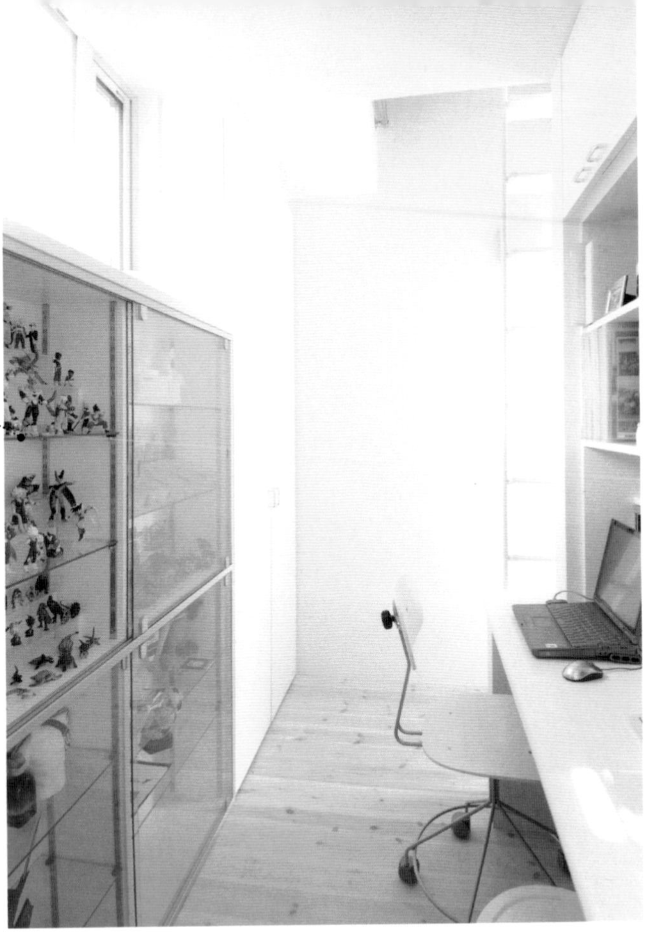

Collection box
**從負責設計、施工此屋的「POLUS-TEC」系列家具店購入**

Chair
**選購自家具家飾店「太陽家具 AMBIENCE」**

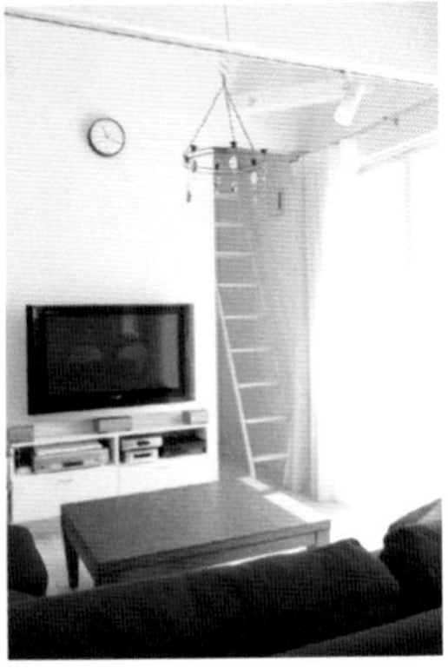

電視決定做成壁掛式，選好設置電視的牆面之後便裝上去，電線全部隱藏在後方牆內

電視機牆的背面，就是書房的空間，利用天花板的高度在上方做了閣樓

# Bed room*

連個人的房間
也能從採光中庭
得到開放感的格局設計

與二樓同樣，一樓也在面向中庭的地方開設了非常大面的落地窗，左側的牆壁整面都是收納櫃

Bed
**在「無印良品」選購的**

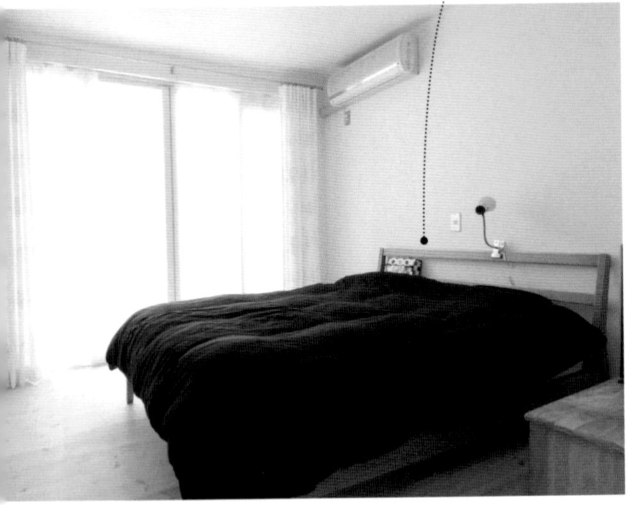

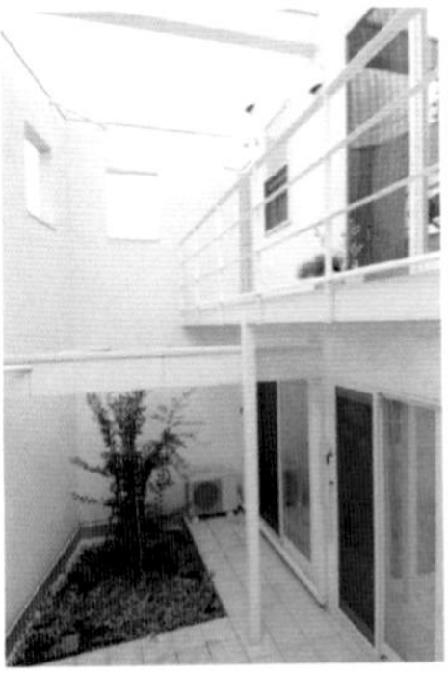

中庭是完全的私密空間，因為是從外面無法進入的設計，對防盜方面來說也是一項優點

# Balcony*

在遮斷視線的同時
也可以看見天空與綠樹
實現了充滿開放感的居家生活

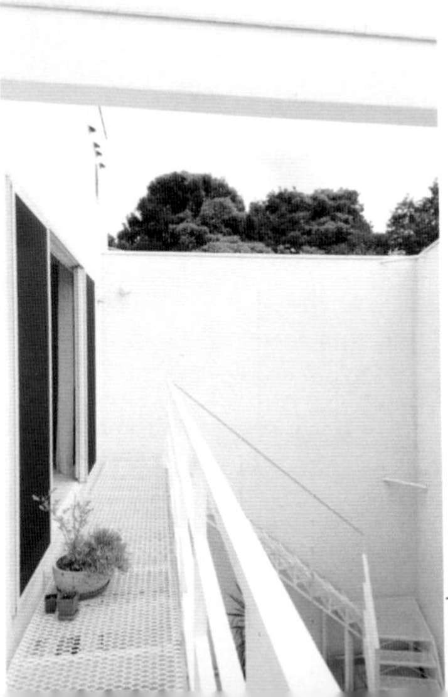

從LDK前面的陽台就可以直接進入中庭，在晾乾洗滌衣物時，長長的扶手非常好用

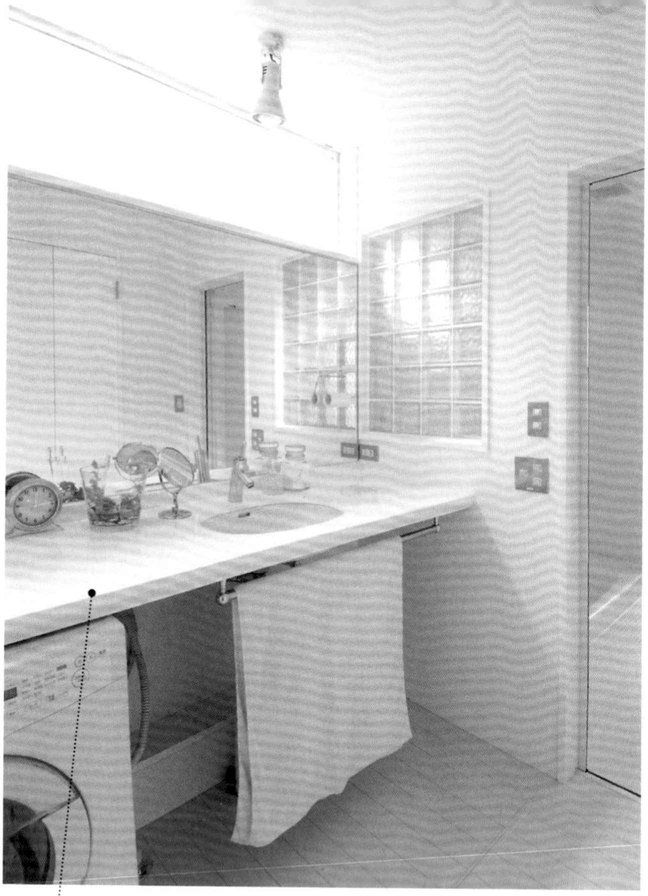

# Sanitary*

## 能夠感受到清潔感與明亮感 室內裝潢統一使用白色

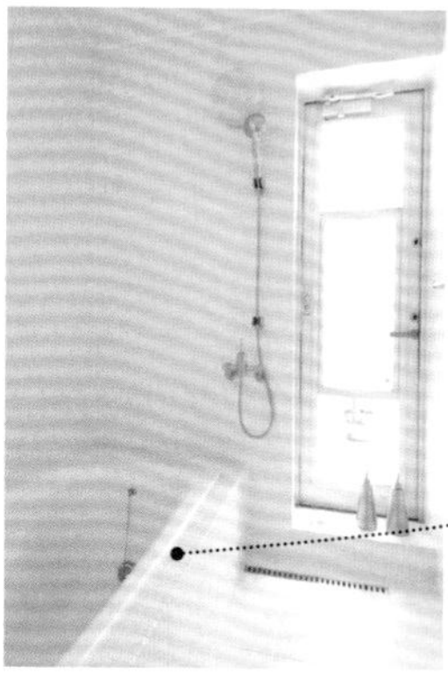

因為裝設了門，從浴室也可以通往中庭。通風性佳，想出去晾乾浴室用品時也很便利

Tile & bathtub
統一使用「INAX」的產品

Counter
「TOTO」的洗手台。下方採開放式的

在牆面裝設大面鏡子，光線從高處的側窗進入。與浴室之間的隔間牆鑲入了玻璃磚

# Entrance*

## 光線通過挑高空間灑落下來 造就了明亮的玄關門廳

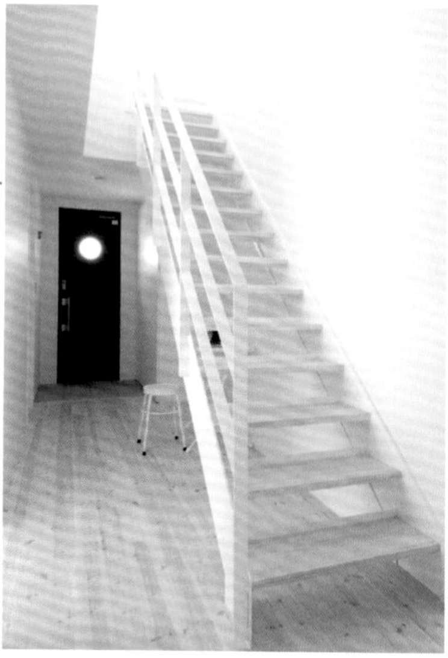

樓梯使用的是骨架梯，因此沒有壓迫感，二樓的光線也可以充分照射下來。

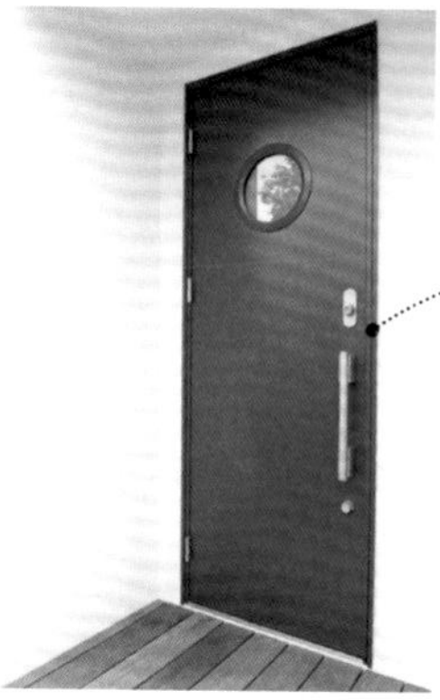

Door
「立山Alumi」的鋁門。
圓型的窗是裝飾的重點。

通往玄關的走廊做成木頭甲板風。大門選的是像愛琴海那樣的藍色。

## file 26…. G家的 POINT

### 這個家 最用心規劃的地方

◆廚房。起初決定好在哪些地方要放置什麼之後，才開始設計配置。所以不管東西散佈得多零亂，也不用擔心沒有地方收納，馬上就能收拾整齊。
◆牆面的漆料使用了「TURNER」的"J color"。有時候會不小心刮傷牆壁，不過自己就可以重新上漆補好，而且幾乎看不出痕跡。

### 這個家 最喜歡的地方

◆實現了期待的目標：融入巴黎風味的混搭式居家設計。充滿古董風味的法國物品、現代感的北歐物品，以及東方風的物品，將它們統統「隨意地」的混合在一起。未來還想再增加一些古董風和東洋風的擺設！

### house data

| | |
|---|---|
| 家庭成員 | 夫妻 |
| 土地面積 | 141.37㎡（42.76坪） |
| 建築面積 | 45.54㎡（13.78坪） |
| 總樓地板面積 | 88.07㎡（26.59坪）<br>1F43.88㎡＋2F44.19㎡ |
| 本體工程費 | 2024萬日元 ※庭院的施工費除外 |
| 3.3㎡單價 | 約76萬日元 |
| 構造・工法 | 木造兩層樓（梁柱架構式工法） |
| 設計・施工 | POLUS-TEC（股）POHAUS一級建築士事務所SAITAMA事業所（POLUS GROUP木造住宅事業部）<br>Tel 0120-321-549 |

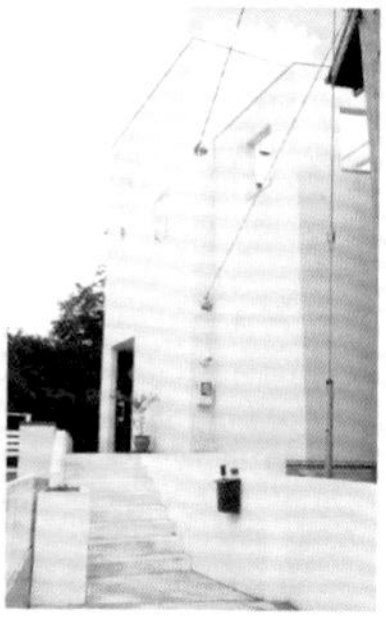

# 壓縮建築物的容積
# 同時成功打造出暢快的空間

住起來舒適的房子

file27

神奈川縣
**片岡家**
忠人先生、亞衣女士與長女小舞（5歲）。拍攝時女主人懷孕中。「非常期待迎接新家庭成員的到來。」

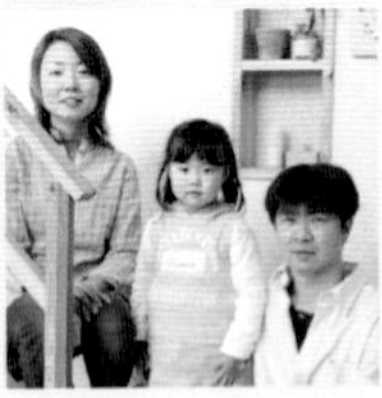

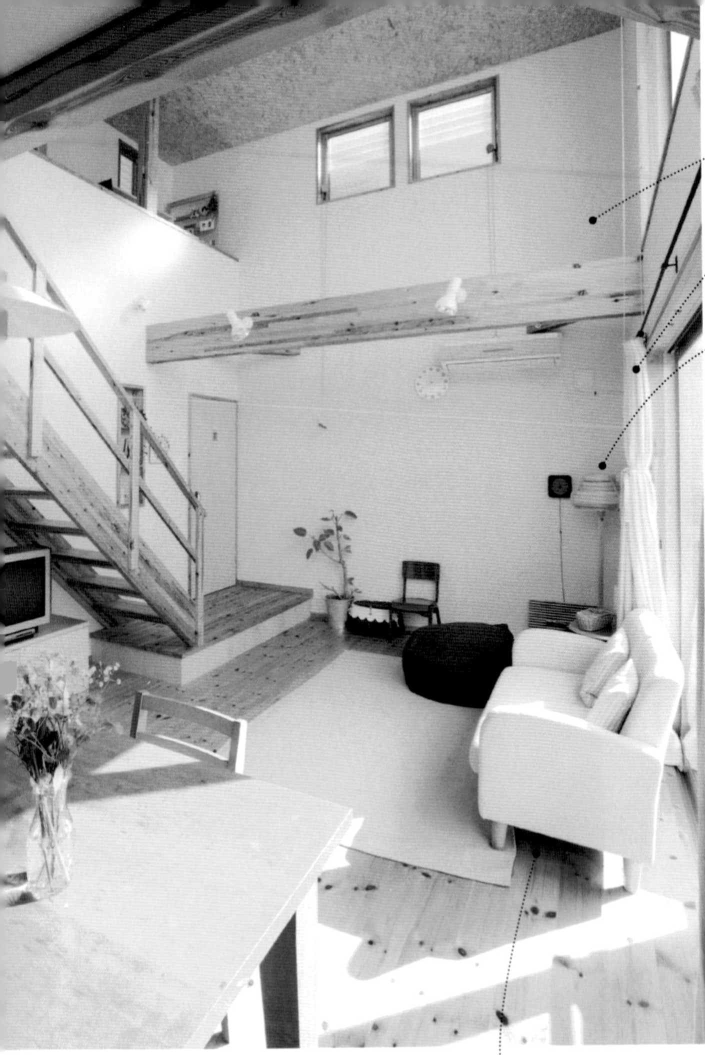

Wall
德國會呼吸的壁紙“Ougahfaser”

Curtain
在家飾用品店「COLONIAL CHECK」訂製的窗簾

Floor lamp
購自照明燈飾經銷商「ODELIC」

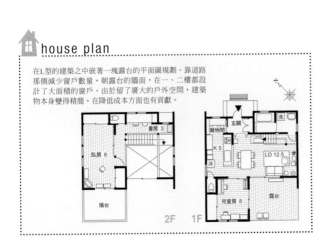

由於樓梯和二樓的走廊也都被設置在同一個空間裡，因此房子整體就像是一個大房間

Sofa
選購自家具家飾用品店「in The Room」

Kids chair
在古董舊物店「Lloyd's Antiques」發現的兒童椅

Floor
在松木無垢材地板塗上“OSMO COLOR”自然塗料

## Living*

朝南的露台
帶來開放的感覺
這就是心中理想的天然住宅

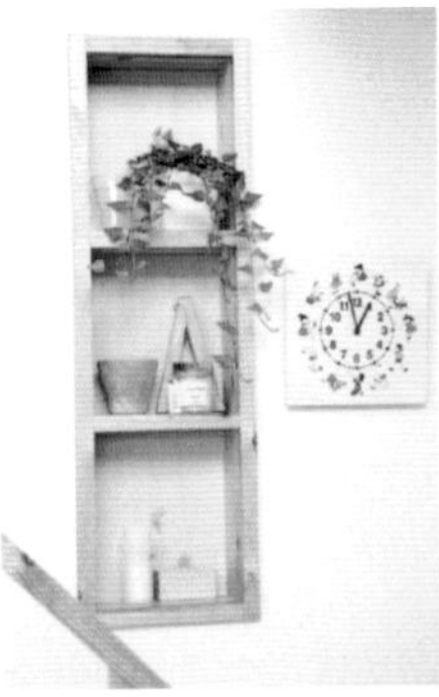

喜歡現代簡約造型的北歐風格雜貨，將它們放在樓梯下內凹的壁龕中裝飾

活用樓梯的台階來做成收納空間，是將木板嵌進去的簡單構造

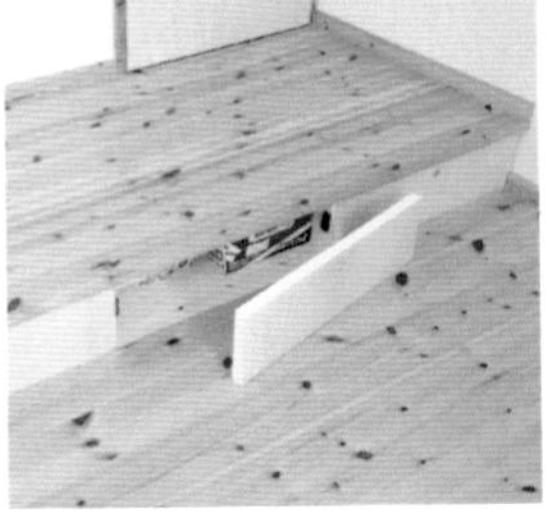

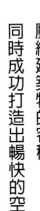

### house plan

在L型的建築之中嵌著一塊露台的平面圖規劃。靠道路那側減少窗戶數量，朝露台的牆面，在一、二樓都設計了大面積的窗戶。由於留了廣大的戶外空間，建築物本身變得精簡，在降低成本方面也有貢獻。

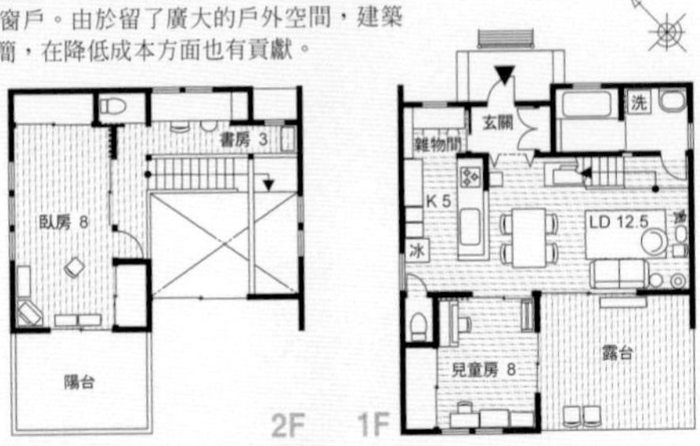

片岡先生表示：「雖然是低成本的小型住宅，但目標是希望成為越住越有韻味的房子。」和建築師菊地一幸先生商量之後，菊地先生給了許多令人安心的回覆，例如建築物本身不需要大，仍然可以過著舒暢自在的日子；使用無垢材裝潢還是能夠降低成本等等。

一樓的ＬＤ，從挑高空間上方的側窗灑下來充足的光線，讓空間充滿了開放感。「省略了玄關門廳和走廊，讓ＬＤ得以加寬，樓梯也直接設置在起居室。另一方面，必要的空間如雜物間及書房等，就要確實地納入。因為將想要的條件全部濃縮了進來，才成功打造出生活便利的理想住家。」ＬＤ的外面設置了寬廣的露台，一家人時常在露台上用餐或整理盆栽。

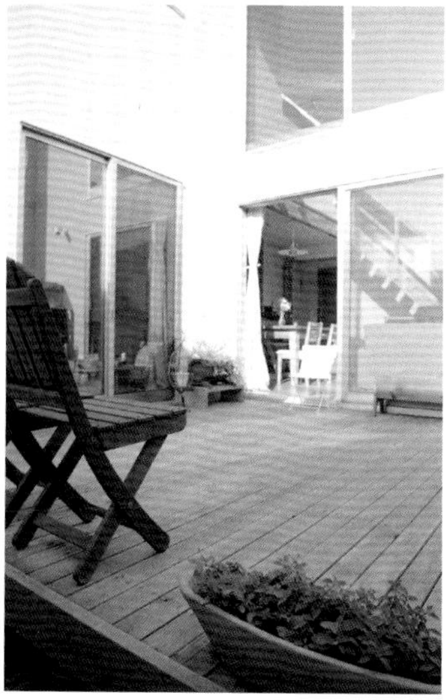

戶外的露台對拓寬室內的視覺效果也有貢獻。是建築師菊地先生親自施工的。

# Kids room*

## 因為從LD或廚房就可以看到兒童房，可以安心地讓孩子遊戲玩耍

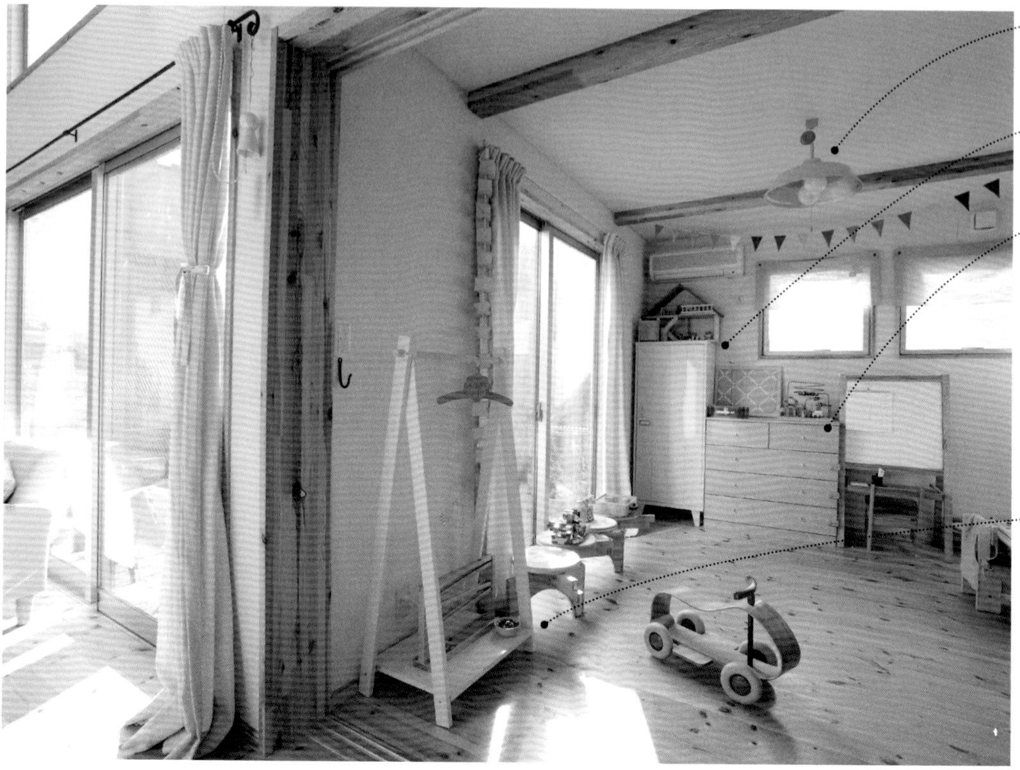

Light
購自家具家飾用品店「MOMO NATURAL」

Closet
家具家飾店「unico」的商品

Chest
選購自「無印良品」

Hanger rack
購自家具家飾用品店「MOMO NATURAL」

與起居室連成L型的兒童房。從這裡也可以進出外面的露台，小孩子因此非常開心！

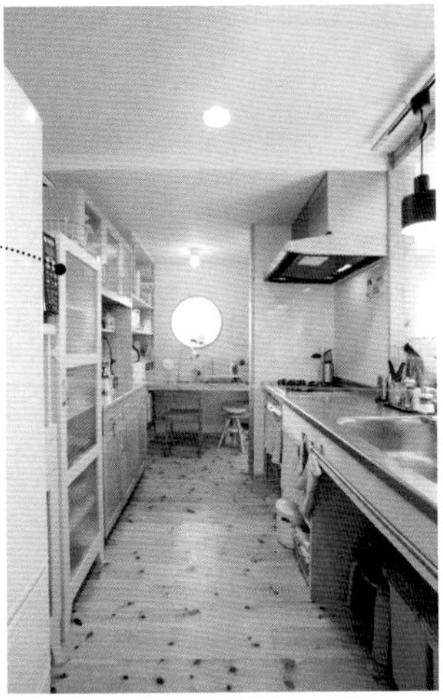

Cabinet
家具家飾店「unico」的餐具櫃

為了在做家事時可以看到孩子，做成面對式廚房。流理台是在房屋工程時請工人一起做的。

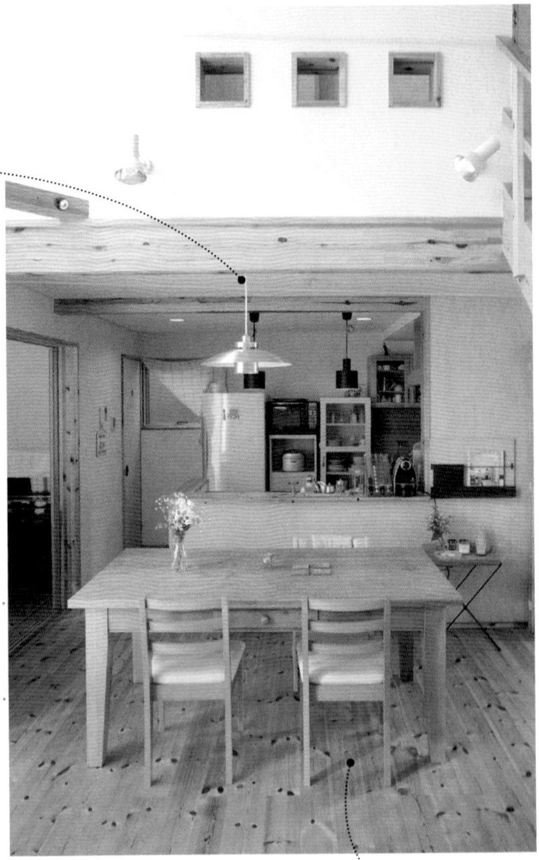

Light
在家具家飾用品店「Francfranc」選購的

和挑高的起居室相對，餐廳降低了天花板的高度，形成平靜安穩的氣氛。

# Dining Kitchen*

由於將天花板做出高低差
餐廳與廚房的空間感覺更加豐富

Table
「The Penny Wise」家具店的桌子

Chair
選購自家具家飾用品店「in The Room」

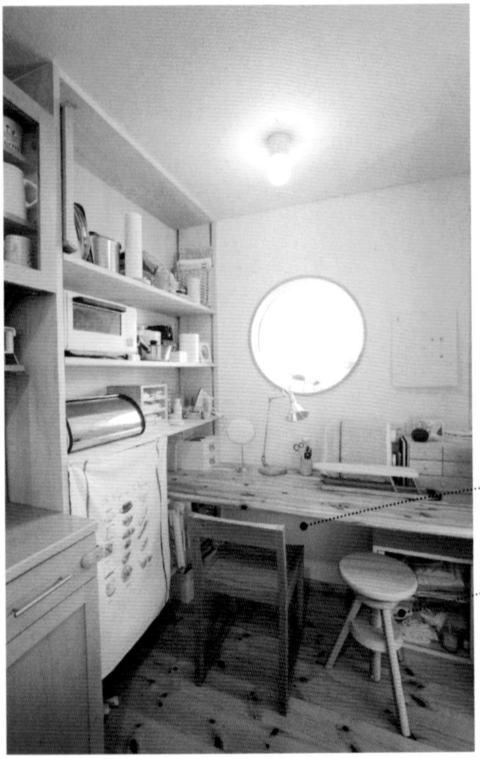

# Utility*

在玄關跟廚房之間
規劃多功能的雜物間，使用起來非常方便

多功能的雜物間位於廚房的最深處，烹調料理時也能夠書寫文件或是縫些東西。

Chair
「unico」家具家飾店的椅子

Stool
在家居生活雜貨店「quatre saisons」發現的凳子

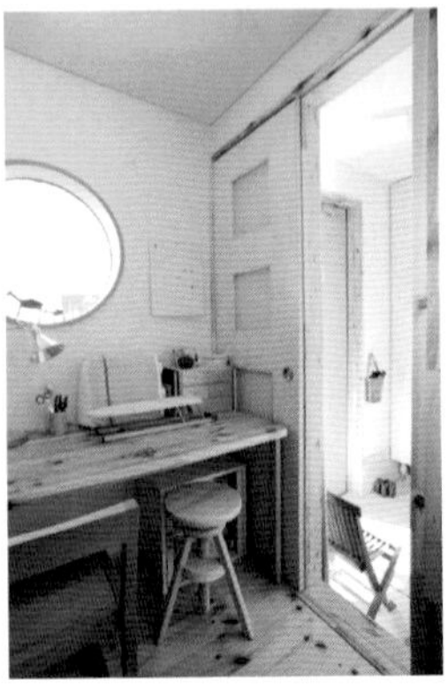

因為可以從玄關的水泥地直接出入，買東西回來的時候就可以從這裡直接通往廚房。

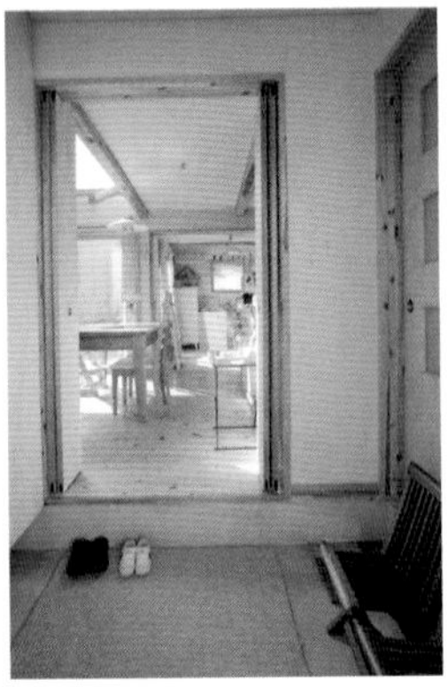

沒有設置玄關門廳，設計成直接由水泥地進出起居室。使用冷暖氣的時候就把折疊門關上。

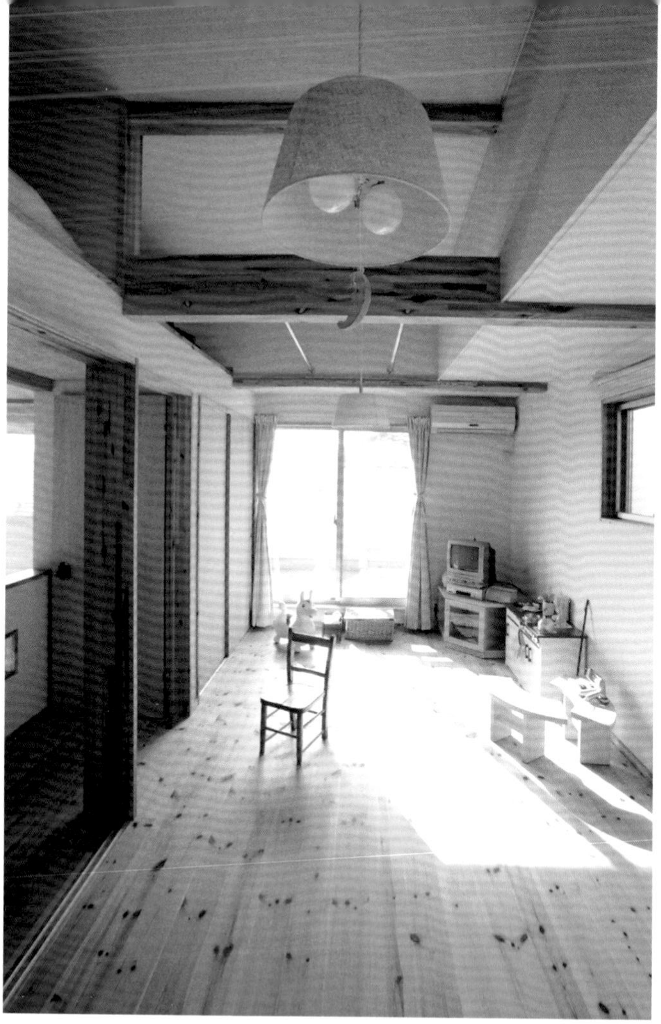

雖然現在當作臥房來使用，將來也可以和一樓的兒童房交換

# Bed room*

## 可以自由更換 家中房間的用途 實踐著輕鬆的生活方式

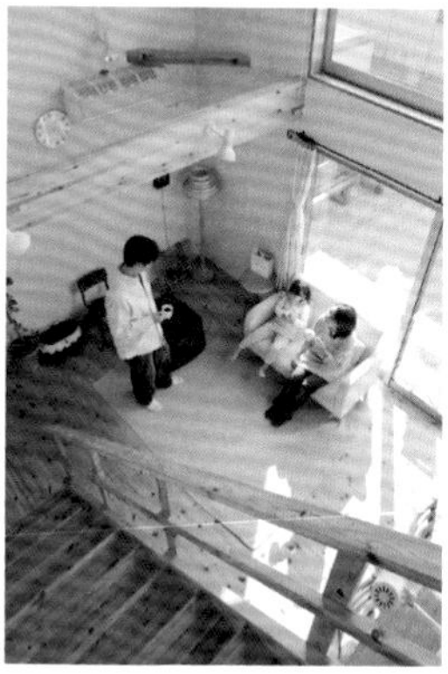

能夠和家人在同一個空間裡一起生活是這個房子的優點。一樓與二樓也有充分的一體感

# Work space*

## 設置在二樓走廊上的工作空間 就像是這個房子的總指揮站

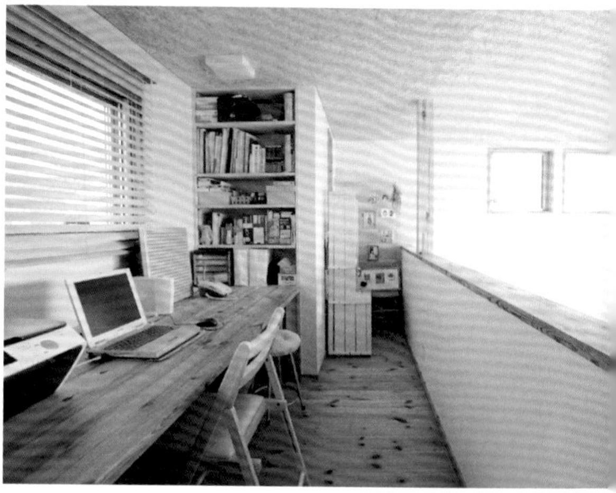

書房的區域，就位在二樓走廊的一角。樓下家人的聲音可以透過挑高傳到這裡

## file 27…. 片岡家的 POINT

這個家
### 最用心規劃的地方

◆ 一方面要使用大量的自然素材，另一方面也要達到低成本住宅的目標。結果，採用松木無垢材與自然素材的壁紙等，在1350萬日元的預算內完成新家了！覺得達到了當初所設想「時間越久越能顯出韻味的住宅」的目標。

這個家
### 最喜歡的地方

◆ 不管在房子的哪個角落，都能感受到家人的氣息。一樓與二樓因為有挑高空間而相連在一起，形成類似一大房的狀態，所以不管待在哪個房間，都不會有被孤立的感覺。

◆ 玄關、多功能雜物間、廚房三個區域之間的動線相當優良。住進去後確實能感受到生活的便利性。

### house data

| | |
|---|---|
| 家庭成員 | 夫妻＋小孩一人 |
| 土地面積 | 140.89㎡（42.62坪） |
| 建築面積 | 59.20㎡（17.91坪） |
| 總樓地板面積 | 86.73㎡（26.24坪）<br>1F53.61㎡＋2F33.12㎡ |
| 本體工程費 | 1350萬日元 |
| 3.3㎡單價 | 約51萬日元 |
| 構造・工法 | 木造兩層樓（梁柱架構式工法） |
| 設計 | mono設計工房一級建築士事務所（菊地一幸）<br>Tel 0463-76-7113<br>www.mono-arc.com |

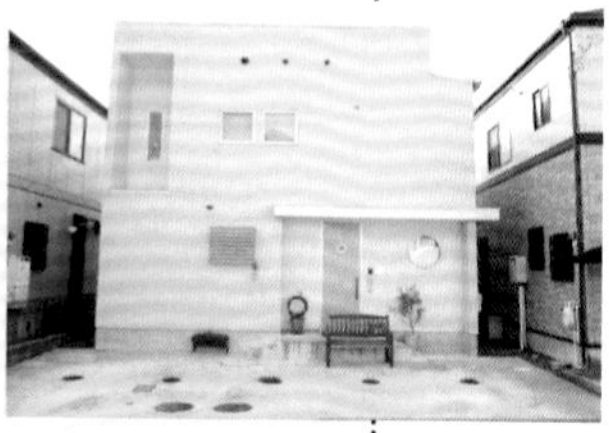

生活便利的房子

住起來舒適的房子

帶來快樂的房子

可愛的房子

# Part 5*

# 小宅與小空間生活的營造指南



要營造住起來心情愉快的「小房子」，
其實，是需要一點小秘訣的。
為了要打造小巧的住宅，本章將介紹
重要的格局設計方法、
如何使用心儀的裝潢風格裝飾住家、
以及生活上必要物品的持有原則與收納技巧。
為了讓小空間住宅的小小生活充滿快樂，
集結了許多的好點子與建議。

協助取材／明野設計室一級建築士事務所（明野岳司、明野美佐子）

明野岳司、明野美佐子
PROFILE
岳司先生：1961年東京都出生。88年芝浦工業大學碩士課程結束後，於（股）磯崎新Atelier工作。2000年設立明野設計室。美佐子小姐：64年東京都出生。88年芝浦工業大學碩士課程結束後，於小堀住研（現在的SxL公司〈股〉）工作，之後設立明野設計室。

small house

# 隔間篇

正因為是面積小的起居室，所以能品味到小空間的舒適感。
開放式的一大房中，家人各有歸屬之處。
流暢的動線讓家事變得輕鬆，親子之間也容易溝通交流，
以上都是為了全家人能快樂地生活，必須考量到的重點。
而無論哪一點，都可以透過隔間的技巧而實現。
本篇將介紹許多隔間規劃的訣竅，
讓小房子的生活更加地舒適與便利。

## madori - 1 避免多餘的隔間

　一旦開始思考新房子的格局，通常會想要很多個房間，例如做裁縫的工作室、先生的書房或孩子的房間。但是如果在房子裡建造這麼多的房間，每個房間都會非常狹窄，待在裡面感覺也不舒服。

　在考量小房子的隔間時，比起分隔出許多房間，更應該思考的是如何區分必要的空間。在名為「家」的箱子裡，規劃出必要的生活區域即可，例如用餐的場所、休息放鬆的場所、睡覺的場所和玩樂的場所。而且這些區域不一定要用牆壁圍起來。舉例來說，隨著孩子的成長，兒童房的使用方法也會跟著改變，因此兒童房不必堅持絕對要做成獨立的房間，只要利用一個開放式的空間當作兒童房就行了，並且在兒童房內準備一些能夠當作屏障的家具或簾子，將來需要隔出空間時會更便利。同樣地，如果將ＬＤ與和室分成兩個個別的房間，很容易侷限住空間的使用方法，可能會變成起居室只用來看電視，只有吃飯才會待在餐廳，和室只有招待客人時才會用到。所以，隔間的訣竅就是一開始規劃空間的時候不要隔出許多小房間，而是建造出一個大空間，再設法讓大空間能夠配合生活需求分隔區域，以上隔間方法可以使家中空間能夠隨著生活形態變化而改變，使用起來更方便。

## madori - 2 可以省略非必要的空間

　在規劃住家格局時，通常會先想到玄關門廳、ＬＤ和衛浴空間的配置，接著再思考如何建造連接各個空間的走廊。不過走廊和玄關內的門廳真的是必要的嗎？如果玄關內立刻就是起居室，對日常生活也不會有任何妨礙對吧。只要按照上述方法省略掉門廳和走廊的空間，起居室就能更寬敞。

　同樣地，在同一層樓建造兒童房和臥房時，如果使用牆壁將兩個空間圍起來成為兩個獨立的房間，就需要連結房間的走廊。而如果讓整層樓保持開放，當作兒童房來使用，並在兒童房的一角用牆壁圍起來做成臥房，這樣的格局就不需要走廊了，省下的走廊空間可以讓房間更加寬廣。

　將廁所、洗手間和浴室等衛浴設備集中在一個房間內也是個好方法。比起使用牆壁隔成一個一個獨立的空間，集中在一起能夠更有效的利用空間，而且衛浴空間內感覺會更寬闊舒適。

　另外，請各位思考一下客房之類的房間是否真的必要。特地分出空間建造了一個一年使用不到幾次的房間，反而讓生活的空間變小，實在是很可惜。不如想辦法讓平時生活的空間也能兼作招待客人的地方。省略非必要的空間，規劃出簡潔的隔間，就是住在小房子內也能感到寬敞的訣竅。

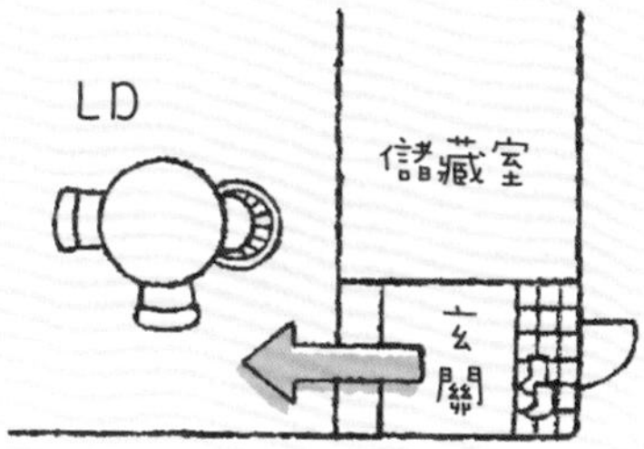


*譯註：日本玄關通常包括低的水泥地及高半階的入口處、也就是門廳，通常與走廊及樓梯相通，常見於獨棟的日本住宅。一般日本住宅習慣將起居室（客廳）設計在離玄關很遠的屋子深處，因此會出現較長的走廊；此外日本也習慣將馬桶（廁所）與浴缸（浴室）隔間分開。

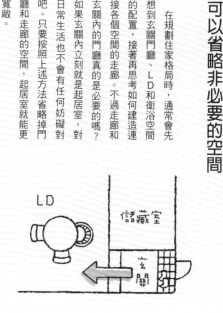

madori - 3

## 增加同一個場所的用途

只要採取「兼用空間」的原則，就能打造出因為房子太小放不下而只好放棄的房間。例如將玄關稍微加寬，便能夠兼作保養自行車的空間；在樓梯平台設置書櫃和桌子，就成為了角落書房，家中生活會變得更有趣。

還有一個方法也可以讓生活更加豐富，就是有效地使用乍看之下沒什麼用處的空間。舉例來說，一般而言走廊和樓梯被視為純粹行走移動的空間，但如果加點巧思，在走廊或樓梯旁建造個小櫃子，櫃子裡放些孩子的作品，就成為一個小藝廊了。這就是讓日常生活增色的小技巧。

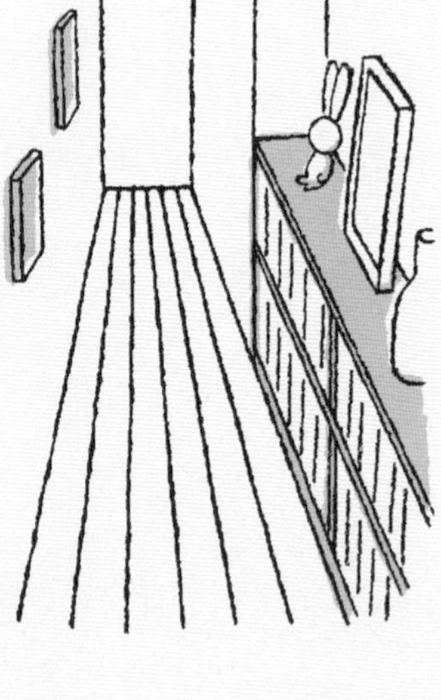

其實古時候的日本房屋就有運用到一個空間多種用途的構想。一間和室隨著擺放的物品不同，用途也不一樣。例如放上日式矮桌就是吃飯的地方，鋪上坐墊立刻成為接待客人的房間，拿出棉被便可以當作睡覺的場所。小房子的生活也可以試著參考這種利用空間的構想。例如在餐廳放置書櫃，可兼作孩子的讀書場所；或是在客廳放置一張小桌子，簡單的書房或休閒娛樂專用的區域就誕生了。不要限制一個空間的用途，用心思考各種可能的使用方法，生活的樂趣也會增加。

madori - 4

## 靈活運用樓梯

別認為樓梯只是上下移動的空間而輕忽這塊區域。既然有這個空間，就動腦想想如何有效地使用樓梯吧。起居室在一樓的話，不要將樓梯設置在走廊上，而是設於起居室之中，讓起居室成為挑高的空間，變得明亮又具開放感。想坐著休息時，樓梯可以代替椅子；孩子們也可以把樓梯當作遊樂場，樓梯四周想必會成為快樂的空間。此外，將樓梯放在起居室內還有一個優點：省去了額外規劃樓梯的空間。

也可利用樓梯當作一樓與二樓區域的分界線。規劃招待客人的公共空間和家人的私人空間時，如果把兩個空間放在同一層樓，容易變成被牆壁和走廊切割的狹小房間。但如果把公共空間和私人空間分成一樓和二樓，使兩層樓各自成為獨立的空間，規劃空間配置時能夠更輕鬆順利。而且家人可以藉著樓梯感覺到另一邊的動靜，家裡有客人來訪時也不會覺得不自在。

另一方面，起居室在二樓，兒童房在一樓的住家，只要花點心思規劃樓梯的配置地點，父母待在起居室就能透過樓梯得知孩子的出入情形。孩子每天回家時從樓梯下方探出頭，喊一聲「我回來了~！」小房子裡隨時迴盪著精神飽滿的聲音，造就了溫馨的小宅生活。

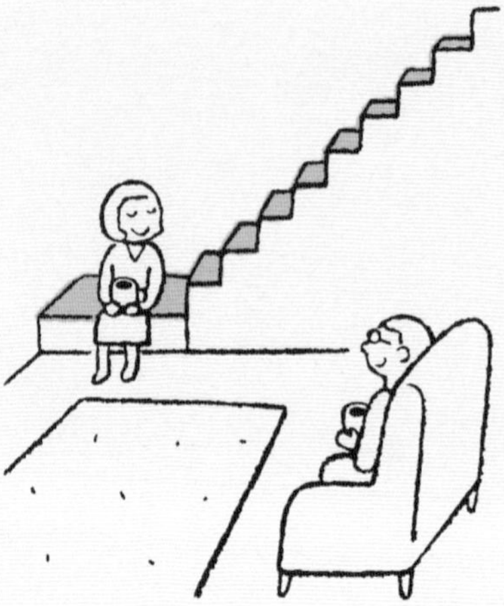

madori - 5

# 在家裡某處布置一個喜歡待著的小角落

雖然一家人每天會在起居室和餐廳裡相聚過日子，但是每個人一定都有各自中意的位子，有人喜歡坐在沙發的最旁邊，有人喜歡坐在餐廳的椅子上，也有人喜歡待在起居室的角落。就算是在同一個屋簷下生活的家人，每個人還是有個自己感到安心並喜愛的場所。正因為有一個能讓人放鬆的地方，才更能感受到家裡的舒適。

不限定小型住宅，推薦各位在建造自己的房子時，預先規劃出一個自己能夠感到平靜舒適的場所。首先，回想自己覺得愉快的事情，例如享受照進室內的太陽光、窩在房間的角落、眺望窗外的綠樹和天空、或觀賞喜愛的雜貨和繪畫等等。再思考家中哪個地方能夠做這些愉快的事。想像一下家裡哪個區域最適合。有可能是餐廳的一角、起居室的角落，或者不在房間內，而是在走廊的盡頭。請各位一邊想像自己在新家的生活，一邊找出自己中意的地方吧。

布置喜歡待的地方，只要準備一塊小面積的區域就足夠了。若是想要布置成可以眺望窗外景色的場所，只需要準備一張自己喜歡、坐起來舒服的椅子，再找到一個有窗戶的小角落就行了。如果想要在屬於自己的角落進行休閒活動，例如寫些東西、打電腦、畫圖、做手工藝等等，除了需要使用大型工具的活動以外，只要取以人為中心，半徑1到2公尺的空間就足夠。因為一個人坐著的時候，兩手能夠觸及的範圍大約就是半徑1到2公尺。

有一個自己專屬的角落之後，或許在做家事的空檔就會不自覺地走到自己專屬的空間坐下來休息，假日時也會想一直待在喜歡的小角落，連時間的流逝都忘了。請一定要為自己規劃一個珍貴的特等席喔。

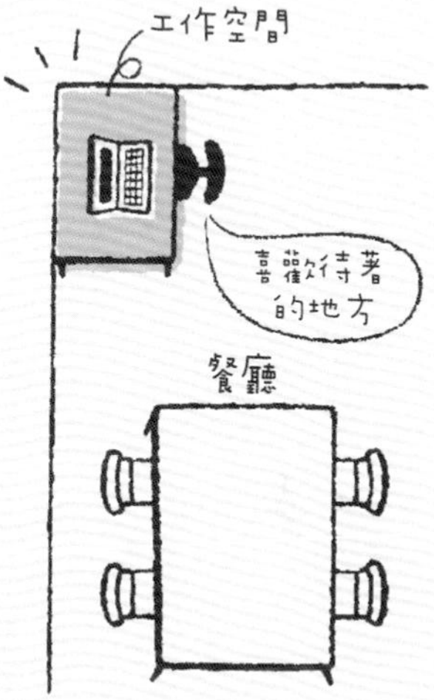


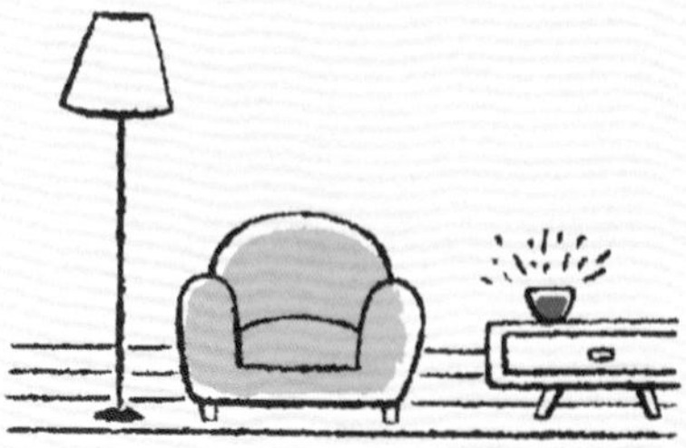

## 如何享受小空間的生活

**某個假日，**
**在專屬的特等席**
**悠閒地待著。**
**忘記了時間的流逝，**
**是最幸福的片刻。**

待在有大面落地窗、開放感十足的房間內一定會覺得心情舒暢；不過另一方面，只有一扇窗戶的小空間有時候也會讓人感到不可思議的平靜。就像貓咪躺在緣側(註)上曬太陽，舒服地睡著午覺。如果家裡有一個能夠盡情享受悠閒時光的小角落，小小的住宅一定會更有魅力。

(註)緣側：傳統日式建築靠庭院一側的室外走廊。

英文有個單字「nook」。意思是「房間的角落」，「可躲藏的地方」。在歐美國家通常是指住家內與餐廳分開，可以吃些簡單早餐的家庭室(family room)；或是可用來進行休閒活動的空間。而且這些空間通常都是可以穿著家居服休息放鬆的小房間，同時也是多用途的空間，可以一個人待在裡面完成許多事。小宅生活的樂趣，或許正是待在「nook」內享受片刻的單獨快樂時光。

madori-6

## 房間的四周不要全封閉起來

規劃全家人相聚的起居室時，一定都會希望盡可能做得越寬大越好。但是小房子並沒有多餘的空間建造出大間的起居室。因此，小宅格局規劃的一大重點就是如何讓空間看起來比實際上的面積更寬敞。

方法之一就是房間四周不要全部用牆壁圍起來。當一個人待在四周都被牆壁包圍的房間內，視線和感覺都被遮斷了，絕對不會覺得房間有比實際面積寬敞。這時必須思考如何才能讓視線往遠方延伸，例如可以刪掉靠走廊的牆壁和門，讓房間變成開放式，或者規劃格局時將房間錯開排列。

同樣是將餐廳和起居室規劃成一大房，一種是單純把餐廳放在起居室旁邊的長方形格局；另一種則是讓餐廳和起居室錯開，排成L形的格局。請各位比較看看兩種格局，空間的感覺是否有些不一樣？雖然兩種格局的空間面積相同，但是L形格局可以讓視線往對角線延伸，令人感覺空間更寬敞，氣氛也會比長方形的格局更輕鬆舒適。

還有一項很重要的小技巧，就是以長時間待著的地方為基準，思考視線會看往哪個方向，例如坐在餐桌前或起居室的沙發時，眼睛習慣看向何處。之後規劃格局便可以將視線延伸方向的空間設計的寬闊一點。

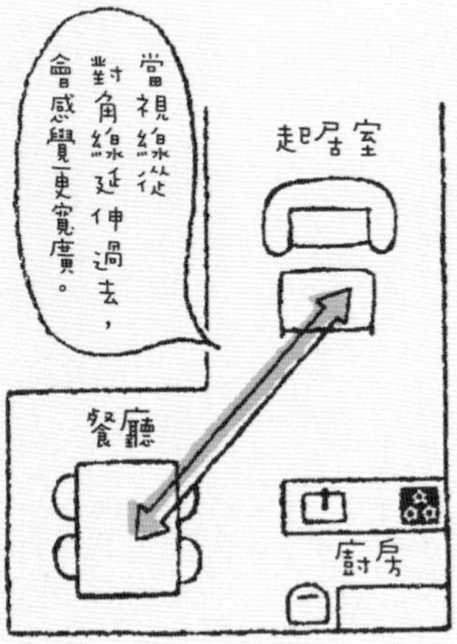
起居室
餐廳
廚房
當視線從對角線延伸過去，會感覺更寬廣。

madori-7

## 讓室內感覺寬敞的裝潢技巧

想將一個房間隔出不同區域時，如果建造牆壁，空間就會被切斷，而且被隔開的每個區域都會變得狹窄。如果不一定要做成完全獨立的房間，只要某種程度上空間有區分就行，可使用柱子排列成柵欄狀來區隔空間。因為視線可以透過柱子之間的隙縫延伸到對面，就算空間被隔開了，也不會感到狹窄。也可以利用及腰高度的家具區隔空間，或者使用透明或半透明的建材，例如玻璃、壓克力板或毛玻璃。透明建材讓人可以看見另一邊的空間，所以一樣有視線延伸的效果。

另一方面，在縱向空間花點心思，改變天花板的高度或製作地板的高低差等等，也可以讓室內看起來更寬敞。例如屋頂模仿山中小屋做成尖頂型，或者讓一大房內的起居室和餐廳區域天花板高度不同。因為同一個空間內的天花板有高有低，高的部分會顯得更高，房間內也會令人感覺更加寬敞。如果做出連接一樓和二樓的挑高，能讓室內不只變寬，還多了活潑的動態感。

起居室和餐廳配置在一大房內的話，還可以讓兩個區域有兩到三個階梯的高低差，做成跳層式設計。縱向空間變寬之後，整個房間的開放感也會大幅提升。

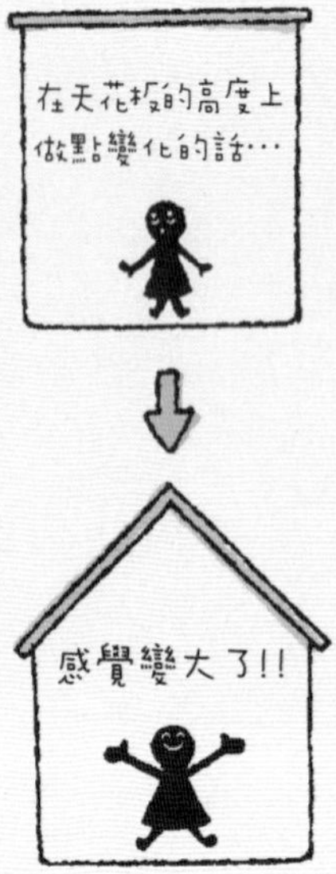
在天花板的高度上做點變化的話…
感覺變大了!!

madori - 8

## 動線基本上要短，減少空間的浪費

考量到生活的便利性，做家事時移動的距離，也就是動線越短越好，而且最理想的是動線四周沒有任何空間的浪費。例如廚房隔壁就是洗衣室（註）的話，準備三餐之餘可以順便洗衣服，做起家事會更有效率。

（註）洗衣室：日本一些住家會將洗衣機、曬衣竿和燙衣板等家具放在獨立的房間，專門用來洗衣服和曬衣服。

沒有盡頭的迴遊式動線也很方便。在廚房的角落建造一間食品儲藏室，在儲藏室旁邊再做一個出入口，就成為可以從兩個方向自由進出的廚房了。（請參考15頁的house plan平面圖）因為可以繞圈走動，廚房裡同時有兩人以上一起作業時也可以順暢移動。同理，中島型廚房也能夠在流理台周圍自由移動，特別推薦給喜歡一起下廚的夫妻。

另外，如果有睡覺前洗澡的習慣，便可以將浴室配置在臥房隔壁；如果洗完澡想要在起居室放鬆休息，就把浴室配置在起居室附近。思考新住宅的動線規劃時別忘了回想一下平時在家裡的生活習慣。

相反地，小孩子的生活動線要長一點比較好。如果孩子一回家就立刻進入自己的房間，親子之間互動的機會就減少了；將兒童房設計在屋內較深處的話，孩子回家時會先經過LD和廚房，和父母說些話之後再進房間。如此一來親子間就能自然養成經常對話的習慣。

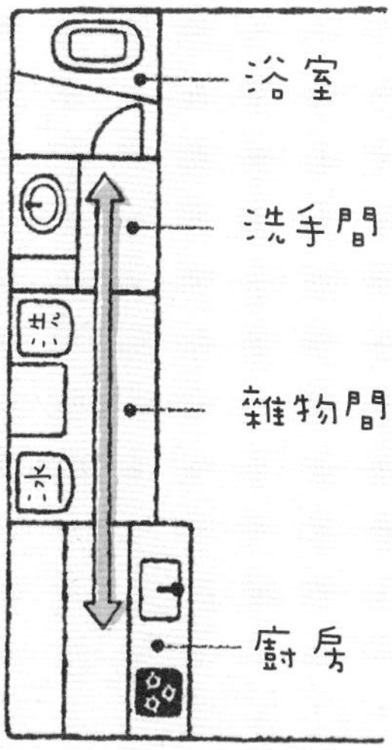


madori - 9

## 準備一個能夠獨處的隱蔽空間

小房子有個優點，就是空間小巧，家人可以相互依靠生活，也能常常看到彼此。家人能夠和睦的一起過日子固然很理想，但是長時間下來，一定偶爾會想要獨自一人躲藏起來。例如和家人吵架時、被家人責罵時或發生了令人難過的事情時，每個人都會想獨處一下子，稍微沉澱心情。另外，有時也會想要單獨一人集中精神專心做事。不論是哪種用途，都推薦各位在家中準備一個能夠獨處的小空間。

舉例來說，可以在臥房的一角建一個半張塌塌米大小的迷你書房，並加裝捲簾區隔兩個區域；或者利用柱子排列成柵欄狀，適當地遮蔽視線；也可以在起居室的角落設置一個工作空間，使用家具或隔板做出區隔。雖然不是完全獨立的個人房間，仍然可以短暫避開家人的視線，是個相當珍貴的空間。

如果將小空間完全包圍起來，必需考慮到氣溫的變化和加裝空調等問題，因此降低了房間的實用度，有可能到最後，房間反而變成了閒置的置物間。建造舒適「隱蔽空間」的秘訣就是：不要讓人完全看到空間內的樣子，但又能隱約感受到彼此的氣息。

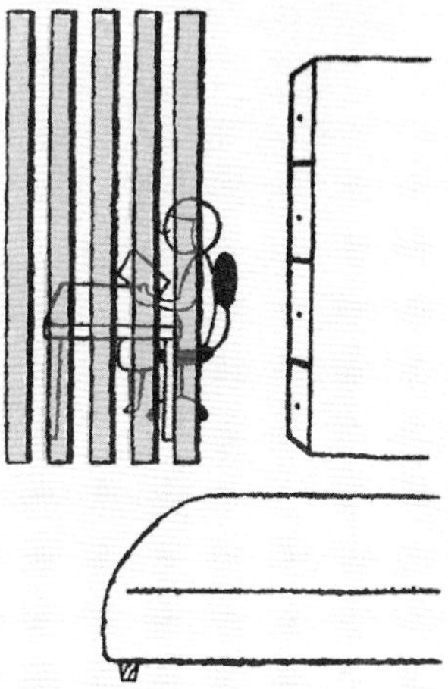

madori - 10

# 設計讓人回家時能安心的房子外觀

小房子的外觀總有一種無法形容的親切感，不論是戴著尖帽子屋頂的房子，還是二樓的小窗戶加上大門就像一張人臉的房子，都散發著溫柔又親切的氛圍。大間又豪華的房子容易產生威壓感，而小房子則有諸多優點：小巧簡單、不會占地過大、比較有親切感、並且能夠融入周圍的景色當中。跟其他人說明自己家的時候，還可以直接列舉出明顯的特徵，例如「我家的屋頂是三角形的，有圓形的窗戶和紅色大門。」許多小房子的造型就像信紙最下面的簡單一筆畫圖案，雖然小但是令人印象深刻，能夠擁有一間這樣溫馨的小房子想必很棒對吧。

不能只看房子的外觀設計就決定門窗的配置，如果待在室內思考哪裡要開一扇窗戶、玄關又要設計在哪裡，可能會跟直接看到外觀時的規劃不同，所以還必須考慮到室內的格局規劃。不過，房子在街道旁呈現的模樣仍是很重要的，建造新房子時也必須仔細思考想要什麼樣的房屋外觀。

在大都市的房屋密集地，人們過度重視隱私，所以許多房子面向街道的一側都是封閉式的外觀設計。但是，從外面看向屋內時，能夠感受到居住者的氣息的房子，以及晚上從窗戶透出燈光的房子，會使人更加感受到家的溫暖。對小孩子來說，開放又明亮的房子想必也是最適合的，房屋外觀有足夠的開放感又毫無壓力，朋友們也可以輕鬆的從屋外大喊「出來玩吧～」；回家時抬頭看看自己的房子，馬上能夠安心下來，心情也平靜了不少，小房子生活的幸福就在這一瞬間。

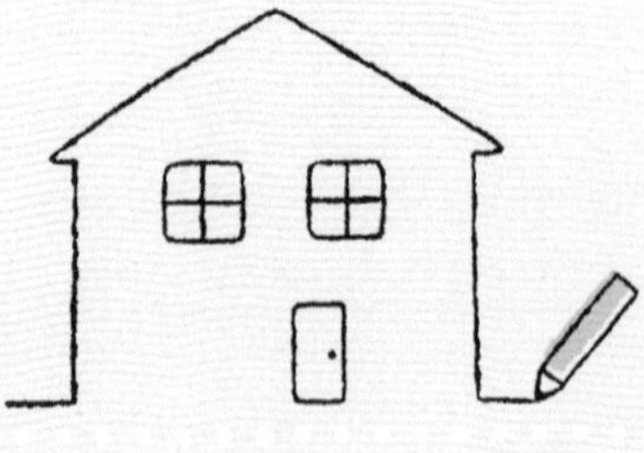

**Point**

### 車子的存在感會影響外觀的氣氛

玄關前走道、植物盆栽、自行車放置處和車庫等房屋外圍的設計，都是會影響房子整體感覺的重要因素。當中存在感超出預想之外的就是汽車。而如果房屋體積小，車子的存在感會更強烈，尤其是休旅車等大型車輛，和小房子相比之下會顯得更龐大。如果有換車的機會，或許可以在購車前和家人討論一下，是否真的需要這麼大的車子，並事先評估車子的尺寸與房屋外觀之間的平衡。

### 正因為是小房子，建地的使用方法更重要

一棟房子不是只有室內空間而已，房屋周圍的庭院和露台等外圍空間也是住家的一部分。即使建地狹小，房屋外圍構造的設計也會大大地影響居住的舒適度。例如在LD旁設置露台，讓LD空間往外延伸，平時可以在戶外用餐或聚會。雖然建造大面積的露台相對地會縮小室內面積，但是生活的樂趣同時也會擴增好幾倍。房子周圍空間的運用方法，就和住宅內的格局規劃一樣重要。

如何享受小空間的生活 vol 2

### 每日的打掃和維護較省力，家居容易管理，是小小房子的大大優點。

正在興建房子的時候，通常沒有多餘的心力再去思考完工之後的事。但是「家居管理」其實和興建房子一樣耗費精力，說不定比興建房子更麻煩呢。

小房子對於每天打掃和定期的家居管理都有諸多優點，例如要重新粉刷外牆時，因為房子小，所以要刷油漆的面積也小，粉刷費用和施工時間都能減少。當然每天的打掃也會比大房子更快完成。

有細心照料的房子與沒有細心維護的房子，十年後會出現很大的差異。每天生活的痕跡和維護房子的心血，會隨著時間逐漸累積並刻劃在家中，成為珍貴的財產，屋裡每一個角落都能感受到居住其中的人的心意。居住的房子大小是自己的能力可以負擔的面積，日常生活一定輕鬆舒適又毫無壓力。

# 室內裝飾篇

想待在什麼樣的房間裡度過假日呢？
是在自然風的客廳裡，
躺在地板上滾來滾去，和貓咪嬉戲？
還是想在優雅的現代風房間裡，
坐在喜歡的椅子上愉快地看書？
就像每個人喜歡的衣服都不一樣，
偏好的室內裝潢以及
感覺放鬆的風格也各不相同。
為了讓待在家中的時刻
能夠令人放鬆又自在，
室內裝潢的搭配也是一大關鍵。
以下將說明
內部裝潢、照明配置、
家具擺設到窗邊裝飾的
秘訣和注意事項，
教各位如何布置一個
全家人都能開心過日子的空間。

## STEP 1 想在什麼風格的房間內放鬆休息？首先想像房子是一個箱子

想要建造能夠輕鬆度日的家，首先得思考自己喜歡什麼風格的室內裝潢。也可以參考喜歡的雜誌、咖啡館和店鋪內的裝潢。決定喜歡的風格之後，想像室內空間是一個大箱子，首先思考內部要選擇什麼建材，例如地板採用無垢材並在牆壁抹上珪藻土，就成了自然風的室內裝潢；若選擇深色的建材製作地板，室內整體的氛圍會比較沉穩。

重點有兩個，第一個是「箱子要盡可能地簡單」。長時間的生活當中，喜好有可能會改變，所以興建房子時，最好建造一個不容易看膩、能夠搭配任何家具的箱子。第二個重點是屋內的裝潢風格要統一，尤其是小房子。如果每個房間的風格都不一樣，整間房子就像拼布一樣花俏，令人無法平靜下來。動腦想想如何用簡單的箱子統一房子格局，再使用家具和布料增添氣氛吧。

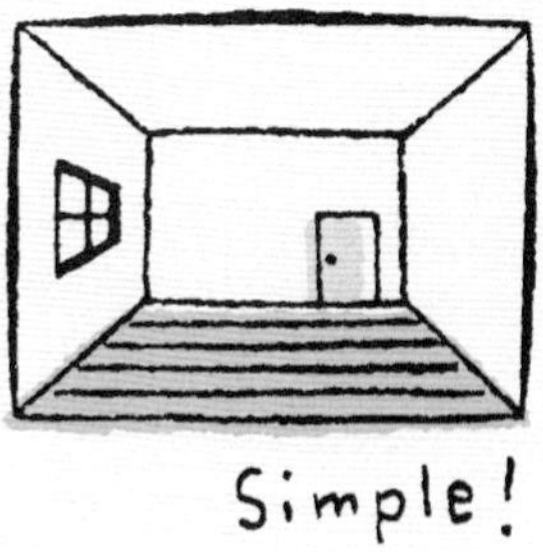


箱子盡可能的保持簡單，讓房子全體有統一感。並使用長期居住也不會看膩的裝潢建材。

## STEP 2 規劃家具的擺放位置和數量

規劃家具擺放位置時要回想平常的生活習慣。如果一家人習慣長時間待在餐廳閱讀、做休閒活動或親子相聚溝通，可以考慮擺一張較大的餐桌。如果在起居室喜歡坐在地上，大概就不需要沙發了。先列出一張必要家具的清單，再紀錄每個家具的尺寸和預定擺放地點，在設計隔間或購買家具時都很有幫助喔。

建造舒適空間的重點就是不要在房間內放滿家具，還必須考慮到開門、開抽屜和拉出椅子的動作，空出需要的空間。另外，小房間內的櫥櫃要降低高度。如果在牆邊擺滿各種家具，會令人感到壓迫感並覺得喘不過氣。實際放進家裡的家具，會比在店裡看到時意外地更有存在感，所以除了使用的便利度和外觀設計，選購家具時還必須特別注意家具的尺寸。

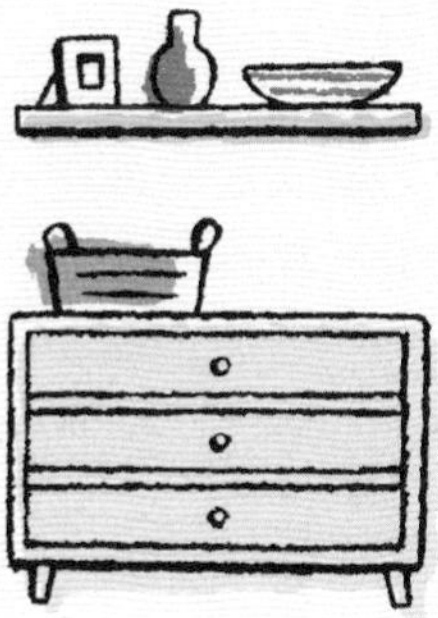

布置家具時很重要的一點，就是記得留下空白。別忘了開門和開抽屜需要的空間。

如何享受小空間的生活

Vol 13

## 配合不同生活時刻，使用不同的照明模式。靈活地運用燈光，更能增添生活的樂趣。

隨著每個不同的生活時刻更換照明方式，也是生活的樂趣之一。例如起居室、餐廳和廚房為一大房的LDK格局，全家人在餐廳吃飯時，可以嘗試只點亮餐廳的吊燈。家人在溫暖的燈光下一起愉快用餐的畫面多麼地溫馨。飯後在起居室的沙發上休息時，這次關掉餐廳和廚房的燈，只打開沙發周圍的燈光。如果廚房之類的作業區域變暗而不易看到的話，待在起居室裡會覺得更放鬆、更自在，讓人能夠享受一段平靜的時光。其實只是在同一個空間內改變待著的地點而已，但是因為照明方式也跟著一起改變，感覺就好像走進了別的房間。燈光會使照耀的地方產生溫暖的氛圍，讓家人自然地往溫暖的燈光下聚集，一起度過悠閒的片刻。因此，各位請試著將燈光擁有的療癒效果靈活運用在日常生活裡吧。

## STEP 3 配合日常生活規劃照明配置

吃飯、讀書、做家事、看電視和休息…每個生活時刻需要的燈光都不同。另外，照明本身也分成很多種類。例如均勻照亮室內的整體照明可提供生活必需的燈光；往牆面或天花板照射的間接照明柔和地將光線反射到周圍，最適合用於營造房間的氣氛。還有以角落為重點打光的聚光燈、只照亮手邊物品的立燈和照亮地面的地燈…等等。規劃室內必需的照明配置時，別忘了粗略想像一下平常會在家中的哪些地方做些什麼。

如果只是單純想要讓房間明亮，最迅速的方法就是直接在天花板上安裝吸頂燈，但是房內只有一種照明燈具的話，就只有單一型態的照明方式，整體氣氛會顯得太過單調。推薦各位在同一個空間當中組合多種照明模式。例如同一個房間內的起居室和餐廳，可在餐廳裝設幾盞吊燈，而起居室裝設附調光器的天花板崁燈，再於角落加裝聚光燈。配合生活習慣使用不同的燈，待在家裡也會更開心。另外，也可預先在牆面或天花板裝上燈用軌道，如果住進新家之後覺得室內亮度不夠，可以自由增加燈具的數量或移動燈具的位置，相當便利。

選購燈具時和選購家具一樣，除了外觀設計與亮度，也必須考量到尺寸。否則常會出現燈具裝在家裡之後，跟在店裡看到的感覺不一樣，或者裝好之後才發現尺寸過大的情形，而且小房子更容易出現這種問題。

規劃新房子的照明時，還得留意燈具和家具的平衡以及預定裝設的位置，事先想好大概的配置，擬定計畫會更順利。雖然兒童房這種將來會改變用途的房間比較難預想，不過像臥房等變化較少的房間，就可以配合床鋪的位置，避免讓光線直接照射到枕頭上方，在腳的位子附近設置崁燈，並在枕頭旁邊牆面裝上聚光燈，供躺在床上閱讀時使用。以上便是一個可供參考的照明規劃例子。

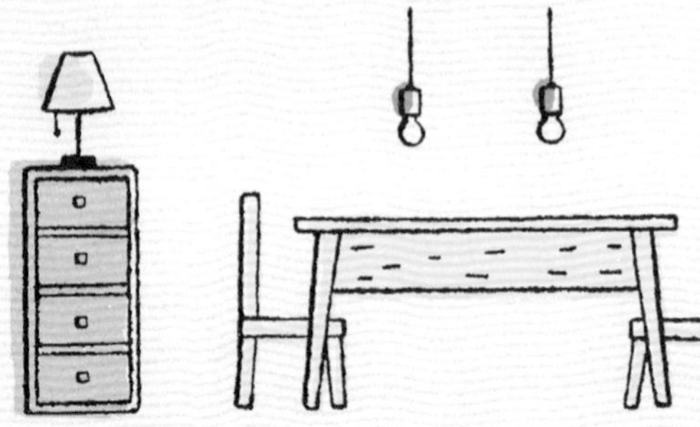

在同一個房間內，裝設多種風格的照明，並且運用巧思，依照不同的生活時刻分別使用不同的光源。

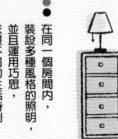

**Point**

### 住宅的照明規劃也可以參考飯店大廳的燈光配置

飯店大廳（Lobby）的照明，其實都是經過縝密計算的。例如休息室（lounge）將室內整體的光線調暗，營造出輕鬆悠閒的氣氛；相反地櫃台周圍的牆面則照得相當明亮，引導客人順利地走向櫃台。接待人員站的地點有聚光燈照下，傳達出「我在這裡」的訊息，讓客人需要協助時能夠立即找到接待人員。而桌面上準備了檯燈，在客人拿出手冊寫東西時提供充足的光線。在飯店大廳內，一個空間就同時上演著許多不同的事件，而每個地方的照明也都配合需求安排好了。不論是大飯店的大廳，還是小房子的起居室，照明規劃的理論都是一樣的，請務必參考看看。

## 生活中自己DIY，將需要的東西補足。細心照料家中的微小部分，也能讓每天的心情更愉快。

和寬廣的大房子相比，小房子做起DIY就簡單許多。常有屋主在小房子的興建期間自己在牆面塗上珪藻土、在廚房貼上磁磚和自己挑戰許多DIY的案例。如果覺得起居室之類的大房間有點困難，可以從臥房和兒童房等私人空間以及走廊和房間的一角等小地方開始著手。也只有小房子才能讓人體會到自己輕鬆DIY的樂趣。

細心地維護並珍惜地使用喜歡的東西，漸漸地就會對它產生感情，而那一樣東西也會變成無法取代的珍貴寶物。家也是一樣。在一棟房子內住得越來越久之後，隨著時間流逝，屋內到處都留下了細心保養過的記憶，屋主也憑著自己的雙手DIY修補和製作了不少物品，讓家成為有自己風格的舒適空間。小房子的生活，也有這樣子的樂趣，請各位務必嘗試看看。

### STEP 4 窗戶周圍的裝飾決定房間的印象

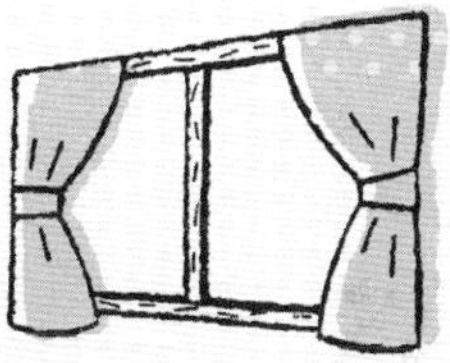

因為窗戶佔了不小空間，而且是容易下意識注視的地方，所以窗戶周圍的裝飾會大大地影響整個房間的印象。透過蕾絲窗簾照進室內的柔和光線，讓室內舒服宜人；如果選用木製百葉窗，可強調房間的視覺重點。選擇裝飾品的時候，除了質感和顏色，別忘了還要考慮到保養的難易度。

**佔大面積的窗戶周圍，裝飾品素材的選擇是一項重點，也會左右室內的印象。**

### STEP 5 利用色彩及素材為裝潢妝點出特色

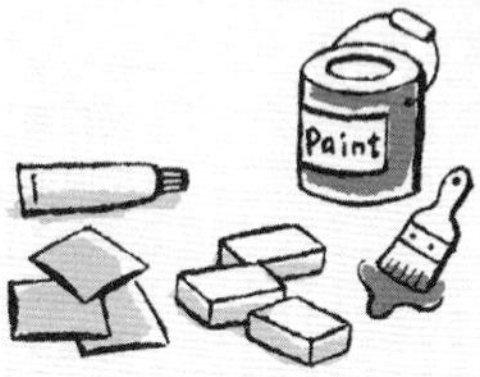


在整體色調樸素的房間內，只要加上一個顏色，就會變成令人心情愉悅的裝潢風格。可以選擇在門或樓梯的扶手漆上喜歡的顏色，或使用布料增添色彩。在小部分的裝潢材料做點變化，例如在樓梯旁突出的牆面塗抹珪藻土，也是讓整體裝潢風格更有韻味的一個技巧。

**在容易太過單調的空間，增加色彩和素材的變化，便能表現出歡樂的氣氛。**

### STEP 6 小小的裝飾讓生活增添色彩

其實，想在一片空白的牆面上做些裝飾意外的困難。不過，如果有一個壁龕就會便利多了。在牆面一部分往內凹陷的小平台上，可放置一兩樣喜歡的小物品和照片來做裝飾。因為不是用於收納，不需要太大的空間，只要能夠放得下CD或文庫本就行了。壁龕還能夠表現出咖啡館的氣氛，例如在房內聽音樂時，便可以將正在播放的CD盒展示在壁龕中。

室內裝飾的一項重點是要適度地留下空白，不只壁龕內，任何地方裝飾物過多的話，都會讓人無法靜下心來，建議各位只要放置少數自己真的非常喜歡的物品即可。規劃擺放裝飾品的位置，可參考自己坐在喜歡的椅子上時，最自然的視線高度，即是最適合放置裝飾品的高度。想在牆上做出壁龕或掛畫的時候都適用這項原則。

除了房間，廁所和玄關等小空間也可以設計一個擺裝飾物的小角落，讓空間更迷人。重點一樣是要將裝飾物放在雙眼最常看的位置。如果把裝飾物放在打開玄關門時不自覺就會看過去的方向，或在廁所裡，將小物品擺在坐馬桶時視線的高度，都會更提高裝飾的視覺效果。

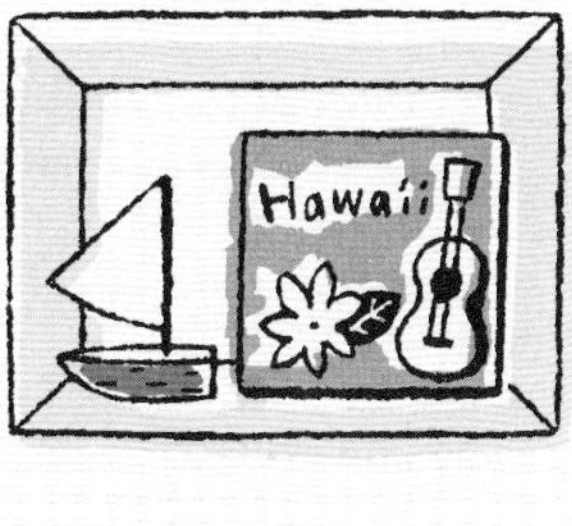


**裝飾的秘訣是不要放置太多東西，適當地留下空白。只要擺上一兩樣小物品，看起來就非常地有品味。**

# 物品與收納篇

**小房子很難大量設置物品的收納場所，因此，住進小房子之後必須養成減少日常用品的生活習慣。為了實踐「東西少」的生活方式，本篇提供各位一些處理日常用品的方法，教大家嚴格挑選出真正需要的東西，並珍惜地使用。**

## 妥善處理物品的方法

### 家裡只有真正必要的日常用品

雖然因生活習慣和家庭成員構成而有所不同，但任何房子都有容納東西的限度。尤其是小房子，更沒有多餘的空間能夠用來收納物品。倒不如直接覺悟：小房子就是沒有可以讓人盡情塞東西的空間。

建議各位建造新房子的時候，別將以前舊家的東西全部帶進新家裡，大概要減少至八成最適當。因為在新家裡生活久了，東西一定又會增加。找一天多花點時間，把家裡全部的東西好好地整理一番吧，確實地區分出真正必要的東西和其實並不需要的東西，對於保留收納空間更有幫助。

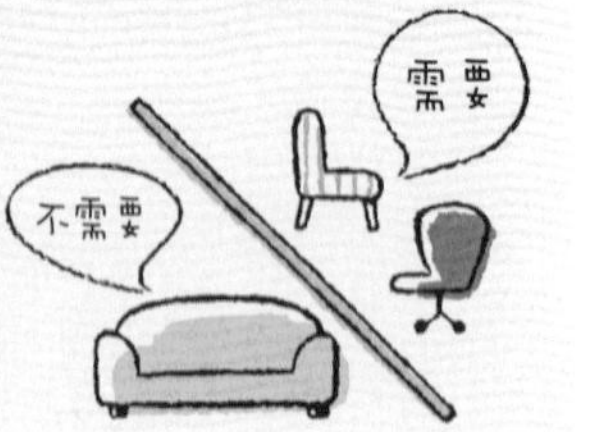


### 東西的種類不要增加

做家事的小道具每一樣看起來好像都很方便，全部都買回家收藏一定會讓人覺得很愉快。但是仔細想想會發現很多道具其實根本用不到，或者家裡的其他工具也可以代替它的功能。到最後，買回家的東西可能一次都沒用過就收起來了，白白佔據了收納空間。同樣地，如果有很多件衣服，平時能夠變化的穿搭更加豐富，想必每個人都會很開心。但是我們能穿衣服的身體只有一個，一定也有不少人買了衣服之後當季一次都沒穿過，之後就一直擺在衣櫃裡對吧。那麼，倒不如改變想法，只買幾件喜歡的款式，利用不同衣物的互相穿搭來變化每天的造型，仍然可以很時髦。東西的數量少的話，保養和管理都會比較輕鬆，也不需要大面積的收納空間。

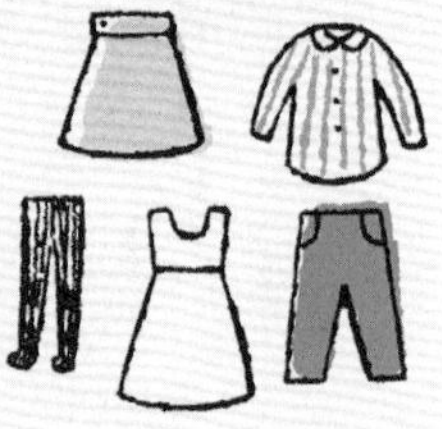

### 訂下購買物品的規則

請各位記住，就算看到很想買的東西，也不要立刻買下它。先認真思考購買物品的明確目的，例如買回家之後要用來做什麼？放在哪裡？還是要拿來當作裝飾品？如何裝飾？諸如以上的問題都想清楚之後，如果還是很想要，再把它買回家。訂出一套買東西的規則是很重要的。一樣東西得到手之前的時間越長，得到時就會越快樂，而好不容易得到的東西，才會珍惜且長久地使用下去。

還有一項重要的規則也可供參考：目前持有的東西，丟掉一個之後才能再買一個新的遞補。如此一來，雖然在店裡看到新的商品會心動，但是只要想到必須丟掉一樣使用至今的東西，就會冷靜下來多加考慮，並更加珍惜地繼續使用現有的東西。這也是避免隨便購買導致物品暴增的秘訣。

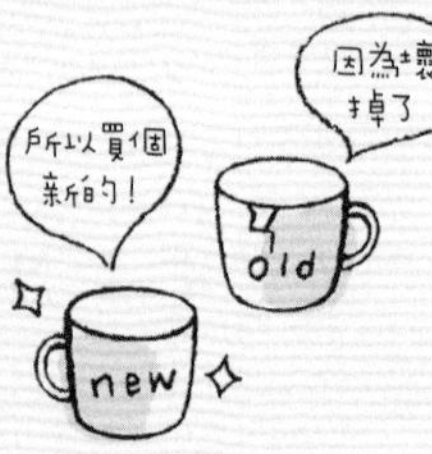


### 思考不囤積雜物的方法

每天累積的報紙和傳單、購物時拿的紙袋和塑膠袋、孩子們帶回家的講義和美術作品……某天可能會突然發現家裡的東西越堆越多了。為了避免家中堆積東西，最重要的一點還是訂下規則，例如報紙和傳單只要看過之後就馬上拿去資源回收場；袋子類只留下需要的數量，多餘的全部丟掉；從學校拿回來的東西訂出一個保留期限，時間過了之後就處理掉等等。另外也可以準備一兩個箱子，暫時收納無法立即處理的東西。全家人也可以一起訂出一個每周固定整理東西的日子，定期分類整理並處理掉不需要的物品。還有一項很重要的原則：街上發送的試用品，如果不會用到的話記得不要拿，才能避免不知不覺堆積雜物。

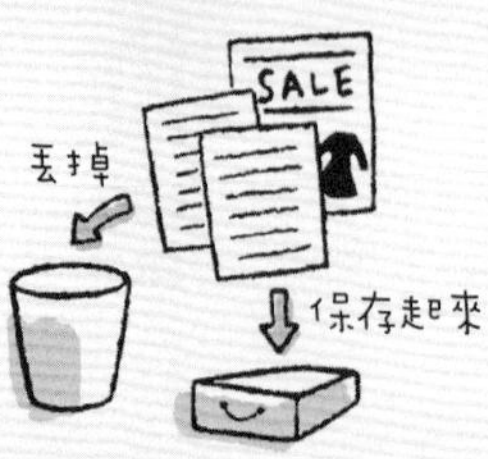

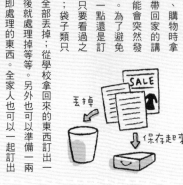

## theory - 1 ＊確實地保留必要的收納容量

小房子的收納空間容易一起偏小，但這是不對的。如果為了盡量增大房間的面積而過度縮減收納的空間，反而讓房間堆滿東西，待在房內也會感覺不舒服。一間房子必要的收納空間會依照生活習慣和個人持有物品的情況而不同，不過可以直接記住：一般來說，一個四人家庭需要的收納空間約為一間房間（六張榻榻米，約三坪）。

收納空間的安排方法也分很多種，可以在每個房間內都設置收納空間，也推薦在房屋某處建造一個大型的置物間。有了置物間之後會更方便喔。例如每個房間可以只做該房間需要的最小收納空間就好，其餘家中的任何東西全部放進置物間。衣服、行李箱、新年和聖誕節的裝飾物、戶外用品和日常雜貨，通通都可以統一收進置物間。這個收納法的好處是，要拿東西和收拾東西只會集中在同一個地方，不會因為不知道某樣物品收在哪裡而在家中四處尋找。而且小房子還有個優點，不管置物間在哪裡，從每個房間走到置物間的距離都不會太長，使用起來更方便。此外，比起在每個房間都建造收納櫃，只做一個置物間花費的成本更低廉。

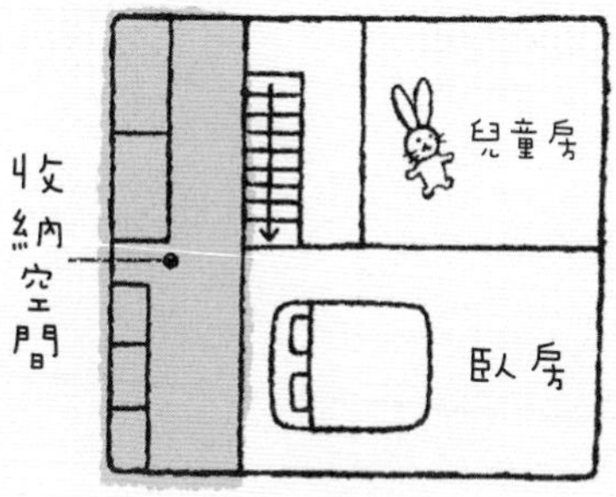


## theory - 2 ＊順著生活的習慣動線來規劃收納

為了讓收納空間好用又能流暢地收拾東西，最初規劃收納空間時必須同時考慮到平時的生活。例如從外面回家的時候，如果習慣在玄關脫掉外套，玄關有個能夠收納外套的空間一定會更方便；如果每個月固定會將舊報紙拿出去回收，可將收集報紙的箱子放在玄關，在起居室和餐廳等平時生活的地方不會看到一堆舊報紙，而且出門時就能順便帶出去回收。連結家中與外面的玄關是東西出入的場所，也是更換身上衣物的地方，如果在玄關建造一個除了鞋子，其他物品也可以大量收納的置物間，會讓日常生活更便利。

另外，雖然大家普遍都認為衣櫃要放在臥房裡，其實放在屋內其他地方也沒有問題。如果將衣櫃設置在洗手間或浴室等衛浴設備旁邊，其實生活動線會更順暢，因為洗完澡出來就能夠馬上穿衣服，脫下來的衣服也可以立即丟進洗衣機，整理收納的一項理論就是「在使用的場所附近建造收拾的場所」。而依照每戶人家不同的生活習慣，收納的形式也不相同。如果家裡有年紀還很小的孩子，孩子經常在起居室玩耍的話，起居室就會有個專門收拾玩具的空間。如果家人的興趣是在餐桌上做編織，編織道具就可以收納在餐廳裡。規劃新家空間時，別忘了思考對全家人而言最好用的收納方法，設計出一個獨創的收納形式。

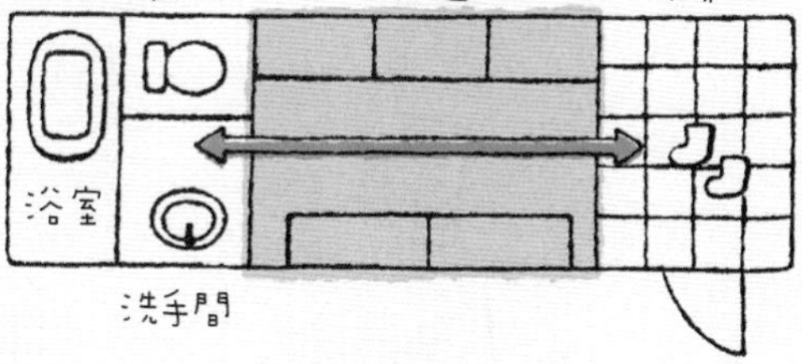

theory - 3

# ＊依照物品的使用頻率來考量收納方式

想要有條理的收拾物品，訣竅就是依照使用頻率區分收納的位置，例如經常拿出來又放回去的東西和較少使用的東西便可以分開放。拿廚房為例子，烹調廚具和平時使用的餐具等經常會用到的物品，建議放在雙手方便拿到的位置，需要時能夠快速拿取。煮菜時會用到的調味料可放在雙眼高度的開放式壁櫃。另一方面，不常使用的器具例如電烤盤和做餅乾的道具，就能放在膝蓋以下或超過頭頂高度的櫃子，因為必須蹲下或使用梯子才能拿出來，比較麻煩，所以這些高度適合放置使用頻率低的物品。此外，別忘了同一個收納空間內，輕的東西要放在上面，重的東西放下面，拿取物品時才會比較輕鬆。其他幾乎不會拿出來的物品，像是充滿回憶的紀念品之類想要永久保存的東西和無論如何都不能丟掉的東西，可以放在家中最深處的閣樓裡或者床下等隱蔽的地方。

收納分成兩種形式，一種是開放式，例如直接放在架子上或掛在掛鉤上；另一種為封閉式，例如放在附門的櫃子或抽屜裡。如果要比較拿取物品的便利性，一定是開放式收納勝出。如果架子的深度較淺，東西不會前後重疊，拿東西時比較方便，而且架上的東西可以一目了然。不過封閉式收納也有其優點，例如放在附門的櫃子裡的話，只要把門關上就看不見裡面的東西，可以避免內容物被看到；抽屜式收納的便利性是可以全部拉出，連深處的東西都能輕鬆拿到。每一種收納方式都各有優缺點，除了收納物品的種類和尺寸，還必須考量到拿出來使用的頻率來決定適合的收納形式。

廚房用具的使用頻率普遍都高，而且每樣東西的大小和形狀差異甚大，因此特別推薦在廚房旁邊建造一間食品儲藏室。就算食品儲藏室只有一張榻榻米的面積（約半坪），也是相當好用的收納空間。另外建議食品儲藏室內採用開放式收納，從經常使用的調味料到儲備食材都可以整齊排放在開放式的架子上，讓人一眼就能夠瀏覽全部的庫存，管理各項用具和材料也會更加輕鬆。當然，非常快速就能取得需要的東西也是開放式收納的魅力之一。

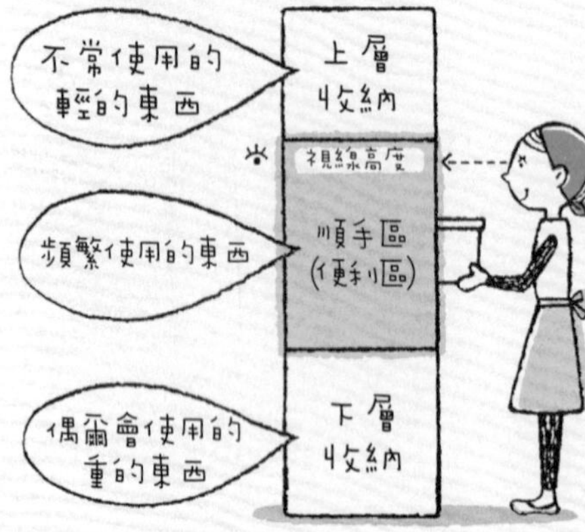


如何享受小空間的生活 vol.5

**家裡擺放的物品**
**不能太大也不能太小，**
**要剛好適合房子的尺寸，**
**才不會顯得太過突兀。**

既然要自己建造房子並住在裡面，就必須掌握住自己家的大略尺寸。然後開始要把家具搬進屋內時，必須事先好好思考：東西的尺寸適合放在家裡嗎？和家裡的風格相配嗎？我們買衣服之前也會考慮「適合自己嗎？」「穿得下嗎？」對吧。所以選擇家具和買衣服的道理是一樣的。

購買大型家具時，可以的話最好攜帶一張家中的平面圖，除了平面的配置，窗戶的位子和天花板的高度也要列入討論範圍。就算只是買一個籃子，如果單純用雙眼目測尺寸，還是很有可能發生尺寸不合的狀況。所以請事先測量好收納空間的寬度、高度及深度並寫下來，購買家具時一起帶著吧。

小房子的魅力在於室內空間剛剛好，不會太大或太小，適合一家人相聚生活。在小房子裡，從家具到零碎雜貨，都細心挑選出適合房子的尺寸再精心布置，這就是讓小宅生活輕鬆舒適的秘訣。